Essentials of
Exercise Therapy for Patients
with Visceral Impairment

よくわかる
内部障害の運動療法

上月正博 編著
MASAHIRO KOHZUKI

河村孝幸
高橋哲也
森沢知之
高橋仁美
野村卓生
忽那俊樹
松永篤彦　著

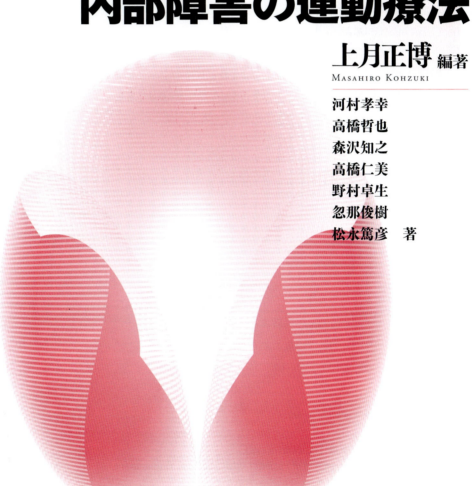

【編者】

上月 正博（こうづき まさひろ）　東北大学大学院医学系研究科内部障害学分野／東北大学病院リハビリテーション部長

【執筆者】

上月 正博（こうづき まさひろ）　前掲
河村 孝幸（かわむら たかゆき）　東北福祉大学健康科学部医療経営管理学科
高橋 哲也（たかはし てつや）　順天堂大学保健医療学部開設準備室
森沢 知之（もりさわ ともゆき）　兵庫医療大学リハビリテーション学部理学療法学科
高橋 仁美（たかはし ひとみ）　市立秋田総合病院リハビリテーション科
野村 卓生（のむら たくお）　関西福祉科学大学保健医療学部リハビリテーション学科理学療法学専攻
忽那 俊樹（くつな としき）　東京工科大学医療保健学部理学療法学科
松永 篤彦（まつなが あつひこ）　北里大学医療衛生学部リハビリテーション学科理学療法学専攻

（執筆順）

This book was originally published in Japanese
under the title of :

YOKUWAKARU NAIBUSYOUGAI-NO UNDOURYOUHOU
(Essentials of Exercise Therapy for Patients with Visceral Impairment)

Editor :
KOHZUKI, Masahiro
　Professor and Chairman,
　Department of Internal Medicine and Rehabilitation Science,
　Tohoku University Graduate School of Medicine

Ⓒ 2016 1st ed.

ISHIYAKU PUBLISHERS, INC.
　7-10, Honkomagome 1 chome, Bunkyo-ku,
　Tokyo 113-8612, Japan

序文

　21世紀初頭より，わが国は超高齢社会・重複障害時代に突入し，内部障害のリハビリテーション（以下リハ）に対するニーズが激増している．その結果，内部障害リハは，リハ関係者が精通すべき基本領域の一つになった．内部障害リハは包括的リハとして行われるが，運動療法はその中核の一つとして重要な役割を果たしている．内部障害リハの需要に供給が追い付かない現在，養成校で内部障害リハをきちんと教育できる人材養成や，現場で内部障害リハをきちんと行える人材養成が喫緊の課題となっている．

　これまで心臓リハ，呼吸リハについてまとめられた成書は少なくない．しかし，内部障害の運動療法に特化し，横断的かつ簡潔に述べたものは見当たらない．そこで，本書では，内部障害リハにかかわる若手の理学療法士，作業療法士や医師，看護師に向けた臨床現場で即応できるように，循環器疾患，呼吸器疾患，糖尿病・代謝疾患，腎臓疾患，肝臓疾患，がんなどを中心に，疾患別の運動療法のガイドラインのコア部分を紹介し，さらに運動療法の方法をまとめた．特に独断や経験のみの自己流な表現を排除し，過去の優れた文献をきちんと引用し，ハイレベルかつ科学的・標準的な指南書になるように気を配った．具体的には，病態と合併症，運動療法の効果，運動療法の実際，運動療法の注意点と日常の生活管理に関して，図表を多く盛り込み，簡潔にまとめるとともに，標準的な運動療法のプログラム例，運動療法の種類なども多く紹介した．内部障害リハに関する国家試験の出題基準を網羅するよう配慮し，養成校の学生や若手の臨床スタッフにも大いに役立つものにしている．

　本書は，医師である編者と日頃から懇意のわが国を代表する理学療法士（高橋哲也，森沢知之，高橋仁美，野村卓生，忽那俊樹，松永篤彦）ならびに健康運動指導士（河村孝幸）の総計8名という少数によって各章ごとに責任をもって執筆されている．内容のすべてを編者が確認したが，どの領域も実に見事な書きぶりとなっている．米国スポーツ医学会発行の「運動処方の指針（ACSM's Guidelines for Exercise Testing and Prescription）」は長く運動療法の標準テキストとして君臨してきた書物だが，本書のほうが内部障害の運動療法に関するエビデンスや具体的な運動処方と留意点などに関しては，質量ともに優れていると断言できる．編者の意図に快く賛同してくださった執筆者各位に深く感謝するとともに，企画・編集で何かと手を煩わせた医歯薬出版株式会社の小口真司氏にも感謝する．

　本書の読者には理学療法士や健康運動指導士が一番多いと予想するが，本書の執筆者が読者の理想的なロールモデルとなるに違いない．読者諸君には，ぜひ輝かしい執筆者の背中を追いかけていただきたい．また，医師，看護師，作業療法士，栄養士などリハ関連職種の読者諸君も，本書を一読されて，チーム医療としての知識を蓄えるとともに，自らが主体的に果たすべき役割を再認識していただきたい．

　リハ医学・医療は日進月歩である．対象疾患が大きく変容し，各リハ技術に対するエビデンスが明らかになり，選別が行われている．診療を日々漫然と行うだけでは，時代に取り残される一方である．本書が内部障害の運動療法に関する最新情報を正しく伝え，質量ともに優れた内部障害リハの普及・啓発に貢献することを期待する．

2016年11月

上月正博

目 次

第1章　内部障害の運動療法：総論　1

内部障害の運動療法：総論 ……… 2
1 内部障害とは ……… 2
　内部障害の定義 ……… 2
　内部障害の疫学 ……… 2
2 内部障害リハビリテーションにおける
　運動療法の位置づけ ……… 6
　運動療法で生活機能予後が改善する ……… 6
　　1 COPD ……… 6
　　2 冠動脈疾患・心不全 ……… 6
　　3 腎不全 ……… 6
　運動療法で生命予後も改善する ……… 6
　　1 COPD ……… 6
　　2 冠動脈疾患・心不全 ……… 8
　　3 腎不全 ……… 10
3 超高齢社会・重複障害における運動療法の位置づけ ……… 10

第2章　内部障害の運動療法の理解　13

内部障害の運動療法の理解 ……… 14
1 有酸素運動と無酸素運動 ……… 14
　　1 ATP－PCr系 ……… 14
　　2 解糖系（乳酸系） ……… 14
　　3 有酸素系 ……… 14
2 フィットネス ……… 16
3 酸素搬送系とその障害 ……… 17
4 運動制限因子 ……… 17
　呼吸器 ……… 20
　　1 換気制限 ……… 20
　　2 動的肺過膨張 ……… 20
　　3 換気効率低下 ……… 21
　　4 呼吸筋疲労 ……… 22
　循環器 ……… 22
　　循環器系の機能低下 ……… 22
　血液 ……… 22
　　貧血 ……… 22
　筋 ……… 23
　　1 筋量 ……… 23
　　2 骨格筋の機能異常 ……… 25
　精神心理的要因 ……… 25
5 運動療法の効果 ……… 26
6 障害者におけるフィットネス増強の必要性 ……… 29
　　1 循環呼吸器系フィットネス ……… 29
　　2 障害者におけるフィットネス増強の必要性 ……… 30
7 障害者におけるフィットネスと
　リハビリテーションのゴール ……… 31
8 障害者への運動負荷の際の注意点 ……… 31
9 運動負荷試験ができない状況下での対応 ……… 32

第3章　内部障害の運動療法の評価　35

内部障害の運動療法の評価 ……… 36
1 体力の分類 ……… 36
2 エネルギー消費量 ……… 36
　身体活動の定義 ……… 36
　身体活動強度・運動強度 ……… 36
　　1 エネルギー代謝率 ……… 36
　　2 METs ……… 37
　　3 その他の運動強度 ……… 37
　エネルギー消費 ……… 37
　　1 基礎代謝量 ……… 37
　　2 安静時代謝量 ……… 39
　　3 睡眠時代謝量 ……… 40
　　4 食事誘発性熱産生 ……… 40
　　5 活動代謝量 ……… 40
3 運動耐容能 ……… 40
　定義 ……… 40
　指標 ……… 40
　評価 ……… 41
4 息切れの主観的尺度 ……… 41
　　1 Borg指数 ……… 41
　　2 Fletcher, Hugh-Jones（F-H-J）分類 ……… 41
　　3 MRC息切れスケール ……… 42
　　4 長崎大学呼吸器日常生活質問紙（NRADL） ……… 43
　　5 P-ADL ……… 43
5 フィットネスの評価（運動負荷試験） ……… 46
　目的 ……… 46
　運動の種類 ……… 47
　各種運動負荷試験の特徴 ……… 47
　　1 定常運動負荷試験 ……… 48
　　2 漸増運動負荷試験 ……… 48
　　3 心肺運動負荷試験 ……… 48
　　4 6分間歩行テスト（6MWT） ……… 49
　　5 シャトルウォーキングテスト ……… 50
　運動負荷試験の行い方と
　判定基準・禁忌・中止基準・陽性基準 ……… 50
　Ramp負荷試験中の生理学的応答とパラメータ ……… 53

第4章　疾患別運動療法　57

1. 循環器疾患 ……… 58
1 循環器の構造と機能 ……… 58
　心臓の構造と機能 ……… 58
　　1 心臓の構造 ……… 58
　　2 心臓の機能 ……… 58
　脈管（血管）の構造と機能 ……… 61
　　1 動脈系 ……… 61
　　2 毛細血管 ……… 61
　　3 静脈系 ……… 61
2 心臓リハビリテーションの定義と効果 ……… 62
　心臓リハビリテーションの定義 ……… 62
　心臓リハビリテーションの効果 ……… 62
3 疾患別運動療法の実際 ……… 65
　心筋梗塞（急性期，前期回復期） ……… 65
　　1 病態と合併症 ……… 65
　　2 運動療法の効果 ……… 66
　　3 運動療法の実際 ……… 67

  4 運動療法の注意点と日常の生活管理 ── 68
 心筋梗塞（後期回復期，維持期） ── 69
  1 病態と合併症 ── 69
  2 運動療法の効果 ── 69
  3 運動療法の実際 ── 71
  4 運動療法の注意点と日常の生活管理 ── 73
 心臓外科術後 ── 74
  1 病態と合併症 ── 74
  2 運動療法の効果 ── 75
  3 運動療法の実際 ── 76
  4 運動療法の注意点と日常の生活管理 ── 76
 慢性心不全 ── 77
  1 病態と合併症 ── 77
  2 運動療法の効果 ── 78
  3 運動療法の実際 ── 79
  4 運動療法の注意点と日常の生活管理 ── 81
 大動脈解離 ── 82
  1 病態と合併症 ── 82
  2 運動療法の効果 ── 83
  3 運動療法の実際 ── 84
  4 運動療法の注意点と日常の生活管理 ── 85
 不整脈 ── 85
  1 病態と合併症 ── 85
  2 運動療法の効果 ── 85
  3 運動療法の実際 ── 86
  4 運動療法の注意点と日常の生活管理 ── 87
 末梢動脈疾患 ── 88
  1 病態と合併症 ── 88
  2 運動療法の効果 ── 89
  3 運動療法の実際 ── 91
  4 運動療法の注意点と日常の生活管理 ── 92

2. 呼吸器疾患 ── 96

1 呼吸器の構造と呼吸機能 ── 96
 呼吸器の構造 ── 96
  1 上気道と下気道 ── 96
  2 気管・気管支 ── 97
  3 肺葉・肺区域 ── 98
  4 細葉 ── 99
 呼吸器の機能 ── 100
  1 肺胞でのガス交換 ── 100
  2 防御作用 ── 100
 呼吸機能障害 ── 101
  1 呼吸不全 ── 101
  2 換気障害 ── 101
  3 呼吸器機能障害における身体障害の認定 ── 101

2 呼吸リハビリテーションの定義と効果 ── 102
 呼吸リハビリテーションの定義 ── 102
 呼吸リハビリテーションの効果 ── 103

3 呼吸理学療法・運動療法 ── 105
 胸郭可動域運動（胸郭モビライゼーション） ── 105
  1 徒手胸郭伸張法 ── 105
  2 肋間筋ストレッチ ── 106
  3 呼吸筋ストレッチ体操 ── 106
 呼吸練習 ── 108
  1 口すぼめ呼吸 ── 108
  2 横隔膜呼吸 ── 108
  3 パニックコントロール ── 109
 運動療法 ── 109
  1 コンディショニング ── 109
  2 ADLトレーニング ── 110
  3 運動療法：全身持久力トレーニング ── 111
  4 運動療法：筋力トレーニング ── 113
  5 呼吸筋トレーニング ── 113
 排痰法 ── 115
  1 体位排痰法 ── 115
  2 ハフィング（強制呼出手技） ── 116
  3 咳嗽 ── 116
  4 アクティブサイクル呼吸法 ── 118
 人工呼吸管理と理学療法 ── 119
  1 人工呼吸器の役割 ── 119
  2 人工呼吸患者の呼吸理学療法 ── 119
  3 人工呼吸器からの離脱（ウィーニング） ── 121
 在宅酸素療法 ── 123
  1 目的 ── 123
  2 導入時の注意点 ── 123

4 疾患別運動療法の実際 ── 124
 慢性閉塞性肺疾患 ── 124
  1 病態と合併症 ── 124
  2 運動療法の効果 ── 125
  3 運動療法の実際 ── 126
  4 運動療法の注意点と日常の生活管理 ── 127
 間質性肺炎 ── 128
  1 病態と合併症 ── 128
  2 運動療法の効果 ── 128
  3 運動療法の実際 ── 128
  4 運動療法の注意点と日常の生活管理 ── 129
 その他の疾患：気管支喘息，気管支拡張症，
 肺結核後遺症，神経筋疾患 ── 130
  1 病態と合併症 ── 130
  2 運動療法の効果 ── 130
  3 運動療法の実際 ── 130
  4 運動療法の注意点と日常の生活管理 ── 131
 誤嚥性肺炎 ── 132
  1 病態と合併症 ── 132
  2 運動療法の効果 ── 132
  3 運動療法の実際 ── 132
  4 運動療法の注意点と日常の生活管理 ── 133
 急性呼吸不全 ── 134
  1 病態と合併症 ── 134
  2 運動療法の効果 ── 134
  3 運動療法の実際 ── 135
  4 運動療法の注意点と日常の生活管理 ── 135
 外科手術後 ── 136
  1 病態と合併症 ── 136
  2 運動療法の効果 ── 136
  3 運動療法の実際 ── 137
  4 運動療法の注意点と日常の生活管理 ── 137

3. 糖尿病・代謝疾患 ── 140

1 糖尿病 ── 140
 病態と合併症 ── 140
 運動療法の効果 ── 141
 運動療法の実際 ── 142
  1 シックデイ対策（シックデイ・ルール） ── 142
  2 成人糖尿病 ── 142
  3 小児糖尿病 ── 146
 運動療法の注意点と日常の生活管理 ── 147

		1	習慣化	147
		2	合併症	147
		3	食事	147
		4	薬物	147
		5	インスリン療法	148

2 脂質異常症 — 148
- 病態と合併症 — 148
- 運動療法の効果 — 149
- 運動療法の実際 — 149
- 運動療法の注意点と日常の生活管理 — 150
  1. 生活習慣全般 — 150
  2. 食事 — 151
  3. 薬物 — 151

3 肥満症 — 152
- 病態と合併症 — 152
- 運動療法の効果 — 153
- 運動療法の実際 — 154
  1. 成人肥満症 — 154
  2. 小児肥満症 — 156
- 運動療法の注意点と日常の生活管理 — 156
  1. ウエイトサイクリング — 156
  2. 習慣化 — 156
  3. 合併症 — 156
  4. 食事 — 156
  5. 薬物 — 157

4 高血圧 — 157
- 病態と合併症 — 157
- 運動療法の効果 — 157
- 運動療法の実際 — 157
  1. 成人高血圧 — 158
  2. 小児高血圧 — 158
- 運動療法の注意点と日常の生活管理 — 159
  1. 生活習慣全般 — 159
  2. 食事 — 159
  3. 薬物 — 160

5 高尿酸血症 — 160
- 病態と合併症 — 160
- 運動療法の効果 — 161
- 運動療法の実際 — 161
- 運動療法の注意点と日常の生活管理 — 161
  1. 生活習慣全般 — 161
  2. 食事 — 161
  3. 薬物 — 161

6 メタボリックシンドローム — 162
- 病態と合併症 — 162
- 運動療法の効果 — 163
- 運動療法の実際 — 163
- 運動療法の注意点と日常の生活管理 — 167
  1. ウエイトサイクリング — 167
  2. 習慣化 — 167
  3. 合併症 — 168
  4. 食事 — 168

4. 腎臓疾患 — 171

1 腎臓の構造と腎機能 — 171
- 腎臓の構造 — 171
- 腎臓の働き — 172
  1. 水, 電解質の調節 — 172
  2. 酸塩基平衡の調節 — 172
  3. 蛋白質代謝産物, 外来異物（薬物）の排出 — 173
  4. ホルモンの代謝, 分泌 — 173
  5. 糖新生 — 173
- 腎機能の評価 — 173
  1. 尿検査 — 173
  2. 血液生化学検査 — 174
  3. 画像検査 — 174
  4. 腎生検 — 174
- 腎機能障害 — 174
  1. 急性腎障害（AKI） — 175
  2. 慢性腎臓病（CKD） — 175

2 腎臓リハビリテーションの定義と効果 — 176
- 腎臓リハビリテーションの定義 — 176
- 腎臓リハビリテーションの効果 — 177

3 病態と合併症 — 178
- 保存期慢性腎臓病 — 178
- 末期腎不全 — 178
  1. 血液透析 — 179
  2. 腹膜透析 — 180
  3. 腎移植 — 180
- 身体機能, 日常生活活動能力の低下 — 181

4 運動療法の効果 — 181
- 運動が腎機能へ与える影響 — 181
- 運動療法のエビデンス — 182
- 日常の身体活動と生命予後 — 182

5 運動療法の実際 — 182
- 運動療法の適応 — 183
- リスク管理 — 184
- 運動療法の具体的な方法 — 184
  1. 有酸素運動 — 186
  2. レジスタンストレーニング — 186
  3. バランストレーニング — 186
- 疾患管理としての運動療法 — 188

6 運動療法の注意点と日常の生活管理 — 189
- 運動・身体活動 — 189
- 食事・水分摂取 — 189
- 内服 — 190
- 感染管理 — 191
- その他 — 191

5. 肝臓疾患 — 195

1 肝臓の構造と肝機能 — 195
- 肝臓の構造 — 195
- 肝臓の機能 — 195
  1. 糖質代謝 — 195
  2. 脂質代謝 — 195
  3. 蛋白質・アミノ酸代謝 — 195
  4. 尿素回路 — 196
  5. 胆汁色素代謝 — 196
  6. 胆汁の生成 — 196
  7. 解毒 — 196
- 肝臓機能障害 — 196

2 肝臓リハビリテーションの定義と効果 — 199
- 肝臓リハビリテーションの定義 — 199
- 肝臓リハビリテーションの効果 — 200

3 疾患別運動療法の実際 — 201
- NAFLD・NASH — 201
  1. 病態と合併症 — 201
  2. 運動療法の効果 — 203

    3 運動療法の実際 ─── 203
    4 運動療法の注意点と日常の生活管理 ─── 205
  肝硬変 ─── 206
    1 病態と合併症 ─── 206
    2 運動療法の効果 ─── 207
    3 運動療法の実際 ─── 207
    4 運動療法の注意点と日常の生活管理 ─── 208
  肝移植 ─── 209
    1 病態と合併症 ─── 209
    2 運動療法の効果 ─── 211
    3 運動療法の実際 ─── 211
    4 運動療法の注意点と日常の生活管理 ─── 213

6. 排泄障害（直腸障害・膀胱障害） ─── 215
  尿漏れに対する骨盤底筋運動 ─── 215

7. がん ─── 218
  1 がん患者の特徴 ─── 218
  2 がん患者に対する運動療法の目的と効果 ─── 220
    リハビリテーションプロトコール ─── 220
    開胸・開腹術
    （肺がん, 食道がん, 胃がん, 大腸がんなど） ─── 221
    リンパ浮腫 ─── 221
    放射線療法や化学療法中・後 ─── 221
    末期がん ─── 222
  3 リハビリテーションの注意点 ─── 222
    中止基準 ─── 222
    化学療法の有害反応 ─── 223
    放射線療法の有害反応 ─── 223
    骨髄抑制 ─── 224
    血栓・塞栓症 ─── 224
    骨転移 ─── 224
    胸水・腹水 ─── 225

8. 高齢者 ─── 226
  1 高齢者の特徴 ─── 226
  2 サルコペニア ─── 229
  3 フレイル ─── 230
  4 高齢者に対する運動療法の目的と効果 ─── 231
    転倒予防 ─── 231
    フレイル高齢者・介護予防 ─── 233
    認知症 ─── 235

9. 重複障害 ─── 240
  1 重複障害の定義 ─── 240
  2 運動療法の効果 ─── 240
  3 運動療法の問題点 ─── 241
  4 運動療法の対策 ─── 242
    従来の臓器別リハビリテーションのFITTを見直す ─── 242
    リハビリテーションの目標を見直す ─── 243
    重複障害リハビリテーションの啓発を行う ─── 244
  5 機能障害と心不全 ─── 244
    腎機能障害のある心不全 ─── 244
    運動機能障害のある心不全 ─── 245
    脳血管障害のある心不全 ─── 246

第5章　内部療法の運動療法における注意点 ─── 249

1. 運動療法での臨床症状の考え方と対処法 ─── 250
  1 呼吸困難 ─── 250
    1 定義・症状 ─── 250
    2 原因疾患 ─── 251
    3 対処法 ─── 251
  2 頻呼吸 ─── 252
    1 定義・症状 ─── 252
    2 原因疾患 ─── 252
    3 対処法 ─── 252
  3 チアノーゼ ─── 253
    1 定義・症状 ─── 253
    2 原因疾患 ─── 253
    3 対処法 ─── 253
  4 脈拍異常 ─── 253
    1 定義・症状 ─── 253
    2 原因疾患 ─── 253
    3 対処法 ─── 253
  5 動悸 ─── 254
    1 定義・症状 ─── 254
    2 原因疾患 ─── 254
    3 対処法 ─── 254
  6 めまい ─── 255
    1 定義・症状 ─── 255
    2 原因疾患 ─── 255
    3 対処法 ─── 255
  7 胸痛 ─── 255
    1 定義・症状 ─── 255
    2 原因疾患 ─── 255
    3 対処法 ─── 255
  8 低血糖 ─── 256
    1 定義・症状 ─── 256
    2 原因疾患 ─── 256
    3 対処法 ─── 256

2. 一次救命処置（BLS） ─── 258
  1 一次救命処置 ─── 258
  2 救急車が到着するまで ─── 258
  3 心肺蘇生法（CPR）の実際 ─── 258
    基本的な方法・手順 ─── 259
    ガイドラインの更新 ─── 261

3. 在宅での運動療法 ─── 262
  1 目的 ─── 262
  2 対象（適応条件） ─── 263
  3 情報収集と評価 ─── 264
  4 運動療法・指導の実際（データに基づく指導） ─── 265
  5 効果と問題点（課題） ─── 266

索引 ─── 269

コラム目次

リハビリテーションで肺移植が不要になった！	3
リハビリテーションの内容と診療報酬算定の矛盾点	9
運動療法を継続させるには？	12
「予防福祉」における運動療法の役割	23
「安静」が危ない！	29
運動と酸化ストレスの関係はややこしい	30
リハビリテーションで体重が100kg超減量できた！	37
高齢者でもリハビリテーションの有効性は高い？	46
FEV_1%と%FEV_1	49
VO_2maxとpeak VO_2	51
生命予後指標：下肢筋力，最大酸素摂取量，握力，どれが重要？	54
特殊な心臓ペースメーカ	61
冠動脈インターベンション	70
アンダーソン・土肥の基準：養成校と臨床現場での温度差	72
レイノー現象？レイノー病？レイノー症候群？	75
人工血管置換術後	81
深部静脈血栓症，肺塞栓症	89
呼吸理学療法のはじまりは，理学療法士が誕生する前だった!!	115
呼吸理学療法の今昔（臨床研究の重要性）	131
呼吸リハビリテーション：楽あれば苦あり，苦あれば楽あり	139
糖尿病による運動障害に注意せよ	149
理学療法士の専門性を高めるためには	167
身体障害者福祉法における腎機能障害	175
腎臓に及ぼす運動療法の影響はとても複雑	194
1日の安静で2歳年をとる！	198
仰臥位より座位にしたほうが本当に呼吸が楽になるのか？	210
「らくらく運動療法」の勧め	217
療法士に薬の知識は必要か？	221
名セラピストと迷セラピストの分かれ目！	223
リハビリテーション科に入院したほうが廃用症候群になる？	228
回復期リハビリテーションが本来目指すべきもの	231
重複障害時代のリハ専門職に望むこと	242
在宅での生活変容を見据えたリハビリテーションが肝要！	243
リハビリテーション栄養の重要性と違和感	246
脂肪や筋は内分泌器官である	248
365日リハビリテーションの落とし穴	252
心機能低下や肺機能低下におびえるな！	254
呼吸筋トレーニングは必須事項ではない！	257
狭心症	259
地域連携の重要性	263
内部障害とフレイル	266

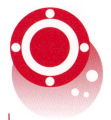

第 1 章
内部障害の運動療法：総論

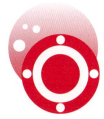

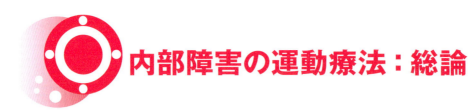
内部障害の運動療法：総論

1 内部障害とは

内部障害の定義

わが国の身体障害者福祉法では，身体障害は，視覚障害，聴覚・言語障害，肢体不自由，内部障害の4つに大きく分類される．さらに，内部障害は，心臓機能障害，腎臓機能障害，肝臓機能障害，呼吸器機能障害，膀胱・直腸機能障害，小腸機能障害，ヒト免疫不全ウィルスによる免疫機能障害（HIV感染症）の7種類に大別される．

内部障害の疫学

厚生労働省の平成23（2011）年生活のしづらさなどに関する調査（全国在宅障害児・者等実態調査）結果によると，障害者手帳所持者数は4,792千人と推計される[1]．障害者手帳の種類別等でみると，身体障害者手帳所持者が3,864千人（2006年調査時3,576千人），療育手帳所持者が622千人（2006年調査時419千人），精神障害者保健福祉手帳所持者が568千人，障害者手帳非所持でかつ障害者自立支援法に基づく自立支援給付等を受けている者（以下，手帳非所持かつ自立支援給付等を受けている者）が320千人となっている[1]．

年齢階級・障害者手帳の種類別の割合をみると身体障害者手帳所持者は，「70歳以上」が57.3％，療育手帳所持者は「30～39歳」が20.4％，精神障害者保健福祉手帳所持者は「40～49歳」が21.0％と最も多くなっている[1]．

2011年の「身体障害者手帳所持者数,障害種類別年次推移」では障害種別不詳が15.1％（585千人）もある[1] [表1-1]．不詳のない2006年のデータでみると，18歳以上の在宅身体障害者の障害種類別の内訳は，視覚障害315千人（8.8％），聴覚・言語障害360千人（10.1％），肢体不自由1,810千人（50.6％），内部障害1,091千人（30.5％）となっている．また，「障害の種類別にみた18歳以上の身体障害者数（在宅）」[図1-1，表1-2][2]では，2001年から2006年の5年間での増加率は，視覚障害，聴覚・言語障害，肢体不自由がほぼ横ばいであるのに対して，内部障害は26％と高く，5年間の身体障害者数増加分の92％を占めていることは特筆に値する．2006年の18歳以上の内部障害者数は1,070千人であるが，その内訳は心臓機能障害が595千人と過半数を占め，腎臓機能障害が234千人，膀胱・直腸機能障害が135千人，呼吸器機能障害が97千人，小腸機能障害が8千人，ヒト免疫不全ウイルスによる免疫機能障害が1千人である[表1-2][2]．

内部障害者の年齢階級別の分布をみると，高齢者が占める割合が非常に高く[2]，超高齢社会の到来が内部障害者の増加の原因の一つと考えられる．さらにこれらの障害の危険因子となり得る糖尿病患者や脂質異常症患者などの増加も顕著であり，今後も内部障害者の増加は続くことが予想される．また，2006年の調査では，複数の障害を有する重複障害者が77.1％と急増し，

[表 1-1] 身体障害者手帳所持者数，障害種類別年次推移

年次	総数	視覚障害	聴覚・言語障害	肢体不自由	内部障害	障害種別不詳	(再掲) 重複障害
推計数（単位：千人）							
1951	512	121	100	291	-	-	-
1955	785	179	130	476	-	-	-
1960	829	202	141	486	-	-	44
1965	1,164	248	230	686	-	-	256
1970	1,409	257	259	821	72	-	134
1980	1,977	336	317	1,127	197	-	150
1987	2,506	313	368	1,513	312	-	163
1991	2,804	357	369	1,602	476	-	127
1996	3,014	311	366	1,698	639	-	183
2001	3,327	306	361	1,797	863	-	181
2006	3,576	315	360	1,810	1,091	-	325
2011	3,864	316	324	1,709	930	585	176
構成比（単位：%）							
1951	100%	23.6%	19.5%	56.8%	-	-	-
1955	100%	22.8%	16.6%	60.6%	-	-	-
1960	100%	24.4%	17.0%	58.6%	-	-	5.3%
1965	100%	21.3%	19.8%	58.9%	-	-	22.0%
1970	100%	18.2%	18.4%	58.3%	5.1%	-	9.5%
1980	100%	17.0%	16.0%	57.0%	10.0%	-	7.6%
1987	100%	12.5%	14.7%	60.4%	12.5%	-	6.5%
1991	100%	12.7%	13.2%	57.1%	17.0%	-	4.5%
1996	100%	10.3%	12.1%	56.3%	21.2%	-	6.1%
2001	100%	9.2%	10.9%	54.0%	25.9%	-	5.4%
2006	100%	8.8%	10.1%	50.6%	30.5%	-	9.1%
2011	100%	8.2%	8.4%	44.2%	24.1%	15.1%	4.6%

（厚生労働省）[1]

column: リハビリテーションで肺移植が不要になった！

　筆者は，呼吸リハの結果，予定していた肺移植をしなくて済んだ症例を経験している．患者は間質性肺炎で在宅酸素療法を行っていた．いよいよ肺機能が低下してきて，個室内のトイレに行くのもままならず，オムツ使用を余儀なくされるようになって，肺移植を目的に関東の病院から東北大学病院に転院してきた．患者は，それまで本格的な呼吸リハを受けたことがなかった．筆者らはさっそく呼吸リハチームを結成し，患者の入院している部屋に往診してリハを始めた．2カ月の呼吸リハにより，肺機能は不変だったにもかかわらず，運動機能は著しく改善し，吸入酸素量を変えずに1日5,000歩近くも歩けるようになった．そのため，緊急の肺移植は必要がなくなり，故郷の病院に戻っていった．このように，臓器移植を考えなければいけないほど呼吸器の機能が損なわれた患者でも，慎重かつ長期的な呼吸リハは効果的な場合がある．

（上月）

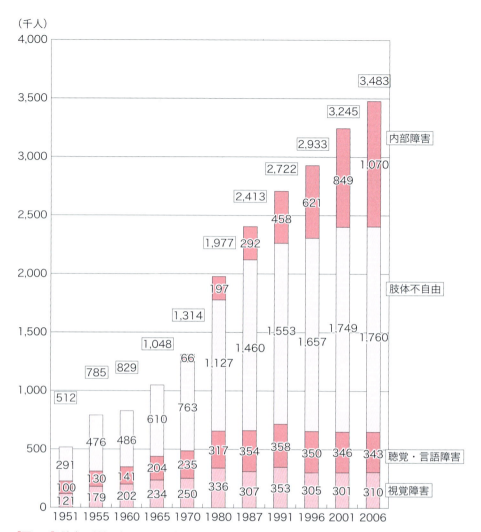

[図 1-1] 障害の種類別にみた 18 歳以上の身体障害者数（在宅）の推移　　　　（厚生労働省）[2]

そのなかでも内部障害と肢体不自由の重複障害が最多であった[3]．これも超高齢化の加速や動脈硬化性疾患患者の増加によるものと考えられよう．

一方，2010 年に制定された肝臓機能障害に関しては，身体障害（肝臓機能障害）の対象となる肝硬変患者の約 30 〜 50 千人に肝臓移植患者 5 千人程度を加えたものが認定されると推定されており[3]，次回の調査に反映されるものと考えられる．このように，内部障害者は今後さらに増加することが確実であり，リハビリテーション（以下リハ）医学・医療の一つの基本領域であるといえる．

また，障害により日常生活の維持に支障が生じた場合に年金が支給される「障害年金」の支給対象疾患には呼吸器疾患，心疾患，腎疾患，肝疾患のほかに，高血圧，糖尿病，悪性新生物なども含まれている．今後はこのような疾患に由来する身体障害も内部障害の対象範囲として広げていくべきであると考えられる[4]．

[表 1-2] 障害の種類別にみた 18 歳以上の身体障害者数（在宅）　（単位：千人）

	2001 年	2006 年	対前回比
総　数	3,245 (100.0)	3,483 (100.0)	107.3%
視覚障害	301 (9.3)	310 (8.9)	103.0%
聴覚・言語障害	346 (10.7)	343 (9.8)	99.1%
聴覚障害	305 (9.4)	276 (7.9)	90.5%
平衡機能障害	7 (0.2)	25 (0.7)	357.1%
音声・言語咀嚼機能障害	34 (1.0)	42 (1.2)	123.5%
肢体不自由	1,749 (53.9)	1,760 (50.5)	100.6%
上肢切断	98 (3.0)	82 (2.4)	83.7%
上肢機能障害	479 (14.8)	444 (12.7)	92.7%
下肢切断	49 (1.5)	60 (1.7)	122.4%
下肢機能障害	563 (17.4)	627 (18.0)	111.4%
体幹機能障害	167 (5.1)	153 (4.4)	91.6%
脳原性全身性運動機能障害	60 (1.8)	58 (1.7)	96.7%
全身性運動機能障害（多肢および体幹）	333 (10.3)	337 (9.7)	101.2%
内部障害	849 (26.2)	1,070 (30.7)	126.0%
心臓機能障害	463 (14.3)	595 (17.1)	128.5%
呼吸器機能障害	89 (2.7)	97 (2.8)	109.0%
腎臓機能障害	202 (6.2)	234 (6.7)	115.8%
膀胱・直腸機能障害	91 (2.8)	135 (3.9)	148.4%
小腸機能障害	3 (0.1)	8 (0.2)	266.7%
ヒト免疫不全ウイルスによる免疫機能障害	2 (0.1)	1 (0.1)	50.0%
（再掲）重複障害	175 (5.4)	310 (8.9)	177.1%

（　）内は構成比（％）　　　　　　　　　　　　　　　　　　　　（厚生労働省）[2]

内部障害の運動療法：総論

2　内部障害リハビリテーションにおける運動療法の位置づけ

　内部障害リハでは，医学的な評価や適切な運動療法・薬物療法・食事療法・患者教育・カウンセリングなどをセットにした包括的プログラムに基づいた包括的リハが行われる．内部障害リハのなかで，運動療法は中核的役割を担っている．ここでは心臓リハ，呼吸リハ，腎臓リハにおける運動療法の効果に関して述べる．

運動療法で生活機能予後が改善する
1 COPD
　COPD（chronic obstructive pulmonary disease，慢性閉塞性肺疾患）患者の主訴は労作時息切れである．障害が進むと平地歩行でも呼吸困難となり，さらに進行すると，会話や衣服の着脱の際にも息切れがする．COPD患者に対してトレッドミルやエルゴメータなどの運動療法を行うと，運動耐容能の増加，呼吸困難の改善，健康関連QOLの改善，入院日数など医療資源利用率の減少などに効果的であることが明らかになっている[5]．

2 冠動脈疾患・心不全
　わが国では日本循環器学会・日本心臓リハビリテーション学会を中心として「心血管疾患におけるリハビリテーションに関するガイドライン（2012年改訂版）」が作成され，心臓リハの実際とその効果が詳細にまとめられている[6]．

　冠動脈疾患に対する運動療法を行うと，運動耐容能の増加，冠動脈硬化・冠循環の改善，冠危険因子の是正，QOLの改善などめざましい効果があることが示されている[6]．また，心不全患者に対しても，運動療法は，安静時左室駆出率改善，左室拡張早期機能改善などの心臓への中枢効果のみならず，骨格筋内皮依存性血管拡張反応改善，一酸化窒素合成酵素（eNOS）発現増加など末梢効果，自律神経機能・換気応答・炎症マーカーなど神経体液因子への効果など，まさに全身に及ぶ，心不全入院減少，生命予後の改善，健康関連QOL改善をもたらしている[6]．

3 腎不全
　腎不全透析患者に対して運動療法を行うと，運動耐容能改善，PEW（protein-energy wasting）の改善，QOL改善などをもたらすことが明らかにされている[7]．また，保存期CKD（chronic kidney disease，慢性腎臓病）患者に運動療法を行うことで腎機能（eGFR）が改善するという報告が相次いでいる [図1-2，1-3][8-11]．さらに，CKD Stage 3～5 患者が運動療法を行うと，透析や腎移植などの腎不全代替療法移行を抑制するという報告もある [図1-4b][12]．

運動療法で生命予後も改善する
1 COPD
　COPDは，The Global Initiative for Chronic Obstructive Lung Disease（GOLD）により，1秒率と％1秒量により等級化や重症度分類がされている．CelliらがCOPD患者625人を約2年半追跡したところ，死亡は162名で死因は呼吸不全61％（99名），心筋梗塞14％（23名），

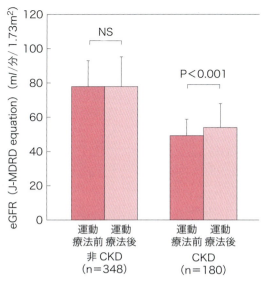

[図 1-2] CKD を有する心筋梗塞患者への運動療法の効果
CKD と非 CKD のグループにおける運動療法前後の推算糸球体濾過量（eGFR）．J-MORD：日本人の GFR 推算式
(Takaya et al, 2014)[10]

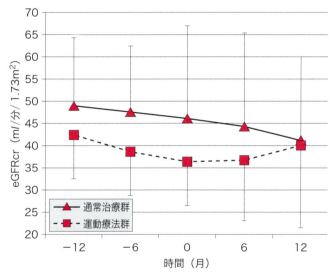

[図 1-3] CKD Stage 3, 4 患者の運動療法による eGFR の改善
CKD Stage 3, 4 患者が，1 回 40 分，週 3 回，12 カ月の有酸素運動（エルゴメータ中心）で，eGFR 低下スロープが改善する． (Greenwood et al, 2015)[11]

肺がん 12％（19 名）であった[13]．

2004 年に Celli らにより開発された BODE index は COPD の重症度を総合的に捉えたものである[13]．B (body mass index；BMI)，O (obstruction；肺機能による気道の閉塞の程度)，D (dyspnea；呼吸困難感)，E (exercise；運動能力) の頭文字をとって点数化を行い，点数を足し合わせて最低 0 点　最高 10 点とした[13]．Celli らは症例数が 4 分割されるように 0〜2 点（Quartile1），3〜4 点（同 2），5〜6 点（同 3），7〜10 点（同 4）の 4 グループに分けると，BODE index が低いほど，つまり栄養状態が悪く，肺機能が落ちており，運動能力が低

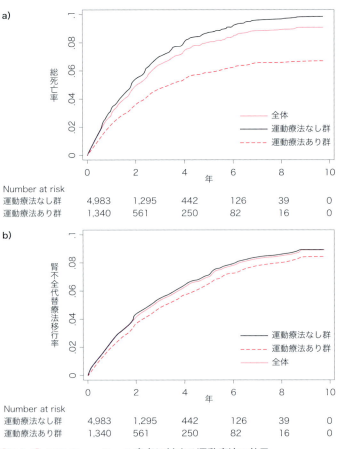

[図 1-4] CKD Stage 3 〜 5 患者に対する運動療法の効果
CKD Stage 3〜5 患者が運動療法を行うと，総死亡率（a）や腎不全代替療法移行率（b）が改善される． (Chen et al, 2014) [12]

く，呼吸困難感が強いほど，生存率が悪いことが明らかになった [図 1-5a] [13]．一方，COPDの生存率と肺機能重症度分類との相関は強いとはいえず [図 1-5b] [13]，Stage3（予測 FEV_1 が 35％未満の重度 COPD）では生命予後不良であるものの，Stage1（予測 FEV_1 が 50％以上の軽度 COPD）と Stage2（予測 FEV_1 が 50％未満の中等度 COPD）の間には生命予後に差は認めなかった．

また，COPD のみならず，急性増悪などでも BODE index が生命予後の指標として有用である [14]．運動療法を中核とした呼吸リハにより BODE index が改善することがすでに示され，呼吸リハが生命予後改善に効果的であることが示唆されている [15]．

2 冠動脈疾患・心不全

心臓リハのゴールは，脳卒中リハのような単に在宅生活復帰や復職だけではなく，心血管疾患の再発防止や生命予後の延長を含むものである．実際，心臓リハにより，冠動脈疾患患者の生命予後の改善効果が示されている [6]．特に急性期心臓リハに引き続いて半年間行われる回復期心臓リハが生命予後延長に効果的である [図 1-6] [16]．米国心臓協会（AHA）のガイドラインでは，「心筋梗塞患者の長期生命予後を改善する方法で発症 1 カ月以降に確実に有効なもの（クラス I）は回復期心臓リハと脂質異常症治療薬である」と明記している [17]．

心不全患者における心臓リハでも，生命予後を改善をする有効な治療としての地位を確立し

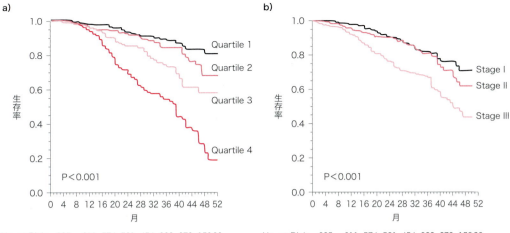

[図 1-5] COPD 患者における BODE index（a）および肺機能重症度分類（b）と生存率の関係

(Celli et al, 2004)[13]

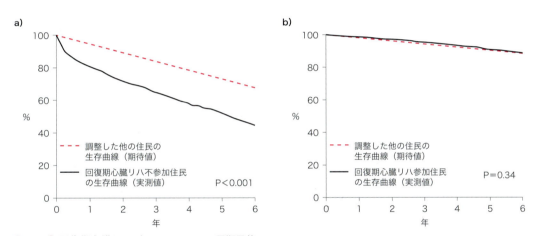

[図 1-6] 回復期心臓リハビリテーションの長期予後
6 カ月の回復期心臓リハビリテーションを行うと心筋梗塞患者の長期予後はさらに改善する．　　　　　(Witt et al, 2004)[16]

---

column　リハビリテーションの内容と診療報酬算定の矛盾点

　筆者はリハ関連の2つの学会の診療報酬対策委員としてかかわっている．リハに関する診療報酬は，昨今めまぐるしく変わっている．国民総医療費増加の抑制がわが国の課題の一つであるだけに，昨今の診療報酬改定の中身はなかなか厳しいものになっている．それゆえ，病院経営も楽でなくなり，どの部門でも診療報酬の取りこぼしのないように努力している．やっていない内容を請求するようないわゆる不正請求をしていけないことは当然であるが，いつの間にか，診療報酬に算定されていない診療はしてはならないものといった誤解が生じているように思えてならない．

　診療報酬点数をとれないものでも重要なものがある．たとえば，治療方針をめぐるさまざまなカンファレンス，患者教育，スタッフへの安全・倫理教育などである．リハでは，透析クリニックでの透析患者の運動療法は有効性のエビデンスは高いのに，診療報酬として認められていないので，サービス医療になっている．有効性のエビデンスがある診療に関しては，診療報酬算定が行われるべく今後も粘り強く交渉することは当然だが，診療報酬算定されていなくとも必要のある医療はしっかり行う度量，そしてさらに高いエビデンスを構築していこうという意気込みを忘れないようにしたいものである．（上月）

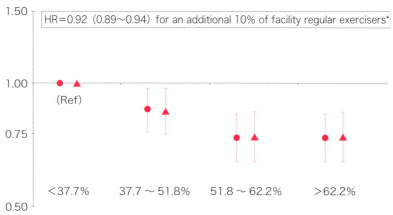

[図 1-7] 1施設当たりの定期運動習慣透析患者の割合と患者死亡率の関係
横軸：1施設当たりの週1回以上の定期運動習慣透析患者の割合（補正後）．
● ：患者の特性で補正．
▲ ：患者の特性と臨床ガイドラインの施設での達成率で補正．
特性補正項目
Exercise frequency (times/week)：運動頻度（回 / 週）
Age：年齢，sex：性別，race：人種，duration of ESRD：末期腎不全の履病期間，BMI：体格指数，14 summary comobid conditions：14の併存症，laboratory values：検査値，catheter use：カテーテル，socio-economic indicators：社会経済指標，ability to walk：歩行能力．
(Tentori et al, 2010)[20]

ている．たとえば，心不全の運動療法に関するメタアナリシスである ExTraMATCH 研究では，心不全・左室機能低下の 801 症例が運動療法群と対照群とに無作為割付けされ，予後解析では生存率（p = 0.015），無事故生存率（死亡＋入院，p = 0.018）ともに運動療法群が有意に良好であり，運動療法が心不全患者の生命予後を改善することが示されている[18]．

3 腎不全

運動耐容能の低い透析患者や運動をしない透析患者では生命予後が悪い[18]．また，透析患者が運動を行わないことは，低栄養・左室肥大と同程度に生命予後に影響することが指摘されている[19]．定期的な運動習慣のある透析患者は，非運動患者に比較して明らかに生命予後がよいこと，週当たりの運動回数が多いほど生命予後がよいこと，さらに，定期的な運動習慣をもつ透析患者の割合が多い施設ほど，1施設当たりの患者死亡率が低いことも示されている [図 1-7][20]．また CKD Stage 3〜5 の保存期 CKD 患者が，運動療法を行うと総死亡率が低下するという報告もある [図 1-4a][12]．

また，2011 年に腎臓リハの一層の普及・発展を目的として，職種を超えた学術団体である「日本腎臓リハビリテーション学会」が設立され[21]，会員を中心にまとめたわが国はもちろん世界初の腎臓機能障害のリハの成書である「腎臓リハビリテーション」が発刊された[22]．

3 超高齢社会・重複障害における運動療法の位置づけ

わが国は世界がこれまで経験したことのない速度で超高齢社会となった．超高齢社会では多疾患患者が増えるため，障害も単一ではなく，重複障害という新たな課題に直面している[23]．

重複障害を有する患者では，安静・臥床が長くなり，身体活動は不活発になりがちである．これは身体諸器官における廃用症候群，すなわち，全身臓器の機能低下，能力低下やQOLの悪化，肥満・インスリン抵抗性・糖尿病・脂質異常症・動脈硬化につながり，心血管系疾患などに罹患して寿命を短縮するという悪循環に陥りやすい．その悪循環を予防したり，悪循環を断ち切るために，積極的にリハを行う必要がある．

重複障害リハは，多疾患による重複障害に基づく身体的・精神的影響を軽減させ，症状を調整し，生命予後を改善し，心理社会的ならびに職業的な状況を改善することを目的として，メディカルチェック，臓器連関や障害連関への対応，運動療法，食事療法と水分管理，薬物療法，教育，精神・心理的サポートなどを行う，長期にわたる包括的なプログラムである[23]．運動療法はそのなかで中核的な役割を果たしている．

（上月正博）

文献

1) 厚生労働省：平成23年生活のしづらさなどに関する調査（全国在宅障害児・者等実態調査）；http://www.mhlw.go.jp/toukei/list/dl/seikatsu_chousa.html
2) 厚生労働省：平成18年身体障害児・者実態調査結果；http://www.mhlw.go.jp/toukei/saikin/hw/shintai/06/dl/01.pdf
3) 厚生労働省：身体障害認定等に係る担当者会議次第（平成21年9月17日）；http://www.wam.go.jp/wamappl/bb15GS60.nsf/0/1aaa40236b8c5436492576340028ce4a/ $FILE/20090917_1shiryou_all.pdf
4) 上月正博：新編内部障害のリハビリテーション（上月正博編），医歯薬出版，2009.
5) Global strategy for the diagnosis, management, and prevention of chronic obstructive pulmonary disease. Pauwels et al；GOLD Scientific Committee：NHLBI/WHO Global Initiative for Chronic Obstructive Lung Disease（GOLD）workshop summary. *Am J Respir Care Med* **163**：1256-1276，2001.
6) 野原隆司・他；循環器病の診断と治療に関するガイドライン（2011年度合同研究班報告）：心血管疾患におけるリハビリテーションに関するガイドライン（2012年改訂版），日本循環器学会ホームページ；http://www.j-circ.or.jp/guideline/pdf/JCS2012_nohara_h.pdf
7) 上月正博：透析患者における運動療法の重要性．臨床透析 **27**：1291-1298，2011.
8) Baria F et al：Randomized controlled trial to evaluate the impact of aerobic exercise on visceral fat in overweight chronic kidney disease patients. *Nephrol Dial Transplant* **29**：857-864，2014.
9) Toyama K et al：Exercise therapy correlates with improving renal function through modifying lipid metabolism in patients with cardiovascular disease and chronic kidney disease. *J Cardiol* **56**：142-146，2010.
10) Takaya Y et al：Impact of cardiac rehabilitation on renal function in patients with and without chronic kidney disease after acute myocardial infarction. *Circ J* **78**：377-384，2014.
11) Greenwood SA et al：Effect of exercise training on estimated GFR, vascular health, and cardiorespiratory fitness in patients with CKD：a pilot randomized controlled trial. *Am J Kidney Dis* **65**：425-434，2015.
12) Chen IR et al：Association of walking with survival and RRT among patients with CKD stages 3-5. *Clin J Am Soc Nephrol* **9**：1183-1189，2014.
13) Celli BR et al：The body-mass index, airflow obstruction, dyspnea and exercise capacity index in COPD. *N Engl J Med* **350**：1005-1012，2004.
14) Marin JM et al：Prediction of risk of COPD exacerbations by the BODE index. *Respir Med* **103**：373-378，2009.
15) Rubi M et al：Effectiveness of pulmonary rehabilitation in reducing health resources use in chronic obstructive pulmonary disease. *Arch Phys Med Rehabil* **91**：364-368，2010.
16) Witt BJ et al：Cardiac rehabilitation after myocardial infarction in the community. *J Am Coll Cardiol* **44**：988-996，2004.
17) Antman EM et al；American Heart Association Task Force on Practice Guidelines；Canadian Cardiovascular Society：ACC/AHA guidelines for the management of patients with ST-elevation myocardial infarction：a report of the American College of Cardiology/American Heart Association Task Force on Practice Guidelines (Committee to Revise the 1999 Guidelines for the Management of Patients with Acute Myocardial Infarction). *Circulation* **110**（9）：e82-292，2004.
18) Piepoli MF et al：Exercise training meta-analysis of trials in patients with chronic heart failure（ExTra-

MATCH). *BMJ* **328** : 189-192, 2004.
19) O'Hare AM et al : Decreased survival among sedentary patients undergoing dialysis : results from the dialysis morbidity and mortality study wave 2. *Am J Kidney Dis* **41** : 447-454, 2003.
20) Tentori F et al : Physical exercise among participants in the Dialysis Outcomes and Practice Patterns Study（DOPPS）: correlates and associated outcomes. *Nephrol Dial Transplant* **25** : 3050–3062, 2010.
21) 日本腎臓リハビリテーション学会ホームページ；http://jsrr.jimdo.com/
22) 上月正博（編）：腎臓リハビリテーション，医歯薬出版，2012.
23) 上月正博（編）：重複障害のリハビリテーション，三輪書店，2015.

---

column

運動療法を継続させるには？

運動は続けなければ効果がない．運動を長続きさせるコツを以下にまとめたので，参考にされたい．

日常生活に取り入れる工夫
・遠回りをして歩く．
・エレベーターやエスカレーターをなるべく使わないで歩く．
・仕事中はなるべく階段を使う．
・昼食を外食にする場合は遠くの店でも歩いて行く．
・バス停や駅を1つ手前で降りて歩く．
・高層ビルなら行き先階の2～3階手前でエレベーターを降りて階段を上る．
・休日は買い物ついでにウインドウショッピングを行う．

運動を長続きさせるコツ
・万歩計を付けて毎日の記録を残す．
・景色の良いところを散歩する．
・音楽を聴きながら散歩する．
・運動仲間をつくる．
・服装などファッションをいつもより派手めにするなど変化を付ける．
・栄養や睡眠を十分に摂る．

運動を行う際の注意点
・他人と話をしながら続けられる強度の運動で，運動中や終了後に苦しさや痛みを覚えないようにする．
・最初から頑張りすぎないで，自分の体調に合わせてマイペースで運動する．
・運動も週休2日程度にする．
・体調の悪いときには休む．
・頭痛・胸痛・冷や汗・脱力感などがあれば直ちに運動をやめて，主治医に相談する．
・運動中や運動後には水分補給を忘れずに行う．

（上月）

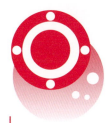

第 2 章
内部障害の運動療法の理解

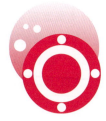

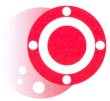

内部障害の運動療法の理解

1 有酸素運動と無酸素運動

　人間の生命活動，すなわち筋の収縮には体内のアデノシン三リン酸（adenosine triphosphate；ATP）がアデノシン二リン酸（adenosine diphosphate；ADP）に分解されるときのエネルギーが使われる．筋に蓄えられているATPはごく微量であるため，運動時間に換算するとわずか数秒以内に枯渇してしまう．しかしながら，人間が何時間もの間続けて活動することができるのは，筋収縮を継続するために絶えずATPを補充するシステムが備わっているからである．ATPを再合成する主要なエネルギー供給系は大別すれば2つ，細分すれば3つの供給系が存在している[図1-1][1)]．

1 ATP-PCr系

　筋内には，ATPと同様に，加水分解される際にエネルギーを発生するクレアチンリン酸（PCr）という高エネルギーリン酸化合物が多く存在している．PCrは直接的には筋収縮のエネルギー源とはならないが，このATP再生機構では，ADPとPCrがクレアチンキナーゼとよばれる酵素の働きによって，ATPとCrが生じる反応を指す．また，後述する解糖系，有酸素系のエネルギー供給系の働きによって，ATP供給に余裕がある場合はCrからPCrが再合成される．したがって，高強度の運動を持続してもATP濃度はあまり低下しないが，徐々にPCr濃度は低下し，ATPの分解によって生じる無機リン酸濃度が上昇する．

2 解糖系（乳酸系）

　筋線維内に貯蔵されたグリコーゲンや血中のブドウ糖（グルコース）の分解によって，ADPからATPを再合成するシステムである．この過程では，酸素の有無にかかわらず進行し，副産物として乳酸が産生される．活動筋に対する代謝ストレス度合いを反映する血中の乳酸濃度は，乳酸の産生，代謝，輸送，拡散の各能力の総和であり，運動時においては強度依存的に上昇する．その結果，身体はアシドーシスに傾くものの，血液，呼吸，腎臓はアシドーシスに対する緩衝作用を有しているため，pHは安静時と変わらないように調節される．なお，乳酸の一部は筋細胞から血液中に拡散し，肝臓にてグリコーゲンに再合成されたり，心筋や骨格筋のエネルギーとして利用される．

3 有酸素系

　この代謝過程は糖質，または脂肪酸のβ酸化，アミノ酸等からの糖新生によるミトコンドリア内での酸化系エネルギー機構が担っており，最終的にCO_2とH_2Oへ完全に酸化される．

　ATP-PCr系と解糖系のATPを合成する過程には酸素を必要としないため，「無酸素性（アネロビック）」，または「嫌気性」代謝と表現され，酸素を必要とする有酸素系のATP合成過程は「有酸素性（エアロビック）」，または「好気性」代謝とよばれることがある．これらエネルギー供給系のすべてが，あらゆる身体運動を行う際に貢献しているが，ATP消費速度の大

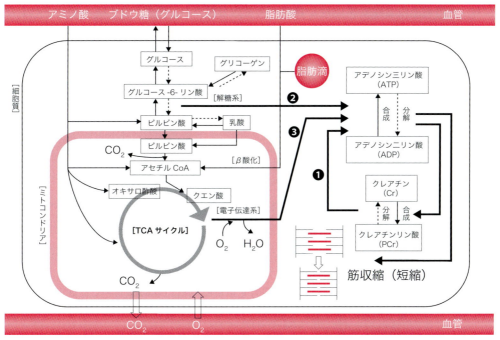

	❶ ATP-PCr系	❷ 解糖系（乳酸系）	❸ 有酸素系
酸素の必要性	不要	不要	必要
エネルギー供給速度	非常に速い 13cal/kg/秒	速い 7cal/kg/秒	遅い 3.6cal/kg/秒
燃料	化学燃料：PCr	食物燃料：グリコーゲン（グルコース）	食物燃料：グリコーゲン（グルコース），脂肪，蛋白質
燃料の貯蔵エネルギー量*	ごくわずか	筋グリコーゲン 189g (756kcal) 肝グリコーゲン 48g (192kcal) 血中グルコース 3g (12kcal)	（左欄に加え） 脂肪 10,800g (97,200kcal) 蛋白質 5,400g (21,600kcal)
ATPおよび副産物の生成	非常に限られた量のATP生成	限られた量のATP生成 副産物として乳酸を産生	無制限な量のATP生成 副産物として乳酸は産生されない

*体重60kg，体脂肪率18%，筋量27kgと仮定．

[図 1-1] 筋収縮に必要なエネルギー供給機構 （河村，2013）[1] を改変

小によって，その貢献度は異なる．ATP-PCr系や解糖系の過程で合成されるATPの量は少ないが，ATP-PCr系は13cal/kg/秒，解糖系は7cal/kg/秒の速い速度でエネルギーが供給されるため，突然運動を始める際や，非常に大きなパワーを発揮する場面で重要な役割を果たしている．有酸素系は反応過程が多く，進行が遅いため，供給速度は3.6cal/kg/秒と遅いものの，解糖系と比べて18倍のATPが合成可能である．加えて，有酸素系のエネルギー源となる糖質や脂肪は体内に豊富にあるため，無酸素性エネルギー供給機構を再合成するエネルギーや，安静時の生命活動や持続的な身体活動を営むうえで必要とされるエネルギーを供給している．

なお，有酸素系の過程ではCO_2とH_2Oへと完全分解され，呼気からCO_2が排出されるため，血液中の乳酸や呼気中の酸素量，二酸化炭素量を計測することで生体内のエネルギー代謝状態をおおよそ推測することができる．

2　フィットネス

フィットネスとは，身体的に最適で健康な状態を指すが，英語ではフィジカルフィットネス（physical fitness）とともに，両者は日本語では「体力」と訳されている．

体力の定義にはいくつかあるが，猪飼は体格や姿勢などの静的，構造的要素や精神的要素（意志，意欲，判断力，集中力，精神的ストレスに対する抵抗力など）をも，身体機能を発揮させる潜在的能力であると考えて広義の体力に含めている [図1-2] [2]．そのなかの行動体力は，行動を起こす能力，行動を持続する能力，行動を調整する能力に分けることができる．行動を起こす直接の原動力は筋の収縮力であり，筋力と単位時間当たりの筋力として筋パワーがある．日常生活における椅子からの立ち上がり動作のすばやさは下肢筋のパワーを示す．運動を持続する能力には，筋持久力と全身持久力がある．筋持久力は筋の太さや筋力の大きさに関係なく，筋線維タイプの比率や酸化系酵素活性，毛細血管の発達度合いなどの筋の質が関係する．全身持久力とは全身運動を長時間（5分あるいはそれ以上）継続させる能力である．呼吸，循環，血液などの酸素運搬能力や末梢筋での酸素利用能力が関係しており，数ある体力要素のなかで健康にとって特に重要な体力である．運動を調整する能力とは，筋の収縮を目的や状況に応じて発揮し身体の動きを調節する能力であり，敏捷性，平衡性，柔軟性などに分けられる．最近では，これらをコーディネーション能力〔協調（働）性〕として複合的な体力として捉え，転倒予防の観点から重要性が指摘されている．

体力の各要素は10代後半から20代をピークに低下する傾向にあるが，加齢による体力低下は個人によって程度の差が大きく，体力の諸要素によってその加齢変化の過程はさまざまで

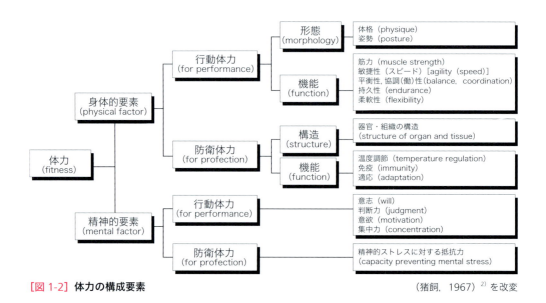

[図1-2] **体力の構成要素**

（猪飼，1967）[2] を改変

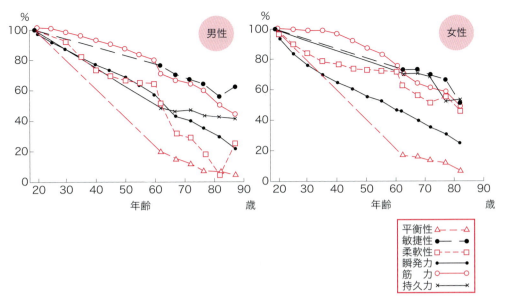

[図 1-3] 行動体力の加齢変化 （木村・他, 1990）[3]を基に作成

ある[図 1-3][3]．体力要素ごとに年代別の推移をみていくと，以下のような特徴があげられる．①体力要素によって低下度合いや低下開始時期が異なる，②低下する体力要素に男女差がみられる：柔軟性は男性で著しく低下する，③同年代でも個人差（ばらつき）が拡大する，④正常な低下と異常（病的）な低下が背景にある場合もある，⑤体力低下を自覚していないこともある（意識とパフォーマンスにズレがある）．

3 酸素搬送系とその障害 [表 1-1][4]

肺呼吸における酸素の取り込みから細胞に酸素を届けるまでの過程を酸素搬送系という[図 1-4][5]．運動時には筋活動の酸素需要が高まるため，酸素を身体に取り入れる呼吸系と酸素を豊富に含んだ血液を末梢組織へ送る循環系，そして酸素を抽出し利用する筋活動の働きが伴わなければ，運動の継続は困難となる．

4 運動制限因子

運動は換気−循環−筋の一連の複雑な過程を経て行われるが，このなかのどの歯車が障害されても運動制限の要因となる[図 1-5][6]．健常者では，通常は循環系か筋の疲労が制限要因となるが，呼吸・循環機能障害をきたすことで，酸素搬送系の一部または全部が障害され，運動の継続が困難となる．これらの制限因子は安静時には重症にならない限り顕在化しておらず，運動負荷時に顕在化するため，心肺運動負荷試験による心肺・代謝機能の動態から客観的な評価が可能となる．図 1-6 には呼吸器疾患を代表する閉塞性換気障害を呈する COPD 患者と拘束性換気障害を呈する肺線維症患者における運動負荷試験の中止理由を示す[7]．また，運動制

[表 1-1] 酸素搬送系を構成する各段階と機能障害

機能	働き（健常者の場合）	機能障害
①肺呼吸での酸素の取り込み，二酸化炭素の排出	・肺呼吸（外呼吸）では，大気を吸い込んで O_2 を肺内に取り込み，血液を酸素化する． ・ATP 産生過程で生じる代謝産物である CO_2 は血漿から赤血球に入り，重炭酸イオンとして静脈系に搬送され心臓に戻る．さらに肺循環を介して肺に運ばれて CO_2 として排出される．	・吸入する O_2 濃度は十分か（標高，O_2 吸入装置の問題）． ・この時，大気を大きく吸い込めるか（換気能低下）． ・血中 CO_2 の上昇に応じて換気量を増やせるか（中枢性化学受容器の感受性低下）．
②肺毛細血管の拡張および動員による肺血流の増加	・肺に取り込まれた O_2 は拡散によって肺毛細血管中の血液に移動する． ・血液中で O_2 は赤血球のなかにあるヘモグロビンと結びつき，酸素化された血液が心臓から全身に送られる準備が整う．	・取り込んだ O_2 を肺で拡散できるか（拡散障害）． ・肺血流量を増やすことができるか，肺に十分な血流が流れているのか（肺血流量低下，心不全，肺血管拡張不全）． ・ヘモグロビン量は十分か（貧血）．
③心拍出量の増大	・酸素化された血液が心臓（左心室）から全身へ拍出される． ・運動を開始すると直ちに1回心拍出量（SV）が増加し，運動強度と比例して心拍数（HR）も増加するので，それらの積，心拍出量が増加する．	・心拍数が増加するか（交感神経機能異常）． ・1回心拍出量が増加するか（心筋収縮力低下，静脈還流量減少，交感神経機能異常，電解質異常など）．
④循環系による酸素の輸送	・赤血球内のヘモグロビンと結合した O_2 は，動脈血として全身の臓器に運ばれる．	・血管に狭窄はないか，活動筋の血管は十分に拡張するか（動脈硬化，血管拡張能低下）．
⑤血液から組織への酸素の拡散	・運動によって骨格筋で O_2 が消費されると，筋組織の PaO_2 は低下する． ・赤血球中のヘモグロビンには酸素分圧に応じて O_2 と結合する性質があるため，PaO_2 の低い末梢組織では O_2 を遊離する． ・毛細血管から組織への O_2 の拡散は，毛細血管と組織までの距離が関係するため，毛細血管網の構造や毛細血管密度などが影響する．	・血管密度（毛細血管床）は十分か（毛細血管数の減少）． ・ミトコンドリアの数と大きさなどのような作業骨格筋における酸素拡散能と酸素抽出能（不活動によるデコンディショニング，筋変性，廃用性筋萎縮など）．
⑥末梢組織での酸素抽出	・骨格筋で O_2 を利用する． ・ミトコンドリア内の酸化系エネルギー供給機構によって ATP を産生する．	・ミトコンドリアの数や大きさは十分か（不活動によるデコンディショニング・筋変性，廃用性筋萎縮など）． ・酸化系代謝酵素は十分に存在するか（不活動によるデコンディショニング，筋変性，廃用性筋萎縮など）． ・ミオグロビンは十分に存在するか（不活動によるデコンディショニング，筋変性，廃用性筋萎縮など）．

（高橋，2014）[4] を改変

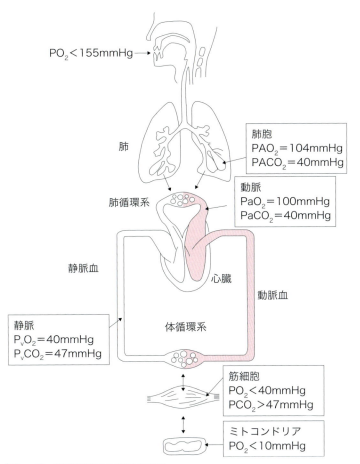

[図 1-4] 酸素搬送系の階層的構造
PO_2：酸素分圧　　　　PaO_2：動脈血酸素分圧　　$PaCO_2$：動脈血二酸化炭素分圧
PCO_2：二酸化炭素分圧　PAO_2：肺胞酸素分圧　　　$PACO_2$：肺胞二酸化炭素分圧
　　　　　　　　　　　　P_VO_2：静脈血酸素分圧　　P_VCO_2：静脈血二酸化炭素分圧
（宮村，1996）[5] を改変

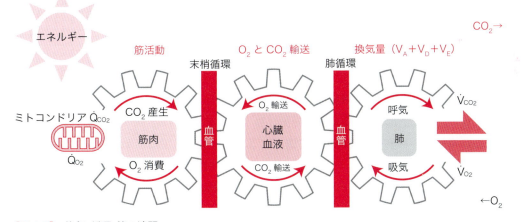

[図 1-5] 換気-循環-筋の連関
$\dot{V}_A$：細胞換気量　$\dot{V}_D$：生理的死腔　$\dot{V}_E$：肺換気量　$\dot{Q}_{CO_2}$：二酸化炭素生産量　$\dot{Q}_{O_2}$：酸素消費量
$\dot{V}_{CO_2}$：二酸化炭素排泄量　$\dot{V}_{O_2}$：酸素摂取量．
（Wasserman et al, 1999）[6] を改変

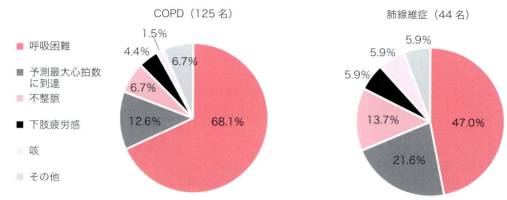

[図 1-6] 閉塞性換気障害（COPD）と拘束性換気障害（肺線維症）における運動負荷試験中止理由の特徴

(Kurihara et al, 1990)[7]を改変

限因子と心肺運動負荷試験（CPX）から得られる指標を**表 1-2**[8]に示す．

以下，呼吸器，循環器，血液，筋，精神心理的要因における運動制限因子について詳しく述べる**[表 1-2]**[8]．

呼吸器

1 換気制限

肺の弾性力の低下と末梢気道の閉塞は，呼気の気流速度を制限する要因となり，労作時には気流制限はさらに増悪する．健常者では最大運動負荷時の換気量（V̇Emax）は安静時の肺機能検査による最大換気量（MVV）の 60 〜 80％にとどまる．この V̇Emax/MVV の比は dyspnea index とよばれ，高値を示す場合，換気制限の指標として用いられる．加えて，COPD の病期分類の指標である 1 秒量とその予測値との比較（％ FEV_1）も閉塞性障害（気流制限）により低下し，FEV_1 が 50％以下では階段・坂道との昇り，手荷物ありの歩行に，FEV_1 が 30％以下になると日常歩行に制限をきたす[9]．原因としては，COPD や間質性肺炎などに代表される肺実質の障害や，喘息や痰の貯留などの気管・気道の障害などがあげられる．なお，COPD の気流制限の原因には，不可逆的因子と可逆的因子があると考えられている[10]．

2 動的肺過膨張

動的肺過膨張とは，COPD の重要な病態の一つであり，横隔膜の平坦化や胸郭の伸展による呼吸筋の機能低下を伴い，呼吸困難の原因となる．歩行や階段昇降などの労作により呼吸が頻回になると，十分呼気ができないまま吸気に移ってしまうために，呼気終末肺気量（EELV）が連続的に増加する現象を「動的肺過膨張」とよぶ．運動中に EELV が増加するにしたがって吸気の余裕〔吸気容量（IC）〕が減少し，運動時の 1 回換気量（VT）の増加が頭打ちになる．その結果，運動時に異常な換気パターン（rapid and shallow パターン）となる．

また，動的肺過膨張は横隔膜の平坦化や胸郭の変形などの吸気に不利な条件をもたらし，横隔膜以外の呼吸補助筋の寄与が増すなどして換気仕事量の増加をもたらす．このように，動的肺過膨張に伴う換気のパターンの変化や仕事量の変化が，運動時の呼吸困難感を増強し運動耐容能の低下に影響を与えていると考えられる．

一方で，呼吸困難には気流制限とは別に，後述する骨格筋異常が関与していることも明らか

[表1-2] 運動制限因子と心肺運動負荷試験（CPX）から得られる指標

カテゴリー		主な機能的運動制限	運動代謝解析からみた（持久的）運動制限因子	運動制限因子に関連するCPXの指標
呼吸器系の機能	呼吸機能	換気能の低下，ガス交換効率障害	換気制限，換気効率，呼吸パターン，酸素化能の低下	Dyspnea Index（$\dot{V}E$-max/MVV），1回換気量（VT），呼吸数（RR），経皮的動脈血酸素飽和度（SpO$_2$），酸素換気当量（$\dot{V}E/\dot{V}O_2$），死腔換気量（VD/VT）
	呼吸筋の機能	呼吸筋・横隔膜の機能的制限，呼吸補助筋活動の増加	呼吸能力の低下	
心血管系の機能	心機能	心拍数の増加制限，心調律（リズム）の異常，心拍出量（1回心拍出量）増加制限，心室筋の収縮・拡張能の低下，心臓への循環動態異常	心拍の限界，心電図異常，酸素輸送能の低下	最大心拍数（HR-max），心拍予備能（HRR），心電図異常（ST変化，不整脈），酸素脈（O$_2$ pulse）
	血圧の機能	血圧の異常（上昇や下降）	血圧調節能の低下	収縮期血圧（SBP），拡張期血圧（DBP）
	血液系の機能	血液の酸素運搬機能制限，血液の代謝物質運搬機能的制限	酸素輸送能の低下	
心血管系と呼吸器系に関連した感覚		胸部のしめつけ感，心拍不整感，呼吸困難感，気道閉塞感	息切れを主体とした自覚的運動強度の増加	Borg指数（息切れ），胸痛の訴え
筋の機能	筋力の機能	筋力の低下	筋疲労を主体とした自覚的運動強度の増加，筋エネルギー代謝の変化	Borg指数（下肢疲労），嫌気性代謝閾値（AT）
	活動筋の持久性機能	活動筋の持久性低下		

（関川，2014）[8] を改変

になっている．

3 換気効率低下

運動負荷量の増加に伴い酸素摂取量とともに換気量は増加する．$\dot{V}E/\dot{V}O_2$で示される換気当量とは酸素摂取量に対する換気の効率を表し，ある一定の酸素を摂取するために必要な換気量を示す指標である．1回換気量（$\dot{V}T$）のなかで死腔換気量（$\dot{V}D$）のような無駄な呼吸の割合が大きい（死腔換気率：$\dot{V}D/\dot{V}T$が多い）場合には$\dot{V}E/\dot{V}O_2$は大きくなる．

COPD患者では肺胞構造の破壊や気道閉塞などにより，肺胞換気と肺血流の比率にミスマッチ（不均等換気）が存在し，健常者に比べて死腔率が安静時・運動中ともに高値のままで推移する．このため，$\dot{V}E/\dot{V}O_2$は高く，換気の効率が悪いことを示している．こうした換気の効率の低下は換気の制限と重なりCOPD患者の運動耐容能の低下に影響を及ぼしていると考えられる．

心不全では運動中の肺毛細血管圧の上昇や肺胞壁・間質の浮腫などによる肺コンプライアンスの低下を招き，1回換気量の増加が妨げられるため，代償的に浅く速い呼吸となることで，

死腔換気量の増加が起こる．心不全の重症度により，$\dot{V}E/\dot{V}CO_2$ slope は高値を示し，生命予後が不良であることが報告されている[11]．また，肺や心臓の手術後では開胸，非開胸にかかわらず，浅く速い呼吸による機械的死腔換気の増加や運動時の心拍出応答能の低下による生理的死腔の増加により換気効率は低下する．

4 呼吸筋疲労

胸郭運動はポンプハンドルモーション（pump-handle motion）とよばれる吸気時に胸骨が上前方向に動く上部胸郭の動きと，バケットハンドルモーション（bucket-handle motion）とよばれる下部肋骨が横方向に広がる下部胸郭の動きがある．これらは胸郭を構成する肋椎関節や胸肋関節などの関節運動と各筋や軟部組織の運動から成り立っている．重症 COPD などの日常的に呼吸困難感が強い患者では頸部や肩甲帯の呼吸補助筋が過度に動員されて過緊張になっている場合が多い．そのため，筋の柔軟性低下，疼痛や胸郭の可動性の低下を訴え，より呼吸困難感を増大させる原因となる．

循環器

循環器系の機能低下

循環器系の機能低下は，心拍出量の増加の障害が原因となる．血液を全身に循環させるポンプ機能に障害をきたす原因疾患としては，①心筋梗塞や拡張型心筋症などの心筋自体の機能障害，②弁膜症や先天性心疾患などの心臓内の血液の流れの障害，③不整脈によるリズム障害が考えられる．一般に，心機能を表す指標として，左室駆出率（LVEF）がよく知られているが，LVEF が正常範囲内であっても左室の拡張能が低下することによって心機能が低下する拡張不全は女性や高齢者に多く，背景因子として高血圧，糖尿病，肥満の割合が比較的高いとされる[12]．

血液

貧血

血液は，液体成分である血漿に血球成分である赤血球，白血球，血小板などを含有している．このうち酸素の輸送に直接関係するのは赤血球である．酸素は血漿にはほとんど解けず，赤血球中のヘモグロビン（Hb）と結合し，酸化ヘモグロビン（HbO_2）として組織に運搬される．そのため，総ヘモグロビン量と最大酸素摂取量の間には高い相関関係のあることが知られている．近年，慢性心不全と CKD をつなぐ因子として，貧血の存在が指摘されている．Silverberg らが提唱した心腎貧血症候群とは，慢性心不全と慢性腎臓病と貧血が互いに増悪しあい負のスパイラルを描きながら患者の予後を悪化させていくという概念である[13]．

わが国で行われた JCARE-CARD 研究（慢性心不全・急性増悪による入院患者 1,960 例の検討）においては，退院時に貧血を有していたのは全登録患者の約 57％ と報告されている[14]．また，退院時の血中 Hb 値が低いほど全死亡，心臓死，再入院の発生率が高まる[14]．心不全における貧血の機序にはさまざまな因子が関与しているが，鉄欠乏と心不全の関係が注目されている．一方，腎機能が悪化するとエリスロポエチンの産生量が低下し腎性貧血が起こる．腎性貧血にある血液透析患者では，エリスロポエチンの投与によるヘマトクリット値（Hct）の改善に伴い運動耐容能が変化することが確認されており [図 1-7][15]，透析患者の運動耐容能の

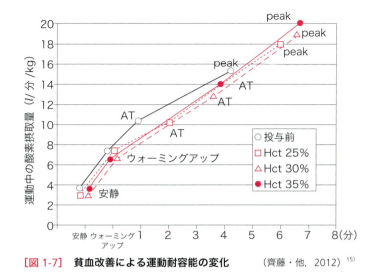

[図 1-7] 貧血改善による運動耐容能の変化　　（齊藤・他，2012）[15]

規定因子として貧血は重要な因子となる．

筋

1 筋量

一般的に筋量は加齢に伴い減少する傾向にある [図 1-8] [16]．「国立長寿医療研究センター・老化に関する長期縦断疫学研究（NILS-LSA）」によると，一般高齢者におけるサルコペニア有病率は 65 歳以上の高齢者全体では男性の約 36.2％が，女性の 23.3％がサルコペニアの状態にあることが判明した [17]．したがって，トレッドミルや自転車エルゴメータによる運動耐容能を評価する場合には，下肢筋量・筋力も規定する因子となり得る．特に，高齢心疾患患者は若年者に比べてデコンディショニングによる下肢筋力の低下が著しいことから，退院後の運動継続の大きな阻害因子となっている [18]．

また，慢性心不全患者，慢性呼吸不全患者，慢性腎不全患者などにおいても蛋白質の異化が亢進しており，同化が抑制されるため筋の萎縮や次項で述べる骨格筋の機能異常，そして体重減少に関与している．一方，心疾患患者の運動耐容能の改善には下肢筋力の増加が関与しており，慢性心不全患者に対して，最大運動負荷時に Borg 指数で呼吸困難感より下肢疲労を高く訴えた群では，筋量と運動耐容能に有意な相関が認められていた [19]．

---

column　「予防福祉」における運動療法の役割

東北福祉大学では，2004 年より「あらかじめ備える」という福祉の新しい考え方「予防福祉」の普及啓発に取り組んできた．その実践の 1 つである「仙台元気塾」では，障害者，軽度要介護レベルから一般高齢者に対して，疾患や障害にとらわれず体力レベルや多様なニーズに応じた各種運動プログラムが提供されている．さらに，元気塾利用者が，支援者として社会参画できる仕組み「元気塾モデル」を事業開発のコンセプトとしている．東日本大震災の沿岸被災地で行った縦断的調査研究では，運動主体の地域活動は，大災害や高齢期に直面する数々の困難・苦難を乗り越えるうえで大きな支えとなっていることが明らかとなった．すなわち，運動の場は健康を育むコミュニティであり，セーフティーネットとしての機能も備え得る．心身機能の維持・向上を目的とした運動療法に留まらず，個々人の生活機能を主眼に置きつつ，地域全体の「元気度」を高める仕組みを構築する必要がある．

（河村）

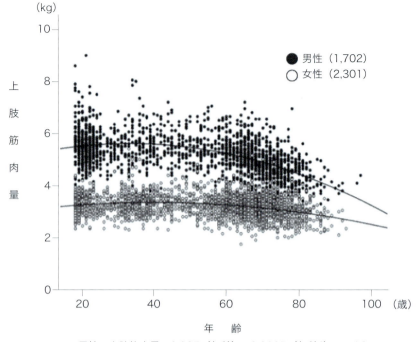

男性：上肢筋肉量＝0.035（年齢）−0.0005（年齢^2）＋5.02
R^2＝0.266（p＜0.001）
女性：上肢筋肉量＝0.019（年齢）−0.0002（年齢^2）＋2.96
R^2＝0.077（p＜0.001）

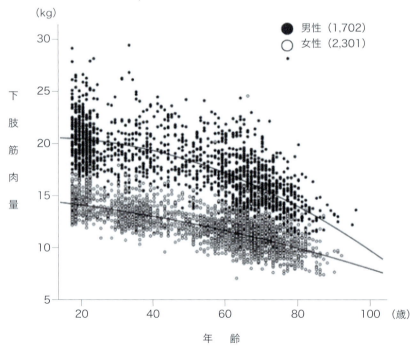

男性：下肢筋肉量＝0.025（年齢）−0.0013（年齢^2）＋20.79
R^2＝0.491（p＜0.001）
女性：下肢筋肉量＝−0.027（年齢）−0.0004（年齢^2）＋15.08
R^2＝0.553（p＜0.001）

[図 1-8]　上肢および下肢における筋量の加齢による特徴（日本人を対象）　（谷本・他，2010）[16]

[表 1-3] デコンディショニング，サルコペニア，低栄養および呼吸（慢性心不全）・循環（慢性呼吸不全）・腎臓機能障害（慢性腎不全）でみられる骨格筋変化

	筋線維径	筋線維タイプ	筋内代謝酵素活性
デコンディショニング	タイプⅠ線維≧タイプⅡ線維↓	タイプⅠ線維 ↓→ タイプⅡ線維 ↑→	酸化系酵素 ↓→ 解糖系酵素 ↓→
サルコペニア	タイプⅠ線維＜タイプⅡ線維↓	タイプⅠ線維 ↑→ タイプⅡ線維 ↓→	酸化系酵素 ↓→ 解糖系酵素 ↓→
低栄養	タイプⅠ線維≦タイプⅡ線維↓	タイプⅠ線維 → タイプⅡ線維 →	酸化系酵素 ↓ 解糖系酵素 ↓
慢性心不全	タイプⅠ・Ⅱ線維 ↓	タイプⅠ線維 ↓→ タイプⅡ線維 ↑	酸化系酵素 ↓ 解糖系酵素 ↑→
慢性呼吸不全	タイプⅠ・Ⅱ線維 ↓	タイプⅠ線維 ↓→ タイプⅡ線維 ↑	酸化系酵素 ↓→ 解糖系酵素 ↑→
慢性腎不全	タイプⅠ≦Ⅱ線維 ↓→	タイプⅠ線維 → タイプⅡ線維 ↑→	酸化系酵素 ↓→ 解糖系酵素 ？

対照群と比べて↑：高値，↓：低値，→：変わらず，？：不明．
(Franssen et al, 2002) [20] (Piña et al, 2003) [21] (Lewis et al, 2012) [22] を基に作成

2 骨格筋の機能異常

　かつては，呼吸機能障害や循環機能障害，腎機能障害による運動耐容能の低下は身体活動量の低下に伴う廃用性の筋萎縮が主たる原因と考えられてきた．近年では，骨格筋の器質的・機能的異常の原因は身体活動性の低下や加齢など各疾患で共通する因子や特有の因子などを含めた複合的な因子の関与が指摘されており，骨格筋変化に特徴がみられる [表 1-3] [20-22]．

精神心理的要因

　前述の身体的な運動制限要因が顕著でない場合であっても，運動耐容能が低下することがある．そのような場合は，精神・心理的な要因による影響も考慮するべきである．

　体力（fitness）を定義した猪飼は，精神的要素を含めることについて，「筋力を出す場合にも，意欲がなくては，最大筋力の何％しか筋力は出ない．筋持久力を測るにも，意志の持続が十分になくては，とても本当のものとはわからない．したがって，体力と精神的要素とを切り離すことはできない」と述べている [23]．

　とりわけ，内部障害者はみえない障害を抱え，長期にわたり続けなければならない治療と付き合っていかなければならない．心筋梗塞後の患者のうち約45％が何らかの抑うつ状態を有し，その16～22％が大うつであるとの報告がある [24]．COPDにおける主な症状である労作性呼吸困難は，不安や恐怖を招来し，不活動からの廃用症候群はさらに呼吸困難を惹起するという悪循環を形成し，結果としてCOPD患者の健康関連QOLおよびADLが低下する [25]．在宅酸素療法や維持透析など生命維持に直結する機器が必要な患者においては，特有の精神的・心理的な問題により運動療法に対して前向きな気持ちをもつことが難しい場合も少なくない [26-27]．

5　運動療法の効果

　運動療法ほど同時に複数の効果をもたらす治療法はないといっても過言ではない．したがって，運動療法が効果を示す病態は多岐にわたる[表1-4][28]．また，他の治療法と同様に，運動療法で用いる運動の種類によって期待される効果に特徴がある[表1-5][28]．

　呼吸機能障害に対する運動療法の効果に関して，2016年のGOLDガイドライン[29]では「すべてのCOPD患者に対し運動療法プログラムは有用であり，運動耐容能と，息切れや疲労の症状の両方を改善する」としてエビデンスレベルが最も高いAレベルと位置付けており，呼吸リハにおける中心的役割を担っている．COPDに対する呼吸リハの効果について表1-6に示す[29]．

[表1-4]　運動療法の有効性が報告されている内部障害関連疾患と病態

疾患	運動療法が効果を示す主な病態
メタボリックシンドローム 冠危険因子	内臓脂肪蓄積，糖代謝異常，脂質代謝異常，高血圧
呼吸器疾患	肺気腫・慢性閉塞性肺疾患（COPD），気管支喘息，術後喀痰排出困難状態
心血管疾患	虚血性心疾患，心不全，末梢動脈疾患，不整脈
腎疾患	糖尿病性腎症，高血圧性腎症（腎硬化症），透析導入後
肝疾患	非アルコール性脂肪性肝疾患（NAFLD）
その他	大腸がん，AIDS

（安達，2015）[28]を改変

[表1-5]　運動療法の構成成分と期待される効果

構成成分	効果	
有酸素運動	運動耐容能改善 基礎代謝改善 骨格筋機能・容量改善 骨格筋内毛細血管密度増加 脂肪細胞容積縮小 インスリン抵抗性改善 糖代謝プロファイル改善 脂質プロファイル改善 化学受容器感受性安定化 換気異常安定化	心筋酸素需要減少 冠血流量改善 冠動脈病変退縮 心筋細胞炎症改善 血管内皮細胞機能改善 血管抵抗減少 心房筋細胞内Ca動態安定化 自律神経活性安定化 過酸化物除去機構改善 アポトーシス軽減
レジスタンストレーニング	運動耐容能改善 骨格筋量増加 血糖プロファイル改善	基礎代謝増加 酸化酵素活性改善
インターバルトレーニング	運動耐容能改善 基礎代謝改善	

（安達，2015）[28]

[表1-6] COPDに対する呼吸リハビリテーションの効果

効果	エビデンスレベル
運動能力の改善	A
呼吸困難感の軽減	A
健康関連QOLの改善	A
入院回数と入院日数の減少	A
COPDによる不安と抑うつの軽減	A
上肢の筋力と持久性トレーニングによる上肢機能の改善	B
トレーニング効果の持続性	B
生存率の改善	B
呼吸筋トレーニングは特に全身運動トレーニングと併用すると効果的	C
増悪による入院後の回復を促進	A
長期作用型気管支拡張薬の効果が向上	B

(Global strategy for the diagnosis, management, and prevention of chronic obstructive pulmonary disease, 2016)[29]

　循環機能障害に対する運動療法の効果は表1-7に示すとおり，明確な科学的根拠に基づく効果が証明されている[30]．運動耐容能の増加をはじめ，労作時呼吸困難や疲労感などの心不全症状や狭心症発作の軽減，QOLの改善が認められる．また，冠動脈疾患およびこれに基づく虚血性心不全においては，運動療法単独で心不全増悪による入院を減らし，総死亡，心臓死を減じて生命予後を改善する．さらに，高血圧，脂質異常症，糖尿病など冠危険因子に対する改善効果は予後改善に寄与する．

　運動がCKDの発症・進展に影響を与えるかについては十分に明らかになっていない点が多い[31]が，運動耐容能が低いCKD透析患者や運動をしない透析患者では生命予後が悪いことが報告されている[32]．慢性腎疾患透析患者に対する運動療法は，運動耐容能改善，MIA（低栄養・炎症・動脈硬化複合）症候群改善，蛋白異化抑制，QOL改善などをもたらすことが明らかにされている[表1-8][33]．さらに，最近のDOPPS研究（Dialysis Outcomes and Practice Patterns Study：血液透析の治療方法と患者の予後に関する国際的多施設前向きコホート研究）では，定期的な運動習慣のあるCKD透析患者は，非運動患者と比較して明らかに生命予後がよく，週当たりの運動回数が多いほど生命予後がよいことなどが報告されている[34]．

　肝臓病治療の基本は安静臥床が常識とされてきたが，代償性肝硬変患者では，健常者と比較してpeak $\dot{V}O_2$が低下し[35]，サルコペニア（筋肉量減少）が肝硬変の予後不良因子であることも明らかとなっており[36,37]，肝硬変においても適度の運動を継続することは重要である．また，非アルコール性脂肪性肝疾患（nonalcoholic fatty liver disease：NAFLD）は，非飲酒者における内臓脂肪蓄積を基盤としたインスリン抵抗性などの代謝異常により，肝臓に中性脂肪が過剰に蓄積した状態である．このNAFLDの発症および進展の基盤は生活習慣にあり，治療の基本はその是正であることは明白である．現在のところ，運動療法単独での介入試験の報告はまだ少ないが，肥満を伴うNAFLD患者に対し，16週間の有酸素運動主体の運動療法を行ったと

[表 1-7] 心血管疾患に対する運動療法の効果

項目	内容	エビデンスレベル
運動耐容能	運動耐容能（PeakVO$_2$, AT）を増加する	A
症状	日常生活同一労作における症状の軽減によりQOLを改善する	A
呼吸	同一労作における換気量を減少する	B
心臓	同一労作における心拍数を減少する	B
心臓	左室収縮機能およびリモデリングを増悪しない	A
心臓	左室拡張機能を改善する	B
心臓	冠狭窄病変の進行を抑制する	A
心臓	冠動脈血管内皮機能を改善する	B
中心循環	最大動静脈酸素較差を増加させる	C
末梢循環	安静時，運動時の総末梢血管抵抗を減少する	C
末梢循環	末梢動脈血管内皮機能を改善する	C
炎症性指標	CRP，炎症性サイトカインの減少など炎症関連指標を改善する	B
骨格筋	骨格筋ミトコンドリアの密度と酸化酵素の増加，Ⅱ型からⅠ型へ筋線維型を再変換する	C
冠危険因子	収縮期血圧を低下する	A
冠危険因子	HDLコレステロールの上昇，中性脂肪を減少する	A
自律神経	交感神経緊張低下が期待できる	B
自律神経	圧受容体反射感受性を改善する	B
血液	血小板凝集能，血液凝固能を低下する	B
予後	冠動脈事故発生率を減少する	A
予後	虚血性心不全における心不全増悪による入院を減少する	A
予後	冠動脈疾患および虚血性心不全における生命予後を改善する	A

（日本循環器学会，2012）[30] を参考に作成

ころ，体重減少はなかったにもかかわらず肝内の中性脂肪含有量は約10％減少したという報告[38]や，12週間のレジスタンス運動において，肝臓の脂肪含量には変化ないものの肝臓のインスリン感受性が改善するとの報告[39]がみられる．原因治療を前提として，さらに元の肝臓の状態に復元させ得る「肝臓リハビリテーション」の確立に向けたエビデンス集積が待たれる．

（河村孝幸）

[表 1-8] 腎不全透析患者における運動療法の効果

最大酸素摂取量の増加
左心室収縮能の亢進（安静時・運動時）
心臓副交感神経系の活性化
心臓交感神経系過緊張の改善
MIA（低栄養・炎症・動脈硬化複合）症候群の改善
貧血の改善
睡眠の質の改善
不安・うつ・QOL の改善
ADL の改善
前腕静脈サイズの増加（特に等張性運動による）
透析効率の改善
死亡率の低下

（上月, 2012）[33]

6 障害者におけるフィットネス増強の必要性

1 循環呼吸器系フィットネス

フィットネスとは中等度以上のレベルの身体活動を著しい疲労もなく遂行可能な能力であり，しかも，終生にわたってそれを維持できる能力である[40]．フィットネスの構成因子として，循環呼吸器系フィットネス（cardio-respiratory fitness：CR フィットネス），体組成，筋力および筋持久力，柔軟性がある[40]．リハ医学においてもフィットネスは運動能力の再獲得を図るための基盤として重要である．ここでは生命予後に最も関係する CR フィットネスを中心に述べる．

---

column 「安静」が危ない！

日常生活レベルの向上や便利な暮らしを支える科学技術の進歩の一方で，私たち自身は運動不足という大きな病気の危険にさらされている．要介護の原因疾患には脳卒中，認知症，骨折，心臓疾患などがあるが，それらの予防方法には共通部分がかなりある．運動はそのなかでもとても重要だが，実際，定期的に運動をしている人はあまりいない．国民の 1 日歩数は，この 10 年で 1,000 歩近くも減少している．

運動不足が健康に及ぼすリスクは喫煙に匹敵する．1 日につき 15 〜 30 分程度の運動をしない人は，平均寿命が 3 〜 5 年短い．運動不足は，肥満，がん，糖尿病，脂質異常症，うつ病，認知症などさまざまな疾患の誘因になり，一人暮らしをしていたり，基礎体力が低下していたりする高齢者にとっては，自立を脅かす大敵である．高齢・障害患者が多くなった現場でトータルに患者を診るということは，患者の生活機能・運動機能の把握やその改善も期待されるわけであり，リハ的考え方もセットで盛り込まれねばならない時代になった．

しかし，医学生時代や研修医時代にきちんとリハを学ぶ機会がある医師は少なく，臨床の現場では患者の生活機能・運動機能に関心があまりない．あるいは把握をしていてもそれを改善すべきリハ技術をもたないために，患者の生活機能・運動機能が伸びずに，患者・家族が困っている状況下にある．医学生・一般医家にしっかりリハ技術の啓発活動を行うのが筆者のミッションの一つである．

（上月）

文献 1）上月正博．リハビリ専門医が教える健康な人も病気の人も幸せと元気をよぶ「らくらく運動」．晩聲社　2014．

2 障害者におけるフィットネス増強の必要性

　長期安静臥床などの精神・身体活動の不必要な制限や身体非活動によって生じる能力低下を廃用症候群（あるいは脱調節）という．廃用症候群では運動耐容能が低下のみならず，全身臓器の機能低下を合併し，肥満・インスリン抵抗性・糖尿病・脂質異常症・動脈硬化につながり，心血管系疾患などに罹患して寿命を短縮するという悪循環に陥りやすい．この悪循環を予防したり，悪循環を断ち切るために，フィットネスを維持・向上させる必要がある[41]．

　心不全，虚血性心疾患，COPD，CKDなどの内部障害患者においては，生命予後は，心機能や呼吸機能よりCRフィットネスとよく相関する．すなわち，内部障害患者では生命予後を改善するためにも，CRフィットネスが向上するようなリハが重要となる[42]．また，ストレッチなどの柔軟性トレーニングは筋肉の柔軟性を高め関節の可動域を広げ，障害防止に役立つためにリハメニューに加えるべきである．筋力トレーニングも筋力・筋持久力の維持・増加やQOLの維持につなげるためにリハメニューに加えることが望ましい．

　脳卒中患者は，リハを終了した後も脳卒中再発や心血管系疾患発症の高いリスクにさらされている．糖尿病の合併した脳卒中患者は一般の脳卒中患者と比較して脳卒中再発率が高い．再発予防対策をおろそかにすると，リハにより運動機能を改善させても，脳卒中の再発で一気にADLやQOLを低下させてしまう．このため脳卒中リハ患者の管理において，脳卒中の再発予防と，その他の心血管系疾患の発症予防は極めて重要である．

　筆者らの調査[43,44]によれば，脳卒中回復期リハ患者の24％に糖尿病を，76％に耐糖能異常を認め，特に歩行困難例において耐糖能異常の割合が高く，脳卒中発病前からの糖尿病などによる耐糖能異常に加えて，脳卒中に起因する身体障害により運動量が低下して，発病後にインスリン抵抗性が増した可能性が考えられた[43,44]．

　障害者では，有酸素運動を中心としたCRフィットネスの増強により，動作の安定感の維持や転倒防止，関節可動域の維持につながる．さらに，体脂肪の減少，肥満の予防・解消，心・肺機能の向上，血圧の低下，耐糖能改善・インスリン抵抗性改善・HDLコレステロール増加などの糖・脂質代謝の改善，血小板凝集能の低下，不安感や抑うつ感の軽減，QOLの改善をきたし，免疫機能の強化にもつながり，生命予後も改善する[41]．

---

column　運動と酸化ストレスの関係はややこしい

　運動と酸化ストレスの関係はややこしい．運動が激しければ激しいほど，体内の酸素消費量が高まる．それにつれて活性酸素やフリーラジカルが発生し，酸化ストレスマーカーの値が高まる．低強度あるいは嫌気性代謝閾値程度の中強度の運動では，むしろ酸化ストレスが減少する．なぜなら，血管内皮細胞での一酸化窒素合成酵素（NOS）の発現があるからだ．NOSによって産生された一酸化窒素（NO）は，活性酸素種のスーパーオキシドと反応して酸化ストレスを抑える．このように低〜中強度の運動は酸化ストレスを低減させることで，NOの利用能を高め，NOが血管内皮機能を改善し，ひいては動脈硬化を防止している．一方，高強度の運動では酸化ストレスが亢進し，血管内皮機能の改善が認められない．すなわち，筋肥大は起きるかも知れないが，動脈硬化予防・改善も見込めない．

　つまり運動なら何でも体によいというわけでなく，運動は無理のない強さの「自分にあった運動」行うことが，とても重要である．

（上月）

7　障害者におけるフィットネスとリハビリテーションのゴール

　リハでは，"adding life to years（生活機能予後やQOLの改善）"をまず考える．たとえば，脳卒中で倒れた患者が，リハの結果，再び歩けるようになり，自分で洗面や更衣，食事ができるようになり，散歩も楽しめるようになったとすれば，"adding life to years"を達成したことになる[45,46]．

　しかし，冠動脈疾患，心不全，透析患者など障害の内容によっては"adding life to years"のみならず"adding years to life（生命予後の延長）"も達成できる．すなわち，リハ患者の障害内容によって，"adding life to years"のみならず，"adding life to years and years to life（QOLの改善と寿命の延長）"をリハの新しい目標にできることを意識して対応を試みる姿勢が重要である[45,46]．QOLの改善と寿命の延長を同時に達成できる医療は，まさに「医療の王道」であり，リハ医療も「医療の王道」としての可能性が開かれている．

　重要なことは，"adding life to years"を達成するために必要な運動強度・時間やリハの内容と，"adding life to years and years to life"を達成するために必要な運動強度・時間やリハの内容が異なる可能性を理解することである．たとえば，米国心臓協会の脳梗塞の再発予防に対するガイドライン[47,48]の推奨する「中強度の運動を毎日少なくとも30分間」の運動量を，果たしてどれだけの割合の脳卒中患者が行えるかは疑問である．一方，"adding life to years"という目標では，必ずしもそこまでの運動量は必要としないであろうし，そこまでの運動量を無理に脳卒中リハ患者に課すことで，QOLをかえって損なう可能性もあるかもしれない．

　一方，脳卒中リハ患者では，身体活動量が低値でも継続すれば耐糖能異常・高インスリン血症・HDLコレステロールを改善し得る報告もあり[44,49]，今後，低い運動レベルで脳卒中再発予防効果や生命予後延長効果がないかどうかの大規模研究での検証が必要であろう．もちろん，運動以外の介入による脳卒中再発予防も積極的に行う必要がある．

8　障害者への運動負荷の際の注意点

　脳卒中片麻痺患者や失語症患者での運動耐容能の評価には多くの困難がつきまとう．困難の第一点として，四肢の機能障害が制限因子となって通常の負荷方法を施行することが困難なうえに，負荷の意義の理解不足や注意力低下のために診断や評価をするに足るほどの十分な負荷量がかけられないことが多い．そのため可能な運動負荷法としては**表1-9**などが考えられ，主体となるリハ訓練の内容や患者の麻痺の部位や程度を勘案しながら，トレッドミル，自転車エルゴメータ，腕クランクと負荷方法を選択して行う[50]．上肢エルゴメータは下肢障害者の評価に用いられ，VO_2maxは下肢の64〜80％で，同一負荷量における心拍数，血圧，血中乳酸値は上肢のほうが大きく，効率は下肢のほうがよい．

　困難の第二点として，麻痺患者では患肢を用いる動作の運動効率が低下し，かつ等尺性運動の要素が大きくなるため，心臓に対する負荷も増加する．したがって，十分な負荷が行い得る部位での負荷試験の結果であっても，それが実際にリハ訓練の主体となる動作での循環呼吸応

答を正確には示さないことも考えられる．

困難の第三点は，失語や他の認知障害のために，患者が負荷中の自覚症状を適切に訴えられずに，診断や評価にとって重要な情報が見逃されてしまう危険である．それゆえ，このような患者に接する検者や治療者は日頃から慎重な対応が要求される．患者に対しては実際のリハ訓練諸動作や日常労作時にテレメーターによる心電図モニターやホルター心電図記録などを行い評価することも必要となる．

表 1-9　脳血管疾患患者で可能な運動負荷法

1.	臥位下肢自転車エルゴメータ	両脚使用，健側脚使用
2.	座位下肢自転車エルゴメータ	両脚使用，健側脚使用
3.	臥位上肢自転車エルゴメータ	両腕使用，健側腕使用
4.	座位上肢自転車エルゴメータ	両腕使用，健側腕使用
5.	車椅子エルゴメータ	ホルター心電図使用
6.	トレッドミル	運動障害が軽度な場合
7.	日常生活でのホルター心電図	すべての患者に適応あり

（上月，2007）[50]

9　運動負荷試験ができない状況下での対応

失語症や，注意障害などのため運動負荷試験そのものに難渋する症例の場合は，リハ実施前後や実施中もバイタルサインや必要に応じて心電図モニターによる観察を行う．運動負荷試験を行うことができない状況下で歩行可能な対象者に関しては，安全性が確認されるまでの間は，当面これまでの歩行スピードを増加させずに，その代わり運動時間や運動距離を延ばすように指導する．運動負荷試験の機器のない医療施設においては極めて現実的な対応法であると考える．

（上月正博）

文献

1) 河村孝幸：骨格筋の解剖と機能，廃用症候群：1. 骨格筋の解剖と機能，心臓リハビリテーション，医歯薬出版，2013，pp10-16.
2) 猪飼道夫：日本人の体力　心とからだのトレーニング，日本経済新聞社，1967，pp77-126.
3) 木村みさか・他：体力診断バッテリーテストからみた高齢者の体力測定値の分布および年齢との関連．体力科学 38(5)：175-185，1990.
4) 高橋哲也：心肺・代謝機能障害．病態運動学（星 文彦編），医学書院，2014，pp345-354.
5) 宮村実晴：最新運動生理学―身体パフォーマンスの科学的基礎，真興交易医書出版部，1996，p211.
6) Wasserman K et al：Exercise testing and interpretation：an overview．In：Principle of exercise testing and interpretation，3rd ed，Lippincott Williams & Wilkins，Baltimore，1999，pp1-61.
7) Kurihara N et al：Exercise performance and limiting factors in patients with chronic lung diseases．*Osaka City Med J* 36(2)：129-139，1990.
8) 関川清一：心肺機能，代謝機能，持久性．病態運動学（星 文彦・他編），医学書院，2014，pp144-152.
9) 日本呼吸ケア・リハビリテーション学会・他（編）：呼吸リハビリテーションマニュアル―運動療法，第2版，照林社，2012，pp1-183.
10) 長井 桂，西村正治：生理学的背景からみた COPD の薬物療法の進めかた．*Med Pract* 23：922-930，2006.
11) Arena R et al：Development of a ventilatory classification system in patients with heart failure．*Circulation* 115(8)：2410-2417，2007.
12) Tsuchihashi-Makaya M et al：Characteristics and outcomes of hospitalized patients with heart failure and reduced vs preserved ejection fraction．Report from the Japanese Cardiac Registry of Heart Failure in Cardiology (JCARE-CARD)．*Circ J* 73(10)：1893-1900，2009.

13) Silverberg DS et al : The importance of anemia and its correction in the management of severe congestive heart failure. *Eur J Heart Fail* **4**(6) : 681-686, 2002.
14) Hamaguchi S et al : Anemia is an independent predictor of long-term adverse outcomes in patients hospitalized with heart failure in Japan. A report from the Japanese Cardiac Registry of Heart Failure in Cardiology (JCARE-CARD). *Circ J* **73**(10) : 1901-1908, 2009.
15) 齊藤正和, 伊東春樹：CKDにおける心肺運動負荷試験結果の特徴. 腎臓リハビリテーション（上月正博編）, 医歯薬出版, 2012, pp209-212.
16) 谷本芳美・他：日本人筋肉量の加齢による特徴. 日老医誌 **47**(1)：52-55, 2010.
17) 幸 篤武, 下方浩史：地域在住高齢者におけるサルコペニアの実態. 医学のあゆみ **248**(9)：649-654, 2014.
18) 山崎裕司・他：心筋梗塞患者の下肢筋力―下肢筋力と歩行, 運動耐容能の関連. 総合リハ **22**(1)：41-44, 1994.
19) 下郷卓史・他：慢性心不全患者における運動中止理由別の背景因子についての検討. 心臓リハ **13**(1)：67-71, 2008.
20) Franssen FM et al : The contribution of starvation, deconditioning and ageing to the observed alterations in peripheral skeletal muscle in chronic organ diseases. *Clin Nutr* **21**(1) : 1-14, 2002.
21) Piña IL et al : Exercise and heart failure : A statement from the American Heart Association Committee on exercise, rehabilitation, and prevention. *Circulation* **107**(8) : 1210-1225, 2003.
22) Lewis MI et al : Metabolic and morphometric profile of muscle fibers in chronic hemodialysis patients. *J Appl Physiol* **112**(1) : 72-78, 2012.
23) 山地啓司・他：体力と運動. スポーツ・運動生理学概説, 明和出版, 2011, pp11-18.
24) Frasure-Smith N : Depression following myocardial infarction impact on 6-month survival. *JAMA* **270**(15) : 1819-1825, 1993.
25) 真島一郎・他：慢性閉塞性肺疾患の病態と心身医学的アプローチ. 心身医 **53**(2)：144-151, 2013.
26) 上月正博・他：第4章 重複障害のリハビリテーションの実際. 重複障害のリハビリテーション（上月正博編）, 三輪書店, 2015, pp191-203.
27) 中元秀友：V 精神・心理的問題とその対応. 腎臓リハビリテーション（上月正博編）, 医歯薬出版, 2012, pp309-320.
28) 安達 仁：II 運動処方総論:I. 運動処方の基本. 重複障害のリハビリテーション（上月正博編）, 三輪書店, 2015, pp191-203.
29) Global strategy for the diagnosis, management, and prevention of chronic obstructive pulmonary disease : updated 2016. http://www.goldcopd.org/uploads/users/files/GOLD_Report%202016.pdf（2016年1月29日閲覧）
30) 野原隆司・他；循環器病の診断と治療に関するガイドライン（2011年度合同研究班報告）：心血管疾患におけるリハビリテーションに関するガイドライン（2012年改訂版）, 日本循環器学会ホームページ；http://www.j-circ.or.jp/guideline/pdf/JCS2012_nohara_h.pdf（2016年1月29日閲覧）
31) 日本腎臓学会：CKDと生活習慣. 運動はCKDの発症・進展に影響を及ぼすか. エビデンスに基づくCKD診療ガイドライン2013. http://www.jsn.or.jp/guideline/pdf/CKD_evidence2013/02honbun.pdf（2016年1月29日閲覧）
32) O'Hare AM et al : Decreased survival among sedentary patients undergoing dialysis : results from the dialysis morbidity and mortality study wave 2. *Am J Kidney Dis* **41**(2) : 447-454, 2003.
33) 上月正博：腎臓リハビリテーションの定義とエビデンス. 腎臓リハビリテーション（上月正博編）, 医歯薬出版, 2012, pp10-17.
34) Tentori F et al : Physical exercise among participants in the Dialysis Outcomes and Practice Patterns Study (DOPPS) : correlates and associated outcomes. *Nephrol Dial Transplant* **25**(9) : 3050-3062, 2010.
35) Jones JC et al : Exercise capacity and muscle strength in patients with cirrhosis. *Liver Transpl* **18**(2) : 146-151, 2012.
36) Montano-Loza AJ et al : Muscle wasting is associated with mortality in patients with cirrhosis. *Clin Gastroenterol Hepatol* **10** (2) : 166-173, 2012.
37) Harimoto N et al : Sarcopenia as a predictor of prognosis inpatients following hepatectomy for hepatocellular carcinoma. *Br J Surg* **100** (11) : 1523-1530, 2013.
38) Sullivan S et al : Randomized trial of exercise effect on intrahepatic triglyceride content and lipid kinetics in nonalcoholic fatty liver disease. *Hepatology* **55**(6) 1738-1745, 2012.
39) Van der Heijden GJ et al : Strength exercise improves muscle mass and hepatic insulin sensitivity in obese youth. *Med Sci Sports Exerc* **42**(11) : 1973-1980, 2010.
40) American College of Sports Medicine Position Stand : The recommended quality of exercise for developing and maintaining cardiorespiratory and muscular fitness, and flexibility in healthy adults. *Med Sci Sports Exerc* **30** : 975-991, 1998.

41) 上月正博：フィットネス向上．運動障害のリハビリテーション（岩谷 力・他編），南江堂，2002, p105.
42) 上月正博：リハビリ専門医が教える健康な人も病気の人も幸せと元気をよぶ「らくらく運動」，晩聲社, 2014.
43) 上月正博：脳卒中患者における虚血性心疾患の発病の背景．*JJRM* **35**：209-212, 1998.
44) Kohzuki M et al：Heart disease and hyperlipidemia in Japanese stroke patients. Proceedings of the 1st World Congress of the International Society of Physical and Rehabilitation Medicine, Monduzzi Editore, Bologna, 531-535, 2001.
45) Kohzuki M：Paradigm shift in rehabilitation in the era of multimorbidity and multiple disabilities (MMD). *Phys Med Rehabil Int* **1**（2）：1-4：id006, 2014.
46) Kohzuki M：A paradigm shift in rehabilitation medicine：from "adding life to years" to "adding life to years and years to life". *Asian J Human Services* **2**：1-8, 2012.
47) Adams RJ et al：Update to the AHA/ASA recommendations for the prevention of stroke in patients with stroke and transient ischemic attack. *Stroke* **39**：1647-1652, 2008.
48) Sacco RL et al：Guidelines for prevention of stroke in patients with ischemic stroke or transient ischemic attack. *Stroke* **37**：577-617, 2006.
49) 上月正博・他：シンポジウム 高齢者脳卒中の運動療法．臨運動療研誌 **3**：13-16, 2001.
50) 上月正博：脳血管疾患の予防と治療における身体活動の位置づけ．臨スポーツ医 **24**：175-182, 2007.

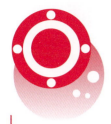

第 3 章
内部障害の運動療法の評価

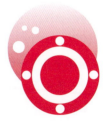

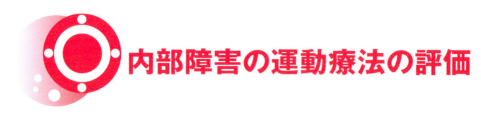
内部障害の運動療法の評価

1 体力の分類

　体力は身体的要素と精神的要素に分けて考えることができる（第2章，図1-2，p16参照）．身体的要素と精神的要素のそれぞれに行動体力と防衛体力が存在する．身体的要素の行動体力は，形態や機能などの身体活動を伴う行動を起こす能力，その活動を持続やコントロールする能力である．一般的に体力というとこの部分を指すことが多い．

　運動は，体力を向上させる手段となる．適度な運動の習慣化により，ストレスに対する抵抗力を増したり，ストレス自体を減少させる．また，冠動脈疾患，高血圧，糖尿病，骨粗鬆症などの罹患率の減少をもたらす．

2 エネルギー消費量[1]

身体活動の定義

　身体活動（physical activity）とは，安静にしている状態よりも多くのエネルギーを消費するすべての動作を指す．それは，日常生活における労働，家事，通勤・通学などの「生活活動」と，体力（スポーツ競技に関連する体力と健康に関連する体力を含む）の維持・向上を目的とし，計画的・継続的に実施される「運動」の2つに分けられる[1]．

　生活活動は，個人の生活の内容によって異なり，この身体活動量によってエネルギーの消費量を大きく変動させることができる．運動は，特に体力（競技に関連する体力と健康に関連する体力を含む）を維持・増進させるために行う計画的・組織的で継続性のあるものである．国民健康・栄養調査（厚生労働省）では，週に2日以上，1回30分以上，1年以上継続して行っている場合を「運動習慣あり」としている．

身体活動強度・運動強度

　身体活動の種類ごとに身体活動の強さを指標として示したものが，身体活動強度である．運動の強さについては，運動強度という．ここでは代表的な身体活動強度である，エネルギー代謝率，METsについて説明する．

1 エネルギー代謝率

　エネルギー代謝率（relative metabolic rate；RMR）は，さまざまな身体活動や運動の強度を示すものであり，活動に必要としたエネルギー量が基礎代謝量の何倍にあたるかを意味している．

　RMR ＝（活動時のエネルギー消費量－安静時のエネルギー消費量）／基礎代謝量

＝活動代謝量 / 基礎代謝量

で表される．RMR は，体格，性別，年齢が考慮されている基礎代謝量を基準としていることから，体格，性別，年齢に関係なく運動強度を利用することができる．

2 METs

METs（メッツ）は身体活動時のエネルギー消費量が，安静時エネルギー消費量の何倍にあたるかを指数化したものである **[表 1-1 〜 1-3]**．Metabolite（代謝産物）から名づけられたもので，安静持に必要な酸素量（酸素必要量）を性別や体重にかかわらず，3.5ml/kg/ 分を 1 単位とした．METs と RMR は以下のような関係が成り立つ．

RMR = 1.2 ×（METs − 1）

運動中のエネルギー消費量を算出する場合，体重あたり，1 時間あたりで表すと，METs とほぼ同じ値を示す．ただし，酸素 1l あたりの熱量数を 5kcal とする．

エネルギー消費量（kcal）＝基礎代謝量（kcal）×動作強度（Af）×時間（分）

たとえば，体重 50kg の人が 6 METs の運動強度で 30 分運動したならば，エネルギー消費量＝ 6kcal/kg/ 時× 0.5 時間× 50kg ＝ 150kcal となる．

3 その他の運動強度

身体活動や運動の強度の表現には，上記以外に最大酸素摂取量，最大心拍数によるものがある．ある運動を行ったときの酸素摂取量が，最大酸素摂取量に対する割合で示したものを運動強度の指標としている．たとえば，「最大酸素摂取量の 50％強度の運動」という表現で使用する．最大心拍数では，運動時の心拍数が最大心拍数の何％に当たるかで表現する方法である．最大心拍数に関しては，推定式（220 −年齢）があり，簡便に求めることができる．また，運動時の脈拍がわかれば，強度を推測することができる．

エネルギー消費

エネルギー消費は，安静時代謝量，基礎代謝量，睡眠時代謝量，食事誘発性熱産生，活動代謝量から構成される．

1 基礎代謝量

基礎代謝量（basal metabolism rate；BMR）とは，身体的・精神的に安静にしている状態でのエネルギー代謝量であり，生命維持だけに必要なエネルギー（生きるために最低限必要なエ

---

column　リハビリテーションで体重が 100kg 超減量できた！

肥満の治療において，適切な運動は食事療法と並びとても重要である．筆者は，体重心不全，呼吸不全，糖尿病などを合併した 244kg の超肥満患者が，1 日 10,000 歩の運動と 1,200kcal の食事療法だけで，4 カ月で 149kg まで減量できて退院し，その後は自分で努力して 7ヵ月でさらに 30kg の減量に成功し 118kg まで減った症例を経験している．それから 1 年たってもリバウンドせず，復職できたばかりか，244kg 時にみられた心不全による毎分 3l の酸素吸入や糖尿病による血糖降下薬の内服を完全にやめることができた．運動をすることで，骨格筋で糖を取り込む能力が向上し，血糖値が下がる．同時に筋肉が増えて，エネルギー消費が増えて，痩せやすい体に変わったのである．120kg 以上の重りが減ったのだから，心臓の負担が減って心不全が治ったのは，読者のみなさんも納得できるところであろう．

（上月）

[表1-1] 3METs以上の生活活動の例

METs	3METs以上の生活活動の例
3.0	普通歩行（平地，67m/分，犬を連れて），電動アシスト付き自転車に乗る，家財道具の片付け，子どもの世話（立位），台所の手伝い，大工仕事，梱包，ギター演奏（立位）
3.3	カーペット掃き，フロア掃き，掃除機，電気関係の仕事：配線工事，身体の動きを伴うスポーツ観戦
3.5	歩行（平地，75～85m/分，ほどほどの速さ，散歩など），楽に自転車に乗る（8.9km/時），階段を下りる，軽い荷物運び，車の荷物の積み下ろし，荷づくり，モップがけ，床磨き，風呂掃除，庭の草むしり，子どもと遊ぶ（歩く/走る，中強度），車椅子を押す，釣り（全般），スクーター（原付）・オートバイの運転
4.0	自転車に乗る（≒16km/時未満，通勤），階段を上る（ゆっくり），動物と遊ぶ（歩く/走る，中強度），高齢者や障がい者の介護（身支度，風呂，ベッドの乗り降り），屋根の雪下ろし
4.3	やや速歩（平地，やや速めに＝93m/分），苗木の植栽，農作業（家畜に餌を与える）
4.5	耕作，家の修繕
5.0	かなり速歩（平地，速く＝107m/分），動物と遊ぶ（歩く/走る，活発に）
5.5	シャベルで土や泥をすくう
5.8	子どもと遊ぶ（歩く/走る，活発に），家具・家財道具の移動・運搬
6.0	スコップで雪かきをする
7.8	農作業（干し草をまとめる，納屋の掃除）
8.0	運搬（重い荷物）
8.3	荷物を上の階へ運ぶ
8.8	階段を上る（速く）

出典：厚生労働科学研究費補助金（循環器疾患・糖尿病等生活習慣病対策総合研究事業）
「健康づくりのための運動基準2006改定のためのシステマティックレビュー」（研究代表者：宮地元彦）

[表1-2] 3METs未満の生活活動の例

METs	3METs未満の生活活動の例
1.8	立位（会話，電話，読書），皿洗い
2.0	ゆっくりした歩行（平地，非常に遅い＝53m/分未満，散歩または家の中），料理や食材の準備（立位，座位），洗濯，子どもを抱えながら立つ，洗車・ワックスがけ
2.2	子どもと遊ぶ（座位，軽度）
2.3	ガーデニング（コンテナを使用する），動物の世話，ピアノの演奏
2.5	植物への水やり，子どもの世話，仕立て作業
2.8	ゆっくりした歩行（平地，遅い＝53m/分），子ども・動物と遊ぶ（立位，軽度）

出典：厚生労働科学研究費補助金（循環器疾患・糖尿病等生活習慣病対策総合研究事業）
「健康づくりのための運動基準2006改定のためのシステマティックレビュー」（研究代表者：宮地元彦）

ネルギー）である．基礎代謝量は，年齢別，性別の基礎代謝基準値をもとに概量を算出する．たとえば，22歳で体重50kgの女性の基礎代謝量は，基礎代謝基準値23.6kcal/kg/日×50kg＝1,180kcal/日となる．

基礎代謝量は，体格，年齢，性別，身体活動レベル，ホルモンなど，さまざまな因子の影響を受ける．そのため，基礎代謝量の実測値は，年齢，性，身長，体重が同じであっても異なっ

[表 1-3] 3METs 以上・未満の運動の例

METs	3METs 以上の運動の例
3.0	ボウリング，バレーボール，社交ダンス（ワルツ，サンバ，タンゴ），ピラティス，太極拳
3.5	自転車エルゴメーター（30～50ワット），自体重を使った軽い筋力トレーニング（軽・中等度），体操（家で，軽・中等度），ゴルフ（手引きカートを使って），カヌー
3.8	全身を使ったテレビゲーム（スポーツ・ダンス）
4.0	卓球，パワーヨガ，ラジオ体操第 1
4.3	やや速歩（平地，やや速めに＝93m/分），ゴルフ（クラブを担いで運ぶ）
4.5	テニス（ダブルス）*，水中歩行（中等度），ラジオ体操第 2
4.8	水泳（ゆっくりとした背泳）
5.0	かなり速歩（平地，速く＝107m/分），野球，ソフトボール，サーフィン，バレエ（モダン，ジャズ）
5.3	水泳（ゆっくりとした平泳ぎ），スキー，アクアビクス
5.5	バドミントン
6.0	ゆっくりとしたジョギング，ウェイトトレーニング（高強度，パワーリフティング，ボディビル），バスケットボール，水泳（のんびり泳ぐ）
6.5	山を登る（0～4.1kgの荷物を持って）
6.8	自転車エルゴメーター（90～100ワット）
7.0	ジョギング，サッカー，スキー，スケート，ハンドボール*
7.3	エアロビクス，テニス（シングルス）*，山を登る（約4.5～9.0kgの荷物を持って）
8.0	サイクリング（約20km/時）
8.3	ランニング（134m/分），水泳（クロール，ふつうの速さ，46m/分未満），ラグビー*
9.0	ランニング（139m/分）
9.8	ランニング（161m/分）
10.0	水泳（クロール，速い，69m/分）
10.3	武道・武術（柔道，柔術，空手，キックボクシング，テコンドー）
11.0	ランニング（188m/分），自転車エルゴメータ（161～200ワット）

METs	3METs 未満の運動の例
2.3	ストレッチング，全身を使ったテレビゲーム（バランス運動，ヨガ）
2.5	ヨガ，ビリヤード
2.8	座って行うラジオ体操

*試合の場合

出典：厚生労働科学研究費補助金（循環器疾患・糖尿病等生活習慣病対策総合研究事業）
「健康づくりのための運動基準 2006 改定のためのシステマティックレビュー」（研究代表者：宮地元彦）

た値を示し，同一人においても測定時の身体の状態によって異なる．

2 安静時代謝量

安静時代謝量（resting metabolic rate；RMR）とは，基礎代謝量の測定のように姿勢や食事・室温などの測定条件を規定しないで，仰臥位（仰向けに寝る状態）あるいは座位で安静にしている状態で消費されるエネルギーのことである．通常，安静時代謝量は，基礎代謝量の 10 ～

20％増しである．

　安静時における主な体内臓器・組織のエネルギー消費量は，全体のエネルギー消費量からみた場合には，骨格筋のエネルギー消費量が最も大きい．単位重量あたりでは，心臓と腎臓におけるエネルギー消費量が最も大きい．一方，脂肪組織は，単位重量あたりはエネルギー消費量がとても低く，体脂肪量の体内に占める割合が高くてもエネルギー代謝量は多くはない．これに対して，骨格筋におけるエネルギー消費量は，運動時など，活動量が増えることにより安静時に比べ数倍になる．

　安静時代謝量は，体重減少に伴い減少する．減量が進めば進むほど同じ安静の時間を費やしてもエネルギーの消費が少なくなる．

3 睡眠時代謝量

　睡眠時代謝量（sleeping metabolic rate；SMR）は，睡眠をとっている状態のエネルギー代謝である．睡眠代謝は，副交感神経が緊張状態にあり，心拍数が低く，骨格筋が弛緩しており，以前は，基礎代謝レベルよりもやや低いとされてきたが，現在では，基礎代謝とほぼ同じであるとされている．

4 食事誘発性熱産生

　食事誘発性熱産生（diet induced thermogenesis；DIT）は，食物を食べることによりエネルギー代謝が亢進する．この作用によって得られた熱は，寒いときには体温の維持に利用されるが，気温が適温の場合には，熱は単に放散される．この代謝量は，食物中に含まれている糖質，脂質，蛋白質のエネルギー比率によって異なり，蛋白質だけを摂取した場合にはエネルギー摂取量の約30％に達し，糖質のみでは約6％，脂質のみでは約4％といわれている．高蛋白質食は，高糖質食や高脂質食に比べ，食事誘発性熱産生によるエネルギーの消費が高い．

5 活動代謝量

　仕事，通学や通勤のための歩行，家事，身支度，スポーツなど日常生活におけるさまざまな身体活動によって亢進するエネルギー代謝量を活動代謝量（activity metabolic rate；AMR）という．活動代謝量を知ることは，個人のエネルギー必要量と各種栄養素の摂取量を決定するうえで重要なことである．また，労働やスポーツにおける強度の判定を行うことができる．

3　運動耐容能

定義

　その人がどれくらいまでの運動に耐えられるかの限界を指す．運動の量は，運動の強度×時間の積で表すことができる．運動の種類はさまざまだが，運動耐容能という場合には全身を使う持久的な運動を示すと定義されている．

指標

　全身持久運動を行い，そのスピードがだんだん早くなった場合に，身体が取り入れる酸素の量がだんだん多くなり，もう続けられない限界に達する．その時のスピードや酸素摂取量［最大酸素摂取量（$\dot{V}O_2max$）］が，その人の運動耐容能である．この運動耐容能の測定は一般には

種々のエルゴメータによって測定されるため，スピードや物理的強度よりは$\dot{V}O_2max$によって評価されることが多い．

　$\dot{V}O_2max$は，心機能と末梢（筋）機能の積で表される．心機能は心臓が1回に拍出できる血液量と心拍数の積で心拍出量によって表される．年齢が高くなると運動により増加できる心拍数が減少し，$\dot{V}O_2max$の低下の要因になる．男性より体格の小さい女性は心拍数には差がないが，心臓の容積が小さいので男性より$\dot{V}O_2max$がやや低くなる．心臓や肺に疾患がある場合には，運動中に心臓の機能が低下し，あるいは胸痛や息切れが生じて運動を継続できなくなる．長く臥床し下肢の筋の機能が落ちてくると，心臓が丈夫でも$\dot{V}O_2max$が低下する．

評価

次項に述べる．

4　息切れの主観的尺度

1 Borg指数

　呼気ガス分析をしながらの運動負荷試験は，簡便な検査とは言い難く，これに代わる運動負荷の指標が求められる．Borg指数（スケール）は，運動負荷を主観的にどの程度に感じるか（自覚的運動強度，rate of perceived exertion；RPE）を数値化したもので，1962年にBorgによって提唱された．スケールは6～20までの15段階である [表1-4] [2, 3)]．Borg指数11～12程度が最高酸素摂取量（maximum $\dot{V}O_2$；peak $\dot{V}O_2$）の50～60％にあたり，心拍数や$\dot{V}O_2$などの客観的指標と正の相関を示し，再現性もよい．特にBorg指数の13（12～14）はおおむね嫌気性代謝閾値（anaerobic threshold；AT）レベルに相当する．

　1986年になって米国スポーツ医学会が，臨床用Borg指数として0～10に分布する修正Borg指数 [表1-4] [4)] を提唱し，最近ではこちらを主として用いるようになっている．この修正Borg指数では，$\dot{V}O_2max$に相当する運動は10以上，ATに相当する値は4～6程度になる．修正Borg指数が導入された理由は，スケールとして数値で表現する以上，おおむねの強度が等間隔性を有する数値に近づくようにしたことである．一応，修正Borg指数の表には$\dot{V}O_2max$に対する強度の割合を表示しているが，いずれのBorg指数を用いるにしても，$\dot{V}O_2max$やATとの対応はあくまで目安に過ぎない．しかし，循環器系・呼吸器系の疾患を有する患者においては，負荷を調整するために必要であり，運動時の過剰負荷リスク回避には，是非とも利用すべきと思われる．

2 Fletcher, Hugh-Jones（F-H-J）分類

　Fletcher, Hugh-Jones（F-H-J）分類は，呼吸器疾患患者の運動機能と呼吸困難からみた重症度（Ⅰ～Ⅴ段階）評価基準である [表1-5] [5)]．慢性閉塞性肺疾患（COPD）患者の呼吸困難についてFletcherが提唱した．簡便であるためわが国では広く臨床の場で用いられている．呼吸困難そのものの評価ではなく，患者の日常生活における運動能力の指標であるため，呼吸困難以外の要因にも影響されやすいことを念頭に置くべきである．

[表 1-4] Borg の自覚的運動強度

Borg 指数（スケール）			修正 Borg 指数（スケール）(Borg CR-10)		
20	もう限界		10	非常に強い	(very very strong)
19	非常につらい	(very very hard)	9		
18			8		
17	かなりつらい	(very hard)	7	とても強い	(very strong)
16			6		
15	つらい	(hard)	5	強い	(strong)
14					
13	ややつらい	(somewhat hard)	4	多少強い	(somewhat strong)
12			3		
11	楽である	(fairly light)	2	弱い	(weak)
10					
9	かなり楽である	(very light)	1	やや弱い	(very weak)
8					

(Borg, 1967)[2] (American College of Sports Medicine, 1986)[4] を改変

3 MRC 息切れスケール

MRC 息切れスケール（British Medical Research Council dyspnea scale）[表 1-6][6]は，呼吸困難を表す方法として世界的に使われている．息切れ症状としては 0〜5 の 6 段階に分類される．当初，医師が患者の息切れを判定するものであったが[6]，患者への質問形式に改良されて開発された．その後さらに改訂され，現在，最も標準的に使われているものは，修正 MRC 息切れスケールである [表 1-7][7-9]．

MRC 息切れスケールは，主観的な感覚の部分が入りやすいために，再現性や弁別性などの点で精度に欠ける面がある．逆に大まかな分類で簡便であり，呼吸困難が起こる状況がイメージしやすく，日常臨床には使いやすい．ただ，運動負荷試験のように，息切れが短時間に変化するような時間経過の記録には適さない．呼吸リハのプログラムを考える場合，MRC 息切れスケールの段階に応じたものを作成するなどに用いられる．GOLD の新しいドキュメントでは，COPD の臨床分類を評価するための主要な症状（呼吸困難）の指標として導入され，修正 MRC 息切れスケールが 1 までと 2 以上の 2 つに分けられている[9]．統計解析する際数値はノンパラメトリック順序尺度であり，平均などで集団の性質を表すことには注意が必

[表 1-5] Fletcher, Hugh-Jones 分類

I 度	同年齢の健常者とほとんど同様の労作ができ，歩行，階段昇降も健常者並みにできる
II 度	同年齢の健常者とほとんど同様の労作ができるが，坂，階段の昇降は健常者並みにはできない
III 度	平地でさえ健常者並みには歩けないが，自分のペースでなら 1 マイル（1.6km）以上歩ける
IV 度	休みながらでなければ 50 ヤード（46m）も歩けない
V 度	会話，着物の着脱にも息切れを感じる 息切れのため外出ができない

(Fletcher, 1952)[5]

[表 1-6] MRC 息切れスケール

Grade0	息切れを感じない
Grade1	強い労作で息切れを感じる
Grade2	平地を急ぎ足で移動する，または緩やかな坂を歩いて登るときに息切れを感じる
Grade3	平地歩行でも同年齢の人より歩くのが遅い，または自分のペースで平地歩行していても息継ぎのため休む
Grade4	約100ヤード（91.4m）歩行したあと息継ぎのため休む，または数分間，平地歩行したあと息継ぎのため休む
Grade5	息切れがひどくて外出ができない，または衣服の着脱でも息切れがする

(Fletcher, 1960)[6] を改変

[表 1-7] 呼吸困難（息切れ）を評価する修正 MRC 息切れスケール

グレード分類	あてはまるものにチェックしてください（一つだけ）	
0	激しい運動をした時だけ息切れがある．	☐
1	平坦な道を早足で歩く，あるいは緩やかな上り坂を歩く時に息切れがある．	☐
2	息切れがあるので，同年代の人よりも平坦な道を歩くのが遅い，あるいは平坦な道を自分のペースで歩いている時，息つぎのために立ち止まることがある．	☐
3	平坦な道を約100m，あるいは数分歩くと息つぎのために立ち止まる．	☐
4	息切れがひどく家から出られない，あるいは衣服の着替えをする時にも息切れがある．	☐

(GOLD, 2014)[9]

要である．COPD 患者の別の報告では，将来の死亡の危険性を閉塞性の機能的指標よりも強く予測することができた[10]．

4 長崎大学呼吸器日常生活質問紙（NRADL）

長崎大学呼吸器日常生活質問紙（Nagasaki university respiratory ADL questionnaire；NRADL）は，COPD などの慢性呼吸器疾患患者に対する ADL 評価法である [表 1-8][11]．NRADL は，呼吸困難の程度や動作速度，酸素使用の有無などが加味されているので，実際の患者においての信頼性や妥当性が良好であると考えられる．

5 P-ADL

P-ADL（Pulmonary emphysema ADL）は，筆者らによって開発された，COPD などの慢性呼吸器疾患患者に対する ADL 評価法である [表 1-9][12]．ADL を評価する際には，「できる」という能力だけではなく日常生活において「している」の評価が重要で，動作内容（手順・方法・速さ）や動作に伴う呼吸困難，疲労感，SpO_2 や脈拍の変動とその回復時間，労作時の酸素療法併用の有無などにも注意が必要であり，それらを加味したものである．

[表 1-8] 長崎大学呼吸器日常生活質問紙（NRADL）

1）入院版

項目	動作速度	呼吸困難感	酸素流量	合計
食事	0・1・2・3	0・1・2・3	0・1・2・3	
排泄	0・1・2・3	0・1・2・3	0・1・2・3	
整容	0・1・2・3	0・1・2・3	0・1・2・3	
入浴	0・1・2・3	0・1・2・3	0・1・2・3	
更衣	0・1・2・3	0・1・2・3	0・1・2・3	
病室内移動	0・1・2・3	0・1・2・3	0・1・2・3	
病棟内移動	0・1・2・3	0・1・2・3	0・1・2・3	
院内移動	0・1・2・3	0・1・2・3	0・1・2・3	
階段昇降	0・1・2・3	0・1・2・3	0・1・2・3	
外出・買い物	0・1・2・3	0・1・2・3	0・1・2・3	
合計	/30点	/30点	/30点	

連続歩行距離　0：50m以内，2：50〜200m，4：200〜500m，8：500m〜1km，10：1km以上

合計　　　/100点

2）外来版

項目	動作速度	呼吸困難感	酸素流量	合計
食事	0・1・2・3	0・1・2・3	0・1・2・3	
排泄	0・1・2・3	0・1・2・3	0・1・2・3	
整容	0・1・2・3	0・1・2・3	0・1・2・3	
入浴	0・1・2・3	0・1・2・3	0・1・2・3	
更衣	0・1・2・3	0・1・2・3	0・1・2・3	
屋内歩行	0・1・2・3	0・1・2・3	0・1・2・3	
階段昇降	0・1・2・3	0・1・2・3	0・1・2・3	
外出	0・1・2・3	0・1・2・3	0・1・2・3	
荷物の運搬・持ち上げ	0・1・2・3	0・1・2・3	0・1・2・3	
軽作業	0・1・2・3	0・1・2・3	0・1・2・3	
合計	/30点	/30点	/30点	

連続歩行距離　0：50m以内，2：50〜200m，4：200〜500m，8：500m〜1km，10：1km以上

合計　　　/100点

＜動作速度＞	＜息切れ＞	＜酸素流量＞
0：できないか，かなり休みを取らないとできない（できないは，以下すべて0点とする）．	0：非常にきつい，これ以上は耐えられない．	0：2L/min以上．
1：途中で一休みしないとできない．	1：きつい．	1：1〜2L/min．
2：ゆっくりであれば休まずにできる．	2：楽である．	2：1L/min以下．
3：スムーズにできる．	3：全く何も感じない．	3：酸素を必要としない．

（松本・他，2008）[11]

[表 1-9] P-ADL

*各項目のあてはまる番号（0〜4）を1つずつ選んで○で囲んでください．

酸素量：安静時（　）l/分　運動時（　）l/分　睡眠時（　）l/分

氏　名：
評価日：　　年　　月　　日

	酸素量	頻度	速度	息切れ	距離	達成方法
食事	0 いつもより増量 1 状況により増量 2 いつもと同量 3 状況により使用 4 まったく使用せず	0 毎回自分で食べない 1 ほとんど自分で食べない 2 状況により自分で食べる 3 ほとんど自分で食べる 4 毎回自分で食べる	0 全く食べられない 1 かなり休みながら 2 途中でひと休み 3 休まずゆっくり 4 スムーズにできる	0 耐えられない 1 かなりきつい 2 きつい 3 楽である 4 何も感じない	0 自室（ベッド上） 1 2 3 4 食堂（居間）	0 食べさせてもらう 1 ほとんど食べさせてもらう 2 準備をしてもらえば自分で食べる 3 準備も行う 4 下膳（食器の後始末）も行う
排泄	0 いつもより増量 1 状況により増量 2 いつもと同量 3 状況により使用 4 まったく使用せず	0 便所に行って排泄しない 1 排便のみ便所 2 昼間便所に行くことがある 3 昼間は毎回便所に行く 4 毎回（夜間も）便所に行く	0 全く便所に行かない 1 かなり休みながら 2 途中でひと休み 3 休まずゆっくり 4 スムーズにできる	0 耐えられない 1 かなりきつい 2 きつい 3 楽である 4 何も感じない	0 ベッド上 1 ベッド上，ベッドサイド 2 ベッドサイド 3 ベッドサイド，便所 4 便所	0 便器を用い全介助を受ける 1 ほとんど介助を受ける 2 尿器，ポータブルトイレを使用 3 夜間のみ尿器，ポータブルトイレを使用 4 便所を使用し全く介助を受けない
入浴	0 いつもより増量 1 状況により増量 2 いつもと同量 3 状況により使用 4 まったく使用せず	0 全く入浴しない 1 たまに入浴を行う 2 入浴日の2回に1回は入浴する 3 ほとんどの入浴日に入浴する 4 入浴日に毎回入浴する	0 全く自分でできない 1 かなり休みながら 2 途中でひと休み 3 休まずゆっくり 4 スムーズにできる	0 耐えられない 1 かなりきつい 2 きつい 3 楽である 4 何も感じない	0 ベッド上 1 ベッド上，洗面所 2 洗面所 3 洗面所，浴室 4 浴室	0 清拭（体を拭く）してもらう 1 自分で清拭する 2 シャワーを介助してもらう 3 シャワーは自分で，入浴は介助してもらう 4 自分で入浴（体を洗う/浴槽に入る）できる
洗髪	0 いつもより増量 1 状況により増量 2 いつもと同量 3 状況により使用 4 まったく使用せず	0 全く洗髪しない 1 入浴とは別に洗髪してもらう 2 入浴時に洗髪してもらう 3 入浴とは別に自分で洗髪する 4 入浴時に毎回洗髪する	0 全く自分でできない 1 かなり休みながら 2 途中でひと休み 3 休まずゆっくり 4 スムーズにできる	0 耐えられない 1 かなりきつい 2 きつい 3 楽である 4 何も感じない	0 ベッド上 1 ベッド上，洗面所 2 洗面所 3 洗面所，浴室 4 浴室	0 洗髪しない 1 洗髪してもらう（全介助） 2 毎回一部洗髪してもらう（一部介助） 3 ときどき洗髪を手伝ってもらう 4 毎回自分で洗髪する
整容	0 いつもより増量 1 状況により増量 2 いつもと同量 3 状況により使用 4 まったく使用せず	0 洗面所で洗面歯磨きしない 1 たまに洗面所で洗面歯磨きする 2 状況により洗面所で洗面歯磨きする 3 ほとんど洗面所で洗面歯磨きする 4 毎回洗面所で洗面歯磨きする	0 全く自分でできない 1 かなり休みながら 2 途中でひと休み 3 休まずゆっくり 4 スムーズにできる	0 耐えられない 1 かなりきつい 2 きつい 3 楽である 4 何も感じない	0 ベッド上 1 2 3 4 洗面所	0 臥床のまま全面的に介助を受ける 1 ベッド上に座って介助を受ける 2 準備されればベッド上で自分で行える 3 腰掛けると自分でできる 4 立って自分でできる
更衣	0 いつもより増量 1 状況により増量 2 いつもと同量 3 状況により使用 4 まったく使用せず	0 自分で更衣はできない 1 たまに自分で更衣を行う 2 状況により自分で更衣を行う 3 ほとんど自分で行う 4 毎回自分で更衣を行う	0 全く自分でできない 1 かなり休みながら 2 途中でひと休み 3 休まずゆっくり 4 スムーズにできる	0 耐えられない 1 かなりきつい 2 きつい 3 楽である 4 何も感じない		0 更衣をしてもらう 1 準備や変更を手伝ってもらう 2 準備されれば自分でできる 3 自分で行うがたまに手伝ってもらう 4 全く介助を受けない
歩行	0 いつもより増量 1 状況により増量 2 いつもと同量 3 状況により使用 4 まったく使用せず	0 全く歩けない 1 たまに歩くことができる 2 状況により歩くことができる 3 ほとんど歩くことができる 4 いつでも歩くことができる	0 全く自分でできない 1 かなり休みながら 2 途中でひと休み 3 休まずゆっくり 4 スムーズにできる	0 耐えられない 1 かなりきつい 2 きつい 3 楽である 4 何も感じない	0 全く歩けない 1 ベッド周囲のみ 2 自室内のみ 3 便所洗面所のみ 4 自宅内はすべて	0 全く歩けない 1 介助（支えてもらう）があれば歩ける 2 介助（手を引く）があれば歩ける 3 監視があれば歩くことができる 4 介助なく歩ける
階段	0 いつもより増量 1 状況により増量 2 いつもと同量 3 状況により使用 4 まったく使用せず	0 昇れない 1 2 必要なときだけ昇る 3 4 いつでも昇ることができる	0 全く自分でできない 1 かなり休みながら 2 途中でひと休み 3 休まずゆっくり 4 スムーズにできる	0 耐えられない 1 かなりきつい 2 きつい 3 楽である 4 何も感じない	0 全く昇れない 1 5〜6段 2 2階まで 3 3階未満 4 3階以上	0 自分では昇れない 1 2 介助があれば昇れる 3 4 自分だけで昇れる
屋外歩行	0 いつもより増量 1 状況により増量 2 いつもと同量 3 状況により使用 4 まったく使用せず	0 全く歩けない 1 たまに歩くことができる 2 状況により歩くことができる 3 ほとんど歩くことができる 4 いつでも歩くことができる	0 全く自分でできない 1 かなり休みながら 2 途中でひと休み 3 休まずゆっくり 4 スムーズにできる	0 耐えられない 1 かなりきつい 2 きつい 3 楽である 4 何も感じない		0 全く歩けない 1 介助（支えてもらう）があれば歩ける 2 介助（手を引く）があれば歩ける 3 監視があれば歩くことができる 4 介助なく歩ける
会話	0 いつもより増量 1 状況により増量 2 いつもと同量 3 状況により使用 4 まったく使用せず		0 全く自分でできない 1 かなり休みながら 2 途中でひと休み 3 休まずゆっくり 4 スムーズにできる	0 耐えられない 1 かなりきつい 2 きつい 3 楽である 4 何も感じない	最長どのくらいの時間話せますか？ （　）時間くらい	

*屋外歩行で，最長どのくらいの距離を歩くことができますか？（　　）mくらい

内部障害の運動療法の評価

（後藤・他，2000）[12]

5　フィットネスの評価（運動負荷試験）

目的

　米国では脳卒中患者の32〜62％に虚血性心疾患を合併しており，死因の第1位は，脳血管疾患の再発ではなく虚血性心疾患を含む心血管死である[13]．筆者らの東北大学での調査[14,15]によれば，脳卒中リハ患者に対する下肢（または上肢）エルゴメータによる運動負荷試験では，18％に虚血性心疾患（15％無症候性心筋虚血，2％労作性狭心症，1％陳旧性心筋梗塞）の合併を認めた．このように，脳卒中患者や脊髄損傷患者では虚血性心疾患が高率に認められる．また，糖尿病，腎疾患，骨関節疾患などの疾患を合併していることが多いため，あらかじめ運動負荷試験や血液生化学検査で，フィットネス向上のための運動の適否に関して慎重に検討し，適切な運動許容範囲を決定する必要がある．

　脳卒中片麻痺患者や整形外科疾患患者では，移動動作に発症前より多くの酸素消費量を必要とする．上肢でのクラッチ歩行は，通常歩行に比べて，酸素摂取量や心拍数の大きな増加を伴い，心肺への負担が増える[16]．健常者にとっては軽い移動に相当するものでも，脳卒中片麻痺患者や運動器障害患者にとっては心肺へ大きな負荷となり，狭心症や心不全の症状が誘発されやすくなる危険がある．また，心疾患の存在自体が，脳卒中リハの到達目標への阻害因子となる．

　近年では冠動脈CTやMRIによって，冠動脈の形態については外来でも手軽に検査ができるようになった．しかし，このような検査でみつかる冠動脈狭窄が虚血に関与しているかどうかは画像だけからは判断することが困難である．運動負荷試験は，虚血性心疾患のスクリーニング，リハ前後の運動耐容能評価のチェックやリハ効果の判定などに必要な検査であり，その重要性は変わっていない．特に糖尿病患者では，冠動脈狭窄病変が広範囲にわたり，多枝病変例が多いにもかかわらず，知覚神経障害を基盤として胸痛がない，あるいは非典型的であったりして，冠動脈CT検査やMRすら行うチャンスを逃して，虚血性心疾患の発見が遅れてしまいがちであるので，定期的な心電図検査や運動負荷試験は必須と考えられる．

---

column　高齢者でもリハビリテーションの有効性は高い？

　脳卒中リハでは予後予測に年齢の因子が入っている．高齢者では，若年者に比較して麻痺からの回復が遅れたり，回復レベルが低いことはよく経験することである．しかし，他の障害でも同様かというと必ずしもそうでない．たとえば，高齢冠動脈疾患患者に対するリハの効果や意義は若年者の場合と比較しても遜色ない．具体的には，高齢冠動脈疾患患者の運動耐容能の絶対値は若年冠動脈疾患患者より低いものの，改善の割合には差異がない．心不全の場合でも同様である．ただ，注意しなければならないことは，リハ運動療法の際のFITTについてである．高齢者では多疾患で予備力低下があることを念頭に運動負荷試験をきちんと行い，高強度運動よりも低〜中強度運動で，時間と頻度を漸増することが必要である．また，認知症や聴覚障害・視覚障害の合併症対策として，教材を工夫して「わかりやすさ」を徹底したり，患者だけでなく家族にも教育を徹底するなどの配慮が求められる．

（上月）

運動の種類

運動には歩行，ランニング，水泳のように，筋肉の長さを変えながらリズミカルに行う等張性運動（isotonic exercise）と，重量挙げのように筋肉の長さを変えずに加重を保持するような等尺性運動（isometric exercise）の2つがある．この2つの運動様式に対する循環器系の反応は異なる．

等張性運動では，負荷量の増加に従い収縮期血圧，心拍数，酸素摂取量（$\dot{V}O_2$）がいずれも直線的に増加する．一方，等尺性運動では負荷量の増加に従い収縮期血圧の増加が著しいが，心拍数と$\dot{V}O_2$の増加はごくわずかであり，全体的な負荷量としては大きくない．

運動負荷試験では，その目的によってこれらの2つの運動様式が使い分けられる．すなわち，等張性運動には，トレッドミル，自転車エルゴメータやマスター2階段試験などの一般的な運動負荷法が含まれる．これに対して等尺性運動は，握力計を用いて最大握力の10～75％の強さで3～6分間保持させるハンドグリップ負荷や，定滑車につるした加重を保持する方法などがある．いずれも，バルサルバ効果による血圧の過度の上昇がないレベルで行われなければならない．

労作性狭心症の心筋虚血に関与する心筋酸素需要量は，二重積で規定される．等尺性運動では負荷量が小さいために二重積が小さく，虚血の誘発率が低い．したがって，等尺性運動負荷は，狭心症の虚血誘発や運動耐容能評価には適さず，心臓カテーテルの際に負荷中の血行動態を測定する場合など特殊な場合に限られる．

各種運動負荷試験の特徴[17]

運動負荷試験は，その中止基準や試験結果の解釈法をよく知っている医療関係者によって監視されなければならない．運動耐容能を測定する試験には，呼吸循環（CR）フィットネステスト，筋力テスト，バランス能力テストなどがあるが，一般的にはCRフィットネステストとしてトレッドミルやエルゴメータを用いた運動負荷を行うことが多い．

運動負荷のかけ方には，一定の負荷量を持続的にかける方法と，徐々に運動強度を増やしていく方法（多段階負荷方法）がある [図 1-1]．以下，日常よく用いられる運動負荷試験を解説し，表 1-10 に特徴の比較を示す．

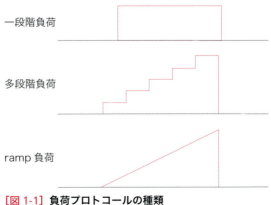

[図 1-1] 負荷プロトコールの種類

[表 1-10] 各種運動負荷試験の比較

	トレッドミル	エルゴメータ	マスター2階段試験	6分間歩行テスト	シャトルウォーキング試験
仕事量の定量	++	++	+	+	+
運動形式の慣れ	++（高齢者難）	++	+（高齢者難）	++	−（高齢者難）
検査中の測定心電図	+	+	−	−	−−
血圧	+	+	−	−	−−
血液サンプル	+	++	−	−	−−
最大運動強度	最も大	大	小	小	大
転倒などのリスク	大	小	大	大	最も大
多人数の検査	困難	可能	困難	可能	可能

1 定常運動負荷試験

一定の負荷量を持続的にかける方法である．運動耐久力（exercise endurance capacity）の評価にはしばしば peak $\dot{V}O_2$ または最大仕事量に対する一定レベルの運動負荷試験（定常運動負荷試験）が用いられる．測定項目は運動持続時間，運動終了時の呼吸困難，下肢の疲労感である．定常運動負荷試験の負荷方法に関しては報告により異なるが，通常は漸増運動負荷試験より得られた peak $\dot{V}O_2$ または最大仕事量の 70 〜 80％での運動強度を設定する．

2 漸増運動負荷試験

徐々に運動強度を増やしていく方法である．虚血の誘発に望ましい負荷形態である．多段階運動負荷試験と直線的漸増負荷試験がある．呼気ガス分析を行う場合は，多段階漸増負荷では $\dot{V}O_2$ などの線が階段状になってしまって判定がしにくいため，直線的漸増負荷試験（ramp 負荷）が用いられる．

3 心肺運動負荷試験

(1) トレッドミル

傾斜がつけられるベルトコンベア型の負荷装置で，車輪に対する摩擦荷重で強度を設定する．歩行速度と傾斜の設定により運動負荷量を METs や kcal/ 分で表すことができ，漸増することが簡単である．また心電図や血圧のモニターも行いやすい．各施設で独自のプロトコールが考案されているが，負荷量の増加が直線的な ramp 負荷は安全性に優れ，呼気ガス分析を併用することで運動耐容能の客観的な指標である嫌気性代謝閾値（AT）や peak $\dot{V}O_2$ の測定が可能である．しかし，装置が大きく，呼気ガス分析器はかなり高価である．下肢機能の障害者や高齢者では転倒などの危険があり，注意が必要である[17]．

(2) エルゴメータ

抵抗の加えられる自転車で，負荷量は自転車にかかる抵抗とスピードの積である．単位は watt で表される．1kp の抵抗で 1 回転 6m 進み，1 分間に 50 回転させると 300kpm（kgm）/ 分であり，これが約 50watt に相当する．通常 0watt から開始し，1 分ごとに 10watt ずつ漸増

する方法をとっている．仕事量を正確に示し，両手がハンドルをつかんで動かないので，腕からの採血などの処置が容易である．また，緊急時にも対応しやすい．

エルゴメータはトレッドミルに比べて全身運動ではなく，主として大腿四頭筋を中心とした下肢の運動である．下肢の筋肉を多く使うため，筋力が弱いと心臓に十分に負荷がかかる前に，下肢の疲労のために運動負荷を中止せざるをえないこともある[17]．

(3) マスター 2 階段試験

1段の高さが23cm，奥行き23〜25cm，幅46〜56cmの2段の山形の階段を用い，性別，年齢，身長，体重によって速度と昇降回数が決定される．シングル負荷テストでは1分30秒，ダブル負荷テストは倍の回数を3分で行う．臥位で安静心電図を記録し，その電極を外し負荷が開始される．負荷中には心拍数，血圧，心電図測定は行わず，終了後ただちに臥位となり，直後から1分間隔で心電図を記録する．装置が簡便で持ち運びが可能で，比較的狭い場所でも施行可能なため，多くの被検者にスクリーニングを行う場合には有用な方法である．一方，階段昇降中には原則としてモニターをしないため，重症狭心症や致死性不整脈が疑われる症例には十分注意が必要である[17]．

4 6 分間歩行テスト（6MWT）

6分間歩行テスト（6-minute walk test；6MWT）は，30mの直線距離がとれる病棟の廊下などを，本人が走らずに6分間で歩ける最大距離によって簡便に運動耐容能を評価する方法である．主に呼吸機能障害の患者に対する心肺系の総合的運動耐容能を評価するのに用いられている．測定項目は，歩行距離，歩行時 SpO_2 の変化，歩行終了時の呼吸困難と疲労感である．実施中に本人の状態や意思によって適宜立ち止まること，壁に手をついたりもたれかかって休むことが認められる．なお，休息期間でも計測を止めない．中止する場合は中止理由を記録する．中止基準は胸痛，過度の呼吸困難，下肢トラブル，めまい・ふらつき，異常量の汗，チアノーゼの出現，本人の意思などである．

トレッドミルやエルゴメータによる運動負荷試験が不可能な症例，負荷装置を有さない施設などで行われる．この距離は peak $\dot{V}O_2$ などの運動耐容能と良好な正相関を有することが知られている．運動耐容能の簡易的な指標として，または治療効果の判定にも用いられる．途中の声かけのタイミングや声の調子，途中で止まってしまったときの対処など細かく決められてい

---

column　FEV₁% と %FEV₁

FEV_1% と %FEV_1 は紛らわしいので十分違いを理解する必要がある．

FEV_1% は1秒率である．FEV_1% は，最大呼気努力時の最初の1秒間の呼出量である1秒量（FEV_1）と努力肺活量との比，1秒量（FEV_1）÷努力肺活量（FVC）×100 で求められる．FEV_1% はCOPDや気管支喘息など閉塞性換気障害を有する疾患の有無を評価する（診断をつける）ために測定する．自覚症状を反映し，加齢変化も確立し，近年では肺年齢測定にも用いられている．ここで，肺活量（VC）とは，安静呼吸を繰り返してから最大吸気して，ゆっくり呼出して最大呼気に至るまでの呼出量である．性・年齢・身長で予測値（予測肺活量）が求められる．それによって %VC=（VC÷予測肺活量）×100 が計算される．

一方，%FEV_1 は予測値に対する1秒量である．%VCと同様の考え方で，性・年齢・身長から求めた予測 FEV_1 に対する比率である FEV_1 が健常者（理想値）に比べどの程度であるかを把握し，COPDの病気分類（重要度）をみるのに用いられる．たとえば %FEV_1 が50%未満の場合，COPDとしては重症になる．

（上月）

表 1-11　運動負荷試験の禁忌

絶対禁忌
1. 2日以内の急性心筋梗塞
2. 内科治療により安定していない不安定狭心症
3. 自覚症状または血行動態異常の原因となるコントロール不良の不整脈
4. 症候性の高度大動脈弁狭窄症
5. コントロール不良の症候性心不全
6. 急性の肺塞栓または肺梗塞
7. 急性の心筋炎または心膜炎
8. 急性大動脈解離
9. 意思疎通の行えない精神疾患

相対禁忌
1. 左冠動脈主幹部の狭窄
2. 中等度の狭窄性弁膜症
3. 電解質異常
4. 重症高血圧*
5. 頻脈性不整脈または徐脈性不整脈
6. 肥大型心筋症またはその他の流出路狭窄
7. 運動負荷が十分行えないような精神的または身体的障害
8. 高度房室ブロック

*原則として収縮期血圧 >200mmHg, または拡張期血圧 >110mmHg, あるいはその両方とすることが推奨されている

日本循環器学会．心血管疾患におけるリハビリテーションに関するガイドライン（2012年改訂版）http://www.j-circ.or.jp/guideline/pdf/JCS2012_nohara_h.pdf（2016年5月閲覧）

表 1-12　運動負荷中止基準

1. 症状	狭心痛，呼吸困難，失神，めまい，ふらつき，下肢疼痛（跛行）
2. 兆候	チアノーゼ，顔面蒼白，冷汗，運動失調
3. 血圧	収縮期血圧の上昇不良ないし進行性低下，異常な血圧上昇（225mmHg以上）
4. 心電図	明らかな虚血性ST-T変化，調律異常（著明な頻脈ないし徐脈，心室性頻拍，頻発する不整脈，心房細動，R on T，心室期外収縮など），Ⅱ～Ⅲ度の房室ブロック

日本循環器学会．心血管疾患におけるリハビリテーションに関するガイドライン（2012年改訂版）http://www.j-circ.or.jp/guideline/pdf/JCS2012_nohara_h.pdf（2016年5月閲覧）

る．6MWT から得られる6分間歩行距離（6MWD）は，健康関連 QOL や罹患率，死亡率などと関係し予後因子として評価することができる[18～20]．

5 シャトルウォーキングテスト

シャトルウォーキングテスト（shuttle walking test；SWT）には，漸増負荷シャトルウォーキング試験（incremental SWT；ISWT）と一定負荷シャトルウォーキング試験（endurance SWT；ESWT）がある[17]．

ISWT は，10m のコースを1分ごとに速度を増加させる漸増負荷試験である．被験者は発信音に歩行速度を合わせ，9m 間隔の標識の間を往復する．歩行速度維持困難などになったときに試験を終了する．歩行速度から予測式を用いて予測 peak $\dot{V}O_2$ を計算する．一方，ESWT は，一定の速度でどれだけ長く歩けるかを評価する一定負荷での試験である．ISWT と同様に発信音に合わせ，10m のコースを一定速度で歩行する．歩行速度は16段階で，ISWT から得られた peak $\dot{V}O_2$ の85%に相当する負荷量（歩行速度）で最大20分実施し，中止基準は ISWT と同じである．

運動負荷試験の行い方と判定基準・禁忌・中止基準・陽性基準

運動能力のゴールドスタンダードは最大酸素摂取量（$\dot{V}O_2max$）とされている．$\dot{V}O_2max$ を測定するためには，症候限界性の負荷を行う必要があるが，障害者や高齢者に症候限界性の負荷をかけることは危険であり，むしろあらかじめ決めた目標心拍数や運動量に達したら負荷を中止する負荷（亜最大負荷）（peak $\dot{V}O_2$）を採用するほうが安全である[17]．

運動負荷試験に先立って，虚血性心疾患，骨関節疾患などの既往歴を入念に確認する．さらに，

[表 1-13] 運動負荷試験陽性基準

1.	虚血性 ST 低下（水平型および下降型 ST 低下）1mm（胸部誘導），0.5mm（四肢誘導）
2.	接合接合型 ST 低下，2mm 以上でかつ QX/QT ≧ 50%
3.	ST 上昇（1mm 以上）
4.	T 波の陰転，陰性 T 波の陽性化
5.	陰性 U 波の出現
6.	心室内伝導障害（右脚ブロック，左脚ブロック）
7.	房室伝導障害（完全および不完全房室ブロック）
8.	多源，多発あるいは連続する心室期外収縮
9.	心房細動，粗動
10.	上室性頻拍，心室頻拍
11.	洞房ブロック，その他の臨床上重要な不整脈の出現

（日本循環器学会・運動に関する診療基準委員会，1991）[21]

問診や理学的所見，安静時の心電図や胸部単純 X 線などの医学的な評価を行い，併存症の有無について十分な検討を行い，運動負荷試験の禁忌 [表 1-11][3] でないことを確認することが重要である．

運動負荷試験中は，①心拍数，②血圧，③心電図，④ SpO_2，⑤自覚症状について測定し記録する．あらかじめ目標として決めた心拍数（目標心拍数）や運動量に達したら負荷を中止する（亜最大負荷）．目標心拍数は，年齢別予想最大心拍数（「220 − 年齢」で算出）の 70% とか 80%，あるいは簡易計算法として「190 − 年齢」とすることが多いが，何 % までにするかは厳密には患者の病態によって異なる．通常は負荷量の増加に伴って血圧および心拍数は増加するが，その反応性には個体差がある[17]．

どのような負荷方法・様式を用いるにしても安全性が考慮されなければならず，運動負荷中も中止基準 [表 1-12][3] に該当しないか慎重に観察することが必要である．糖尿病患者や高

column

$\dot{V}O_2max$ と peak $\dot{V}O_2$

$\dot{V}O_2max$（maximal oxygen uptake；最大酸素摂取量）は，本文でも述べたが漸増運動で測定された個人が摂取できる単位時間当たりの酸素摂取量（l/分，あるいは ml/kg/分）の最大値のことである．$\dot{V}O_2max$ は有酸素運動能力を反映し，本人の意思や自覚症状と関係なく運動中に摂取できる酸素の最大値であり，全身持久力の最も有用な指標である．$\dot{V}O_2max$ の測定は大筋群を用いた身体活動により測定される．トレッドミルを用いた歩行・走行運動あるいは自転車エルゴメータを用いて測定することが多い．段階的に強度を増加させるときの酸素摂取量を，呼気ガス分析により測定する．運動強度の増加に伴い酸素摂取量も直線的に増加し，その最大値が $\dot{V}O_2max$ である．$\dot{V}O_2max$ の測定にはそれ以上酸素消費量が増えなくなることを確認する必要がある（レベリングオフ）．この方法は，運動を最大限まで行うのでリスクも伴う．運動習慣のない人では体力的な問題と気力の問題で最大酸素摂取量まで達しないで終了してしまうことが多い．そこで，運動負荷試験の終了に達した時点の一番高い酸素摂取量である peak $\dot{V}O_2$（peak oxygen uptake；最高酸素摂取量）を用いる．$\dot{V}O_2max$ の代用として運動耐容能の指標として用いられるが，評価の際には負荷終了・中止に至った理由を十分に考慮する必要がある．

$\dot{V}O_2max$ の測定には，運動負荷装置，呼気ガス分析装置，心電図記録装置など高価な機器が必要なだけでなく，測定手技に精通した複数の測定者が必要である．このため，簡易に $\dot{V}O_2max$ を推定する方法（最大負荷をかけない方法，呼気ガス分析を行わない方法など）が考案され，妥当性や再現性も確認されており，多くの研究で活用されている．

（上月）

[表 1-14] Ramp 負荷試験中に得られるパラメータとその生理学的意義

最大酸素摂取量(maximal $\dot{V}O_2$;$\dot{V}O_2$max)

$\dot{V}O_2$max は全身の酸素運搬能力であり,単位時間内に好気的過程で産生し得る最大のエネルギー量を意味する.循環呼吸器系フィットネスのゴールドスタンダードとされている.$\dot{V}O_2$max を測定するためには,症候限界性の負荷を行う必要があるが,障害者や高齢者に症候限界性の負荷をかけることは危険を伴う.そのため,障害者や高齢者では,循環呼吸器系フィットネスの指標として$\dot{V}O_2$max を用いることはあまり実際的でなく,以下に述べる最高酸素摂取量(peak $\dot{V}O_2$),嫌気性代謝閾値(AT)のほうがよく使われる.

最高酸素摂取量(maximum $\dot{V}O_2$;peak $\dot{V}O_2$)

特定の運動負荷試験で得られた最高の酸素摂取量であり,$\dot{V}O_2$max の代用として運動耐容能の指標としてよく用いられる.ただしその評価には負荷試験中止に至った理由も考慮しておく必要がある.Peak $\dot{V}O_2$ は心不全患者や健常例においても生命予後を反映するのできわめて広い対象に適用可能な予後指標である.Peak $\dot{V}O_2$ は運動中の最高酸素輸送能と最高酸素利用能により決定される.前者は心拍出予備力と血管拡張能や骨格筋への灌流圧により,後者は活動筋の量と質,およびその有気的代謝能に依存する.すなわち心不全患者の peak $\dot{V}O_2$ が低下する機序としては,最高心拍出量の減少,血圧低下,血管内皮機能障害による血管拡張能低下,運動制限や廃用萎縮による筋肉量の減少,慢性の低灌流状態に起因する骨格筋ミトコンドリアの数ならびに質の変化,筋のエネルギー代謝にかかわる酸化的リン酸化酵素などの酵素活性の低下などが考えられる.

嫌気性代謝閾値(anaerobic threshold;AT)

多段階負荷において無酸素性代謝が有酸素性代謝を補うようになる時点での酸素摂取量である[図1-3].一般に,筋組織への酸素の供給量が筋組織での酸素必要量を満たす程度の低強度の運動の遂行に必要とされるエネルギーは,有酸素性代謝によって生成されるが,運動強度が増加して筋組織の酸素必要量が酸素供給量より大きくなると,筋組織でのエネルギー生成のために有酸素性代謝に加えて無酸素性代謝が行われるようになり,その結果,筋組織での乳酸濃度が増加し始める.

AT は,患者の筋組織への酸素供給能力が大きい場合ほど高い値を示す.運動障害者の CR フィットネスが同年齢層の健常者に比して低下していることは,AT の低下として明確に示される.ただし,AT を CR フィットネスの指標として用いる場合には,AT の検出には高額な呼気ガス分析装置を必要とすること,酸素療法中の患者では吸気酸素濃度を一定にするために非常に大きな混合ガスの準備が必要であり,AT を測定しがたいことなどの限界がある.

乳酸性閾値(lactate threshold;LT)

多段階負荷において無酸素性代謝が優勢となり,血中乳酸が増加し始める時点の強度である.この強度は AT とほぼ一致することが多い.LT は,通常 $\dot{V}O_2$max の 55〜65% の強度に相当する.また,血中乳酸値が 4mmol/l となる点を onset of blood lactate accumulation(OBLA)とよび,フィットネスの指標にすることもある.

二重積の屈曲点(double product break point;DPBP)

多段階負荷時の収縮期血圧と心拍数の積である二重積は心筋仕事量,心筋酸素摂取量を反映するが,その屈曲点(DPBP)が AT や LT と有意の相関を有することが健常者や循環器疾患患者では確認されており,運動障害者の CR フィットネスの指標としても適用可能となることが期待される.DPBP の測定機器はそれほど高価でなく,測定自体も容易である.しかし,脳卒中に合併しやすい心房細動例ではうまく測定できなかったり,CR フィットネスの指標としての理論的な強固な根拠はいまだ乏しい.

運動開始時酸素摂取量時定数(立ち上がり時定数)(τon)

$\dot{V}O_2$ は,運動開始直後の 20〜40 秒間は急激に上昇し(第 I 相),その後は定常状態に達するまで指数関数的に上昇する(第 II 相).この $\dot{V}O_2$ 増加曲線に対し指数回帰を行い,1/e(約 64%)に達するまでの時間が τon である.τon は運動開始時の酸素摂取量の上昇の程度を表現する指標で,運動開始直後にどの程度速やかに心拍出量が増加するかという心血管機能応答特性に関する指標として用いられる.Peak $\dot{V}O_2$ や最大負荷量とは負の相関を示す.運動開始時の心拍出量増加は後負荷減少,すなわち内皮依存性血管拡張能に依存するところが大きいので,短期間の運動療法でも効果判定に利用できる.

[表 1-14] つづき

回復期酸素摂取量時定数（立ち下がり時定数）（τ off）

τ off は運動終了時の酸素摂取量の減衰の程度を表現する指標で，運動終了直後にどの程度速やかに心拍出量が元に復するかという心血管機能応答特性に関する指標として用いられる．運動中の酸素不足（O_2 deficit）は回復期に返済され，その量は酸素負債（O_2 debt）とよばれる．運動中の O_2 deficit が少ない健常例では，負荷終了後速やかに VO_2 は低下するが，心機能障害があると，最大負荷でも亜最大負荷でも VO_2 の回復が遅延し，減衰曲線が延長する．この曲線の最初の部分を一次回帰して求めた指標が τ off である．τ off は運動耐容能と逆相関し，心機能障害の重症度と正相関する．

仕事率に対する VO_2 増加（$\Delta VO_2 / \Delta WR$）

多段階負荷試験のうちでも ramp 負荷でのみ得られる指標で，1watt の仕事量の増加に対する酸素摂取量の増加の程度を表す指標であり，増加した仕事に対する末梢運動筋への酸素輸送の増加度を示す．健常例では，運動強度がある程度強くなると体温上昇や呼吸筋の酸素消費増大などにより VO_2 の増加の程度が増し，$\Delta VO_2 / \Delta WR$ は増加する．したがってこの指標を決定する場合には，AT 付近までの VO_2 を一次回帰して求める．一方，虚血性心疾患では，局所心筋虚血が出現すると，左室壁運動の低下による心拍出量の増加不良を反映して $\Delta VO_2 / \Delta WR$ は低下する．さらに心不全例では，運動開始直後から心拍出量の増加が少ないため，$\Delta VO_2 / \Delta WR$ は ramp 負荷中の全経過を通じ低値となる．$\Delta VO_2 / \Delta WR$ が低値であることは，運動筋での酸素消費量の増加に見合うだけの VO_2 が増加しないことを意味する．結果的に酸素不足が増大して負荷試験での運動可能時間は短くなる．

呼吸性代償開始点（respiratory compensation point；RC point あるいは RCP）

運動強度が AT を超えてさらに漸増していくと，それまでの換気亢進だけではアシドーシスへの代償が不十分になり，さらに換気が亢進する．この閾値を RC point とよぶ．すなわち，VE/VCO_2 が持続的な上昇を始め，血中二酸化炭素分圧（$PaCO_2$）や呼気終末二酸化炭素分圧（$PETCO_2$）が持続的な下降を始める点である．RC point 出現後は，短時間のうちにアシドーシスが進行するので，運動の終点が近いレベルに達したことを意味する．

二酸化炭素換気当量（VE vs. VCO_2 slope；minimum VE/VCO_2）

VE vs. VCO_2 slope は，一定量の CO_2 を呼出するのに必要な換気量，すなわち換気効率を表す．VE は RC point 以下では基本的に $PaCO_2$ により調節されている．運動中の $PaCO_2$ は心不全でも健常例でもほぼ 40torr で一定であり，VCO_2 に対する肺胞換気量（VA）には差がない．VE を増加させている要素は生物学的死腔換気量（VD）であり（VE=VA+VD），心不全での呼吸パターンの変化と換気血流不均衡が VD 増加の主たる原因である．すなわち，心不全では運動中の肺毛細血管圧の上昇や肺胞壁・間質の浮腫などによる肺コンプライアンスの低下を招き，一回換気量の増加を妨げる．そこで VE を増加させるために呼吸数を増加させ，いわゆる浅く早い呼吸となって，解剖学的死腔に起因する VD が増加する．VE vs. VCO_2 slope は，心不全が重症になるほど高値を示し，高値である症例では生命予後が不良であることが報告されている．

Minimum VE/VCO_2 は ramp 負荷中の VE/VCO_2 の最低値で，通常 RC point において認められる．minimum VE/VCO_2 は死腔換気を反映し，COPD などの呼吸器疾患の場合，高値を示す．

齢者では，運動負荷した際に胸痛または胸部不快感などを伴わずに心電図異常を示すいわゆる無痛性心筋虚血が認められやすいため，自覚症状のみに依存するような負荷は危険である．そして，最終的に運動負荷試験陽性基準 [表 1-13] [21] に適合するかどうかをすばやく判定し，その成績に基づいて運動処方を行う．

Ramp 負荷試験中の生理学的応答とパラメータ

Ramp 負荷試験中の生理学的応答とパラメータにはさまざまあるが，代表的なものとその意義を表 1-14，図 1-2 に示す．さらに，実際の呼気ガス分析心肺運動負荷試験の記録を図 1-3，図 1-4 に示す [22]．

安静時では，体重当たりの酸素摂取量が約 3.5/ 分 /kg（= 1MET），R が 0.84 程度，呼吸

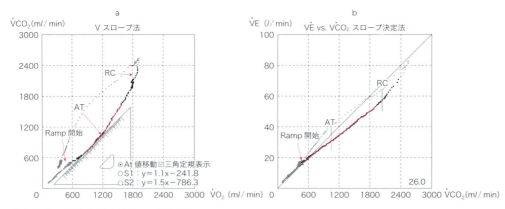

[図1-2] ATとRCのスロープ決定法
a：X軸を$\dot{V}O_2$，Y軸を$\dot{V}CO_2$とし，ramp開始からRCの手前までのデータを2本の回帰直線にあてはめ，その交点を求める．$\dot{V}O_2$の増加に対する$\dot{V}CO_2$の増加が急峻になる時点の$\dot{V}O_2$がATである．
b：X軸を$\dot{V}CO_2$，Y軸を$\dot{V}E$とし解析区間はramp開始からRCまでとして一次回帰し，y = ax + b 一次回帰線のaが$\dot{V}E$ vs. $\dot{V}CO_2$ slopeの値となる．
(前田, 2013)[22]

回数は12〜16回/分，分時換気量（$\dot{V}E$）は8〜12l/分程度である．その後，自転車エルゴメータにて4分間の20wattの軽負荷運動でウォームアップを行ったのちに，直線的に運動強度を増加する運動負荷試験（ramp負荷）を行い，一呼吸ごとのデータを収集した．Ramp負荷中の酸素摂取量（$\dot{V}O_2$）はほぼ直線的に増加した．一方，二酸化炭素排出量（$\dot{V}CO_2$）と$\dot{V}E$は弱い運動強度では直線的に増加したが，強い運動強度になると急に増加の程度を増した．図1-2でみるように$\dot{V}O_2$と$\dot{V}CO_2$のスロープの変曲点がATである．運動強度が強くなってATを超えると，無気的代謝により乳酸生成が増加し，それがHCO_3^-で緩衝されるときに産生されるCO_2により換気亢進して$\dot{V}CO_2$増加が大きくなったためである．一方，$\dot{V}E$はATを超えても，しばらくは$\dot{V}CO_2$と平行して増加するので，AT pointから$\dot{V}E/\dot{V}O_2$と呼気終末酸素分圧（P_{ETO_2}）は増加する．

また，全身的な代謝性アシドーシス状態は進行していないのでCO_2に対する過換気は生じず，$\dot{V}E/\dot{V}CO_2$と呼気終末二酸化炭素分圧（P_{ETCO_2}）は変化しない．この時期をisocapnic buffering（増加した乳酸がHCO_3^-によって緩衝される時期）とよぶ．運動強度がATを超え，代償性過換気が始まるまでにみられる特異的な現象である．運動強度がさらに増加し，乳酸産生が

---

column　生命予後指標：下肢筋力，最大酸素摂取量，握力，どれが重要？

下肢筋力，最大酸素摂取量，握力はそれぞれ生命予後指標として健常者，高齢者や各種疾患患者で報告されている．測定のしやすさからいえば，しやすい方から，握力，下肢筋力，最大酸素摂取量となる．しかし，重要性からいえば，重要性の高い順に，最大酸素摂取量，下肢筋力，握力という順になる．これは，運動耐容能が高いことが一番寿命と相関すること，また，運動耐容能には手指筋より下肢筋の関与が大きいこと，息切れや易疲労感が強いと歩行を避けるようになるために，下肢筋力が低下するが，手指に関してはベッド上でも食事や日常生活活動で頻繁に使うので握力の低下が起きにくいことが主な理由である．事実，COPD患者を例にとれば，健常者に比較して，総ADLレベルが低かったにもかかわらず，上肢運動量は健常者と差異を認めなかったとする報告などがある[1]．　　　　　（上月）

文献　1) Janaudis-Ferreira T et al: Arm Activity During Daily Life in Individuals With Chronic Obstructive Pulmonary Disease. *J Cardiopulm Rehabil Prev*, 2015.

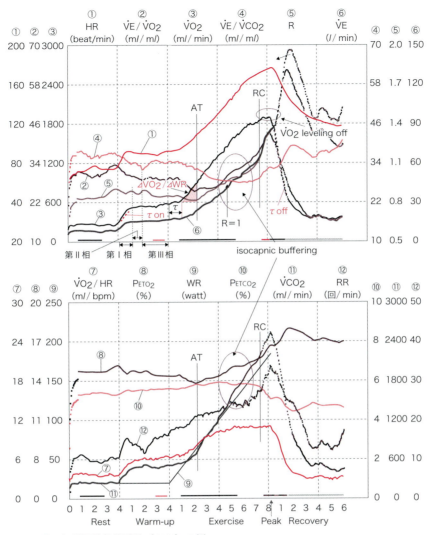

[図 1-3] 心肺運動負荷試験（CPX）の例
protocol：20W warm-up + 10W/min ramp
（前田, 2013）[22]

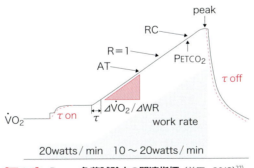

[図 1-4] Ramp 負荷試験中の関連指標 （前田, 2013）[22]

増加すると HCO_3^- による緩衝が不十分となってアシドーシスが惹起されて呼吸性代謝が始まる．ここを呼吸性代償開始点（RC point）とよび [図 1-2, 1-3]．$\dot{V}E$ は $\dot{V}CO_2$ の上昇を上回って増加する[22]．これは，乳酸性アシドーシスに対する呼吸性の代償であり，$\dot{V}E/\dot{V}CO_2$ は増加に転じ，P_{ETCO_2} は減少，$\dot{V}E/\dot{V}O_2$ はさらに増加する[22]．

回復期（recovery）には，低運動強度で2～3分間のクールダウンを行う．これは最大負荷試験後にときどきみられる副交感神経緊張や，骨格筋ポンプの停止に伴う静脈還流量の急激な減少による血圧低下や徐脈を防止する効果がある．自覚症状や心電図異常および不整脈は運動終了後に生じることがあるので，心拍数，血圧および心電図が開始時の値近くに回復するまで注意深く被検者を監視する必要がある．回復期データの収集は6分程度行い，終了後10分以上は被検者を監視下におく[17]．

（上月正博）

文献

1) 厚生労働省：運動基準・運動指針の改定に関する検討会 報告書，2013；http://www.mhlw.go.jp/stf/houdou/2r9852000002xple-att/2r9852000002xpqt.pdf
2) Borg G：Perceived exertion and pulse rate during graded exercise in various age groups. *Acta Med Scand*（Suppl）**472**：194-206，1967.
3) 野原隆司；循環器病の診断と治療に関するガイドライン（2011年度合同研究班報告）：心血管疾患におけるリハビリテーションに関するガイドライン（2012年改訂版），日本循環器学会ホームページ；http://www.j-circ.or.jp/guideline/pdf/JCS2012_nohara_h.pdf
4) American College of Sports Medicine：ACSM's Guidelines by Exercise Testing and Prescription, Lippincot Williams & Wilkins，1986.
5) Fletcher CM：The clinical diagnosis of pulmonary emphysema；an experimental study. *Proc R Soc Med* **45**：577-584，1952.
6) Fletcher CM：Standardized questionnaire on respiratory symptoms：a statement and approved by the MRC committee on the aetiology of chronic bronchitis（MRC breathlessness score）. *BMJ* **2**：1665，1960.
7) Mahler D, Wells CK：Evaluation of clinical methods for rating dyspnea. *Chest* **93**：580-586，1988.
8) 宮本顕二：MRC息切れスケールをめぐる混乱：いったいどのMRC息切れスケールを使えばよいのか？ 日呼吸会誌 **46**：593-600，2008.
9) Global Initiative for Chronic Obstructive Lung Disease（GOLD）：Global strategy for the diagnosis, management, and prevention of chronic obstructive pulmonary disease. updated 2014. Global Initiative for Chronic Obstructive Lung Disease, Inc.，2014.
10) Nishimura K et al：Dyspnea is a better predictor of 5-year survival than airway obstruction in patients with COPD. *Chest* **121**：1434-1440，2002.
11) 松本友子・他：The Nagasaki University Respiratory ADL questionnaire：NRADLの反応性の検討．日呼吸ケアリハ会誌 **18**：227-230，2008.
12) 後藤葉子・他：在宅肺気腫患者のADL障害を詳細に捉えるための新しい在宅ADL評価表の開発．総合リハ **28**：863-868，2000.
13) Roth EJ：Heart disease in patients with stroke：incedence, impact, and implications for rehabilitation. Part I：clasification and prevalence. *Arch Phys Med Rehabil* **74**：752-760，1993.
14) 上月正博：脳卒中患者における虚血性心疾患の発病の背景．*JJRM* **35**：209-212，1998.
15) Kohzuki M et al：Heart disease and hyperlipidemia in Japanese stroke patients. Proceedings of the 1st World Congress of the International Society of Physical and Rehabilitation Medicine, Monduzzi Editore, Bologna, pp531-535，2001.
16) Fisher SV, Patterson RP：Energy cost of ambulation with crutches. *Arch Phys Med Rehabil* **62**：250-256，1981.
17) 上月正博：フィットネス．臨床リハ別冊 リハビリテーションにおける評価 Ver.3，医歯薬出版，2016，pp 34-43.
18) Guyatt GH et al：The 6 minute walk；A new measure of exercise capacity in patients with chronic heart failure. *Can Med Assoc J* **132**：919-923，1985.
19) ATS（American Thoracic Society）Committee on Proficiency Standards for Clinical Pulmonary Function Laboratories：ATSstatement：guideline for the six-minute walk test. *Am J Respir Crit Care Med* **166**：111-117，2002.
20) 日本呼吸管理学会呼吸リハビリテーションガイドライン作成委員会・他（編）：6分間歩行試験（6MWT）．呼吸リハビリテーションマニュアル—運動療法，照林社，2003.
21) 日本循環器学会・運動に関する診療基準委員会：運動療法に関する診療基準（1989年度報告）．*Jpn Circ J* **55**（suppl III）：386，1991.
22) 前田知子：各種呼気ガス分析指標．心臓リハビリテーション（上月正博編），医歯薬出版，2013，pp177-184.

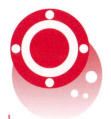

第4章
疾患別運動療法

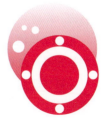

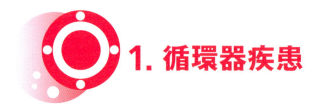
1. 循環器疾患

1　循環器の構造と機能

循環器系は心臓と脈管（動脈，静脈，毛細血管）からなる血液の搬送系である．

心臓の構造と機能

1 心臓の構造

心臓は成人で重さ約250〜350g，こぶし大，円錐形の臓器である．筋性の中腔臓器で，左右の心房と心室があり，それぞれ心房中隔と心室中隔で区切られている．右心房は2層の薄い心筋からなり，上大静脈および下大静脈と冠静脈洞から還流した静脈血を，三尖弁を経て右心室へ送る．上大静脈と右心房の接合部近くには，洞（房）結節がある．右心室は，静脈血を肺に送る働きをもつ．全身に血液を送る必要がないため，右心室筋は左心室のそれよりも薄く（厚さは約5mm），ポンプとして発生する圧力も低い．肺でのガス交換により酸素を十分取り込んだ動脈血は左右2本の肺静脈にて左心房に送られ，その後，僧帽弁を経て左心室へ送られる．

左心室は動脈血を全身に送るために，右心室よりも約3倍厚い筋層を有している．血液を拍出するために左心室の直径は減少し，長軸方向の長さも短縮する．心筋線維の走行の関係で，心室が収縮する際には，心基部が心尖部に捻じられながら引っ張られるように移動する．その結果，心尖部が胸壁にぶつかり心尖拍動となる．僧帽弁と三尖弁は，心房内部に弁が反転しないように，乳頭筋と腱索につながっている．収縮期は乳頭筋も収縮し，腱索を緊張させ弁が適切に閉鎖し逆流を防いでいる．

心臓は全体が一つにつながった筋肉にみえるが，心房筋と心室筋の筋層は一つにつながっておらず，心房筋と心室筋は線維輪の結合組織によってつながっている [図1-1]．線維輪の位置に弁がある．線維輪の結合組織があることで心房と心室は電気的に絶縁されているが，左右の心房と心室を隔てる中隔部（中隔膜性部）だけに刺激伝導系の特殊心筋が通り，心房筋と心室筋の律動的な心収縮を機能的に連絡している．このように，心臓にはポンプとして血液を送るために収縮と拡張を繰り返す固有心筋と，固有心筋を動かすための自ら活動電位の発生と伝導を行っている特殊心筋，刺激伝導系がある．刺激伝導系は，洞房結節，房室結節，His束，右脚，左脚，プルキンエ線維で構成されている．

2 心臓の機能

(1) 全身へ血液を拍出するポンプとしての機能

心臓は拡張と収縮を繰り返すことで，血液を体内に循環させるポンプの機能がある．ポンプ機能によって体内を循環する血液によって，酸素，栄養素，不要となった炭酸ガスや老廃物，ホルモン，熱などを全身に送り届ける．1回拍出量は70〜90mL，心拍数は60〜80回/分で，安静時の心拍出量は約5l/分で，運動時には4〜5倍に増加させることができる．

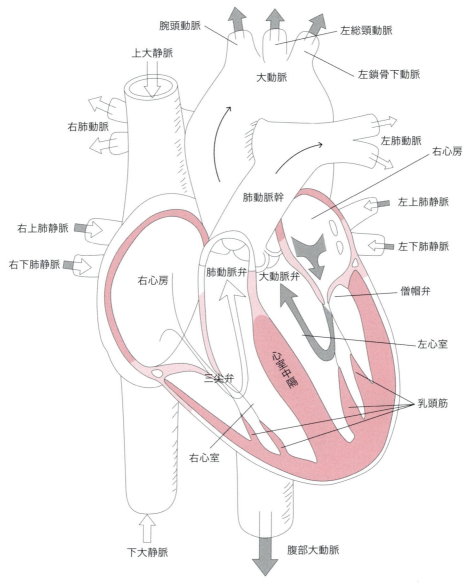

[図 1-1] 心臓の構造
桃色：線維輪（結合組織），赤色：固有心筋．

ポンプ機能を考える場合，Frank-Starlingの法則は重要である．心臓のポンプ機能は，末梢の血管抵抗など後負荷が一定ならば，心臓の1回拍出量は心室拡張末期容量（前負荷）により規定される，というものである．Frank-Starlingの法則の基本となる力学的特性が筋の長さと張力の関係である [図 1-2]．筋の張力が最大となる緊張をMLmaxとすると，活動張力は筋長がMLmaxに接近するまで上行脚に沿って増大するが，筋長が

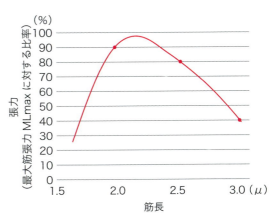

[図 1-2] 筋長−張力曲線

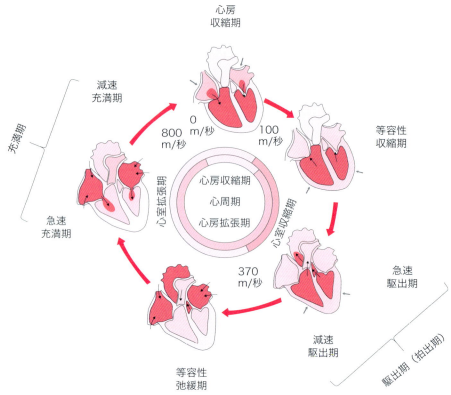

[図 1-3] 心周期

MLmaxを超えると張力は下行脚に沿って低下する．

心臓は，特殊心筋である刺激伝導系より電気的興奮を生成・伝播し，固有心筋による拡張と収縮によって血液を律動的に拍出する．心房と心室の収縮と拡張の繰り返しは心周期とよばれ，心房収縮期，等容性収縮期，駆出期，等容性弛緩期，充満期の5つの期がある[図 1-3]．

近年注目されている心臓の拡張能を知るために拡張期特性を理解することは重要である．心

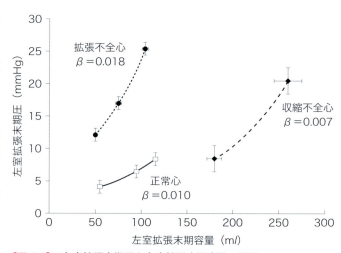

[図 1-4] 左室拡張末期圧と左室拡張末期容量の関係
(Aurigemma et al, 2006)[1]

室拡張期の特性は拡張初期の能動的な弛緩と，血流流入に伴う受動的な弾性からなる．心室の弾性は心室のコンプライアンスに関係する．正常心臓，収縮不全，拡張不全の各心室拡張期の圧–量曲線を図 1-4 [1]に示す．拡張不全の心臓は正常心と同等の拡張期の心容量であっても，左室内圧は指数関数的に上昇する．その結果，呼吸困難を訴えるようになる．

(2) 内分泌器官としての機能

　心臓はホルモンを分泌する内分泌器官としての機能ももつ．何らかの理由で全体の血液量が増えると，静脈還流量も増加し右心房を満たす血液量も増加する．右心房には容量受容器があるため，静脈還流量が増加して右心房が伸展されると，心房性ナトリウム利尿ペプチド（ANP）が血中に分泌される．ANPは腎臓に働きナトリウム排泄促進に伴う利尿作用をもたらし体液を減少させる．同様に心室充満圧が上昇する（心室に負荷がかかる）と，心室筋から脳性ナトリウム利尿ペプチド（BNP）が分泌される．心不全になるとBNPが多く放出されるため，心不全の診断指標としてはBNPのほうが有効である．

脈管（血管）の構造と機能

　血管は心臓→大動脈→動脈→細動脈→毛細血管→細静脈→静脈→大静脈→心臓とつながっている．全身をめぐる血管は，各種臓器や器官と並列に連結し，それぞれ独立して血流調節を行い，生命の営みには欠かせないものになっている．

1 動脈系

　動脈は心臓から末梢組織へ酸素が豊富に含まれる動脈血を送る高圧管である．心臓→大動脈→動脈→細動脈→毛細血管と続く．動脈壁は外膜，中膜，内膜の3層からなる．特に外膜は結合組織が多く，中膜は平滑筋の内外に弾性繊維が多く，弾力性や伸縮性に富む．内膜の最内層には内皮細胞がある．細動脈は動脈が分岐し，直径0.5mm以下のものをいう．単層の平滑筋に覆われ，平滑筋の収縮と弛緩によって血流を調整している．抵抗血管ともいわれ血圧の調整にも関連する．平滑筋の収縮と弛緩によって起こる血流調節は，運動時の血流再分配に重要な役割を果たす．

2 毛細血管

　毛細血管の直径は8〜20μmで，赤血球が変形して通過できる程度のきわめて細い血管で肉眼では確認できない．組織とガス交換をしたり，栄養を送ったり，代謝産物を受け取ったり，循環器系の重要な役割を担っている．

3 静脈系

　静脈は末梢組織から心臓へ二酸化炭素や老廃物を多く含む静脈血を還流させる血管である．

---

column　特殊な心臓ペースメーカ

　薬では症状が改善しない重症心不全に対する特殊な心臓ペースメーカ治療に心臓再同期療法（cardiac resynchronization Therapy；CRT）がある．CRTは，右房と右心室，左心室にほぼ同時に電気刺激を与えて心臓を収縮させるもので，わが国では2004年に保険適応となり重症心不全患者のQOL改善に効果的である．重症心不全患者では，致死的な心室性不整脈が出現することもあるので，植込み型除細動器（Implantable Cardioverter Defibrillator；ICD）の機能を有するCRTである両心室ペーシング機能付埋込型除細動器（CRT-D）の導入によって突然死を予防することが可能になり，現在では広く普及している．

　以前は，通常の徐脈性不整脈を監視して治療するペースメーカも含め，ペースメーカ挿入者は身体障害者1級であったが，2014年4月からはペースメーカ等への依存度［機器への依存が絶対的な状態（クラスⅠ）か，機器への依存が相対的な状態（クラスⅡ以下）］や日常生活活動の制限の程度（1級は2METs未満，3級は2以上4METs未満，4級は4METs以上）に応じて等級の認定が変更されているので注意が必要である．

（高橋 哲）

静脈は単層の平滑筋によってのみ覆われているため，静脈血管壁は動脈に比べて薄く，わずかな内圧の上昇で大きく血管径は大きく変化する．静脈は血液を貯留する能力が高く，容量血管とよばれ，安静時には全血液量の約65％が静脈にあるといわれている．静脈系は低圧環境で働いているため，平滑筋自体は薄く，血管を収縮する力はほとんどない．そのため，内壁のところどころに血液の逆流を防ぐ膜性の弁がある．

2 心臓リハビリテーションの定義と効果

心臓リハビリテーションの定義

　心臓リハビリテーション（以下心リハ）について，古くは世界保健機関（WHO）が「心臓リハビリテーション，心臓病患者が可能な限り良好な身体的・精神的・社会的状態を確保するのに必要な総和」と定義した．その後，米国公衆衛生局は，「長期にわたる包括的なプログラムで，医学的な評価，運動療法，冠危険因子の是正，教育，カウンセリングなどを含む」「このプログラムは，個々の患者の心疾患に基づく身体的・精神的影響をできるだけ軽減し，突然死や再梗塞のリスクを是正し，症状を調整し，動脈硬化の過程を抑制あるいは逆転させ，心理社会的ならびに職業的状況を改善することを目的とする」とまとめている．これを参考にわが国の日本心臓リハビリテーション学会では，心リハを，「心血管疾患患者の身体的・心理的・社会的・職業的状態を改善し，基礎にある動脈硬化や心不全の病態の進行を抑制あるいは軽減し，再発・再入院・死亡を減少させ，快適で活動的な生活を実現することをめざして，個々の患者の医学的評価・運動処方に基づく運動療法・冠危険因子の是正・患者教育およびカウンセリング・最適薬物治療を多職種チームが協調して実践する長期にわたる多面的・包括的プログラム」と定義している．

心臓リハビリテーションの効果

　上記のように，心リハは，医学的評価や運動療法，患者教育およびカウンセリング，最適薬物治療などで構成されている．そのなかでも運動療法は心リハの中心的プログラムであり，数多くの身体的効果が確認されている[表1-1][2]．これまで運動療法の効果は左室駆出分画（EF）の低下した心不全，Heart failure with reduced ejection fraction（HFrEF）患者の報告が多かった[3,4]．このなかでも，Heart Failure：A Controlled Trial Investigating Outcomes of Exercise Training（HF-ACTION）は有名で，82施設2,331名のHFrEF患者（NYHA Ⅱ～Ⅲ度，平均年齢59歳，平均LVEF25％）を対象にした無作為化比較対照試験である[4]．監視型運動療法を36セッション行った後に自宅での運動療法を行った群と通常のケアのみを行った群を30カ月にわたってフォローアップし，死亡率や再入院率などを比較している．運動療法群は通常ケア群に比べて，主要背景因子（運動耐容時間，LVEF，抑うつスコア，心房細動歴）の補正後，心血管死亡または心不全増悪による再入院は15％少なく，運動療法プログラムの効果を認めた（$p = 0.03$）[図1-5][4]．6カ月時点での運動耐容能（6分間歩行距離，peak $\dot{V}O_2$）の改善度も運動療法群で大きく（$p < 0.001$），心不全悪化を含む心事故や整形外科的問題の出現に差はなかったことから，心不全の運動療法は効果的でありかつ安全であることが示されている．

[表 1-1] 運動療法の身体的効果

項目	内容	ランク
運動耐容能	最高酸素摂取量増加	A
	嫌気性代謝閾値増加	A
症状	心筋虚血閾値の上昇による狭心症発作の軽減	A
	同一労作時の心不全症状の軽減	A
呼吸	最大下同一負荷強度での換気量減少	A
心臓	最大下同一負荷強度での心拍数減少	A
	最大下同一負荷強度での心仕事量（心臓二重積）減少	A
	左室リモデリングの抑制	A
	左室収縮機能を増悪せず	A
	左室拡張機能改善	B
	心筋代謝改善	B
冠動脈	冠狭窄病変の進展抑制	A
	心筋灌流の改善	B
	冠動脈血管内皮依存症，非依存症拡張反応の改善	B
中心循環	最大動静脈酸素較差の増大	B
末梢循環	安静時，運動時の総末梢血管抵抗減少	B
	末梢動脈血管内皮機能の改善	B
炎症性指標	CRP，炎症性サイトカインの減少	B
骨格筋	ミトコンドリアの増加	B
	骨格筋酸化酵素活性の増大	B
	骨格筋毛細管密度の増加	B
	Ⅱ型からⅠ型への筋線維型の変換	B
冠危険因子	収縮期血圧の低下	A
	HDL コレステロール増加，中性脂肪減少	A
	喫煙率減少	A
自律神経	交感神経緊張の低下	A
	副交感神経緊張亢進	B
	圧受容体反射感受性の改善	B
血液	血小板凝集能低下	B
	血液凝固能低下	B
予後	冠動脈性事故発生率の減少	A
	心不全増悪による入院の減少	A（CAD）
	生命予後の改善（全死亡，心臓死の減少）	A（CAD）

A：証拠が十分であるもの，B：報告の質は高いが報告数が十分でないもの，CAD：冠動脈疾患
日本循環器学会．心血管疾患におけるリハビリテーションに関するガイドライン（2012 年改訂版）
http://www.j-circ.or.jp/guideline/pdf/JCS2012_nohara_h.pdf（2016 年 5 月閲覧）

HF-ACTION を含むメタアナリシス[5]でも，運動療法は心不全入院を減少させ健康関連 QOL を改善させることが証明されている．

一方，これら外国の運動療法のエビデンスに比べてわが国における運動療法のエビデンスは少ない．そのなかでも，Japanese Coronary Artery Disease（JCAD）研究では，11,893 人の冠動脈疾患患者を対象に 3 年追跡研究を行い，退院後に継続して運動療法を行わなかった群（n = 7,656）に比べて，運動療法を継続した群（n = 4,237），さらには，食事療法を継続しなかっ

た群（n = 3,251）に比べて食事療法を継続した群（n = 8,642）が，有意に総死亡率が低率であったと報告している[図1-6][6]．また，現在，厚生労働科研費 J-REHAB 研究班の前向き登録研究が行われており，冠動脈疾患患者の外来心リハのエビデンスが蓄積されつつある．

これまでの報告は HFrEF 患者を対象としたものが多かったが，近年，左室駆出分画（EF）の保たれた心不全，Heart failure with preserved ejection fraction（HFPEF）患者の運動療法

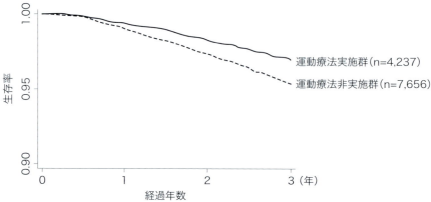

[図1-5] HF-ACTION 試験：慢性心不全に対する運動療法の長期予後改善効果
主要背景因子の補正後，リスク減少率は15%となり統計学的に有意であった（p = 0.03）．　　　　　　　　　　　　　　　　（O'Connor et al, 2009）[4]

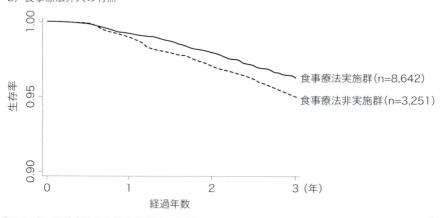

[図1-6] 運動療法または食事療法の効果　　　　　　　　　　（Suzuki et al, 2011）[6]

の効果も出そろってきている．運動耐容能の低下は HFpEF 患者の主要症状であるが[7]，6編の無作為化比較対照試験の 276 人の HFpEF 患者を対象にメタ解析が行われ，運動療法は左室収縮能や左室拡張能は改善させないが，運動耐容能と QOL を有意に改善することが確認されている[8]．HFrEF 患者を対象としたわが国における運動療法のエビデンスの構築も急務である．

3 疾患別運動療法の実際

心筋梗塞（急性期，前期回復期）
❶病態と合併症
(1) 左室機能の低下

　急性心筋梗塞の主たる病態は左室機能の低下（機能不全）である．冠動脈が血栓などにより閉塞すると，閉塞した冠動脈の灌流領域の心筋の収縮性が低下する．収縮性の低下の程度は心筋の傷害の程度に応じて低収縮（hypokinesis），無収縮（akinesis），奇異性運動（dyskinesis），瘤形成（aneurysm）などと分けられる [表 1-2]．一方，非梗塞部は心機能を保持しようとして過収縮（hyperkinesis）を認めることもある．冠動脈の閉塞が一定時間以上になると還流領域の心筋は壊死し収縮不全を呈し，左室機能は低下する．心筋梗塞の範囲が大きければ，左室機能の低下によって生じる一回心拍出量の低下は顕著となり，血圧が低下する．腎血流の低下によりレニン・アンジオテンシン・アルドステロン系の神経体液性因子が亢進したり，膵血流の低下によりインスリン分泌不全となり，交感神経の活性化も相まって高血糖を認める．また，左室の充満圧上昇に伴い脳性ナトリウム利尿ペプチド（BNP）の分泌が生じる．一方，左室充満圧上昇に伴い左室拡張末期圧が上昇し，肺うっ血となったり，間質へ水分が貯留するようになると肺水腫を呈し低酸素血症が生じる．

(2) 左室リモデリング

　壊死した心筋部分は正常な構築を保てなくなり拡大し菲薄化し，時間をかけて線維組織に置換される．また，左室機能低下によって生じる一回心拍出量の低下に対して代償機転が働き，

[表 1-2] 心筋の壁運動の分類

日本語表現	英語表記	
正常	Normal	心室壁の内方向への運動量は十分であり，かつ収縮の時相が一致している．
壁運動低下 （低収縮）	hypokinesis (reduced)	心室壁運動の局所的な低下，健常部と比較して一部の心室壁の内方向への収縮期運動量が減少しているが収縮の時相は一致している．
壁運動消失 （無収縮）	akinesis (none)	心室壁運動の局所的な欠如，一部の心室壁が全く内方向への運動を示さないが，心室収縮期に外方向は突出しない．
壁運動不均等 （奇異性収縮）	dyskinesis	局所心室壁運動の収縮期奇異性拡張，一部の心室壁が心室収縮期に正常とは逆に外方向へと運動し，拡張末期の心室外縁よりもさらに外方へ突出する．
心室瘤	aneurysmal	収縮期に心室壁の膨隆を認め，拡張期に元の心室壁の位置に戻らず変曲点をもって瘤状に突出している部分．

Frank-Starlingの法則に従い非梗塞領域の拡大が認められるようになる．このように心筋梗塞後に生じる左室の大きさや，形，壁の厚さの変化を左室リモデリングという．心筋梗塞後の心機能の低下の代償反応であるが，左室リモデリングンは最終的には収縮能を低下させてしまうので，長期的な心機能や生命予後の規定因子として重要とされる．

(3) 不整脈

心筋梗塞の周辺では，心筋の壊死した部分と壊死していない正常心筋が混在して，電気生理学的異常（電気的興奮伝導性の低下や不均一化，不応期の変化，異常自動能など）に加えて，交感神経の活性化により，リエントリ性の不整脈が生じやすく，時に心室頻拍（ventricular tachycardia；VT）や心室細動（ventricular fibrillation；VF）など致死性の不整脈を認めることがある．特に広範囲心筋梗塞例や心室瘤例では注意が必要である．右冠動脈，特に洞結節動脈の閉塞では洞性徐脈，房室結節枝動脈の閉塞では房室ブロックをきたしやすい．

2 運動療法の効果

わが国における急性心筋梗塞後のリハの標準は，日本循環器学会の「循環器病の診断と治療に関するガイドライン（2011年度合同研究班報告）」，「心血管疾患におけるリハビリテーションに関するガイドライン（2012年改訂版）」に，詳しくまとめられている[2]．特に急性期〜前期回復期の心筋梗塞患者に対する運動療法の場所は，ICU/CCUと一般循環器病棟に限定される[2]．また，主な目的は日常生活への復帰と社会生活への復帰である．特に近年の再灌流療法の普及とクリニカルパスの浸透に伴い，入院期間が大幅に短縮したことから，急性期〜前期回復期の心筋梗塞患者に対する運動療法の効果についてのエビデンスは，退院までの短い期間中の運動療法や運動処方が主となる[表 1-3]．よって，運動療法そのものの効果というよりも，安全面でのエビデンスの蓄積が多い．

ST上昇型急性心筋梗塞（ST-elevation acute myocardial infarction；STEMI）患者で，経皮的冠動脈インターベンション（PCI）後は，穿刺部の安静が重要である．橈骨動脈アプローチの場合は，PCI後1時間，大腿動脈アプローチの場合で止血デバイスを使用した場合には3〜6時間の圧縮後に離床やトイレ歩行が許可されることが多い．止血デバイスを使用しなかった場合であっても，弾性テープを用いて圧縮止血を6時間以上行い，創部に問題がなければ離床やトイレ歩行が許可される．通常，止血後3日間は強度の強い運動やスポーツへの参加は禁止されるが，止血デバイスを使用した場合であっても，デバイス使用翌日の平均5METs程度の運動負荷試験でも特別な障害の発生がないとの報告がある[9]．

ステント留置後の運動療法については，過去には，運動療法による交感神経活性の亢進と血液粘性の上昇により，血小板凝集能が亢進し血栓形成の原因となり得るとして危険視されたことがあったが[10]，わが国で行われた急性心筋梗塞に対するPCI後の運動負荷試験および運動療法に関する全国調査では，ステント留置1カ月以内の亜急性血栓性閉塞46件/4,360例のうち，運動に関連したものはチクロピジン非投与例で1例認められたのみであり，ステント留置例の24.1%は発症7日以内に運動療法を開始していたが，運動療法に関連した亜急性血栓性閉塞の発生を認めなかったことから，発症7日以降で十分な抗血小板薬治療下であれば，回復期運動療法および亜最大運動負荷試験は安全に施行できるとのコンセンサスが得られている[11]．その後，ステント留置術翌日からBorg指数を指標にした運動療法を行っても急性期のステント内血栓や心事故の発生は対照群と差がないことから，ステント留置であっても運動療

[表1-3] 「心血管疾患におけるリハビリテーションに関するガイドライン（2012年改訂版）」（黒文字）と「ST上昇型急性心筋梗塞の診療に関するガイドライン（2013年改訂版）」（赤文字）の急性期リハビリテーションに関する記述

クラスⅠ：
- ST上昇型急性心筋梗塞（ST elevation myocardial infarction；STEMI）患者で，繰り返す虚血性胸部症状や心不全症状または重篤な不整脈がない場合，入院早期（入院12時間〜）のベッド上安静の解除が推奨される（エビデンスレベルC）
- 禁忌でない患者に行う心リハビリテーション/二次予防プログラム　特に複数の冠危険因子有するか中等度〜高度リスク患者における監視型運動療法の実施が推奨される（エビデンスレベルC）
- STEMIの診療内容を標準化し，心臓リハビリテーションの進行を円滑化するため，クリニカルパスを使用する．（レベルC）

クラスⅡa：
- 血行動態が不安定または虚血が持続する患者における，12〜24時間後のベッドサイドでの室内便器の使用許可が妥当である（エビデンスレベルC）

クラスⅢ：
- 再灌流療法が成功していないSTEMIでの発症2〜3日以内に運動負荷試験は実施すべきではない（エビデンスレベルC）
- コントロールされていない急性心不全，不整脈が持続する患者への心リハは実施すべきでない（エビデンスレベルC）

法は安全に施行できるとされている[12]．

3 運動療法の実際

急性期では，食事，整容，排泄，入浴などの自分の身の回りの日常生活活動（ADL）が安全に行えるようになることが最も重要な目標となる．急性期の過剰な安静は，心身にデコンディショニングを生じ，廃用症候群が進んでしまう．そのため，繰り返す虚血性胸部症状や心不全症状，または重篤な不整脈がなく臨床的に安定している場合，入院早期（入院12時間〜）にベッド上安静が解除される[13]．

今日，急性期の安静度やリハをガイドする，「急性期のST上昇型心筋梗塞に対するクリニカルパス」[13]が広く用いられており，ガイドラインに掲載されている国立循環器病研究センターにおける14日間クリニカルパスが標準といえる．ここでは，椅子座位，立位保持，室内1分歩行，廊下2分歩行などは，安静度拡大のための運動負荷試験として位置付けられている．この急性期の運動負荷試験の判定基準は，自覚症状が出現しない（胸痛，呼吸困難，動悸など），心拍数が120以上にならないこと，または40拍以上の上昇がないこと，治療が必要な不整脈が出現しないこと，虚血性ST低下または著明なST上昇がないこと，室内トイレ使用時までは20mmHg以上の収縮期血圧上昇や低下がないこと，のように定められている[13]．各運動負荷時の自覚症状，心拍数，心電図，血圧に異常がないことを確認し，各ステージに応じた安静度が決められADLが拡大されていく．すなわち，急性心筋梗塞後の急性期〜前期回復期の標準的な運動療法のプログラムは，運動種類として歩行が用いられ，病棟で段階的に歩行距離を伸ばしていくこと，さらに，運動負荷試験以外の時間に200〜500mを目途に病棟内を自由に歩くことが運動療法として行われている．また，急性心筋梗塞後1〜3週間の心リハプログラムを表1-4に示す[14]．

近年，DPC導入や入院期間の短縮により，再灌流療法が成功し，その後に重篤な合併症がない場合には，発症後1週間以内に退院することが多い．そのため，退院後，外来での運動

表 1-4 急性心筋梗塞後の心臓リハビリテーションプログラム

	3Wプログラム	1〜	3〜	4〜	5〜	10〜	12〜	14〜	16〜	病日
	2Wプログラム	1〜	3〜	4〜	5〜	10〜	11〜	12〜	13〜	
	1Wプログラム	1〜		2〜	3〜	4〜		5〜	7〜	
ステージ		0	I	II	III	IV	V	VI	VII	
		絶対安静	椅子座位	立位保持	室内1分歩行	廊下2分歩行	廊下2分×3	廊下6分歩行	トレッドミル歩行・階段昇降	
座位		禁止	受動座位		自動座位30分	自動座位60分	椅子座位は制限なし			
歩行（移動）		禁止			ベッド周囲	室内歩行	棟内トイレ	病棟内自由	病院内自由	
排泄		ベッド上介助			車椅子介助		歩行にて可能			
整容		全介助	おしぼり	髭剃り		ベッド上自立		棟内洗面所使用可能		
清潔		清拭（全介助）			清拭（部分介助）	清拭（自立）	シャワー浴（洗髪自立）	入浴（洗髪自立）	シャワー浴 BP 前／後／入浴 BP 前／後／	
洗髪		禁止			ベッド上全介助	洗面所車椅子全介助				
娯楽		ラジオ可	テレビ可	新聞・雑誌可	車椅子で電話可		歩行で電話可	歩行で売店可		

(牧田, 2007)[14]

療法は，前期回復期の運動療法の目的を包含することになる[13]．

　前期回復期の心筋梗塞患者に対する運動療法の目的は，①二次予防のための外来心リハ参加と生活習慣改善への動機付けであり，②心理的な不安を取り除き，身体デコンディショニングを引き起こす過剰な安静臥床を避けること，に加えて，③過剰な身体労作や交感神経刺激による心拍数や心筋酸素消費の増加による不整脈や心不全を予防するための至適運動強度の教育でもある．

4 運動療法の注意点と日常の生活管理

- 過剰な安静を避ける．
- 入院中のクリティカルパスによる運動負荷試験で安全に実施可能であったステージを理解し，同程度の運動までは日常生活で実施する．
- 胸痛が生じた際の対処方法と連絡方法を理解し，実行できるようにする．
- ニトログリセリン舌下錠またはスプレーの使用方法を理解し，実行できるようにする．
- 一次救命処置である心肺蘇生法の講習を家族とともに受講する．
- 自分の冠危険因子を理解する．
- 生活習慣改善への動機付けや二次予防のための包括的心リハに参加する．

- 外来の心リハに参加できない場合であっても，運動処方のための最大下負荷試験を受け，虚血誘発や異常な不整脈の出現や異常血圧反応がないかを確認しておく．
- 特に，心肺運動負荷試験（cardiopulmonary exercise testing：CPX）によって判定される嫌気性代謝閾値や最大酸素摂取量の40〜60％で運動処方を受ける．
- CPXがない場合であっても，予測最大心拍数の50〜70％，心拍予備能の40〜60％の運動処方を受けることが望ましい．

心筋梗塞（後期回復期，維持期）

1 病態と合併症

　心筋梗塞患者に対して，発症後可及的速やかに責任血管に対して経皮的冠動脈インターベンション（PCI）を行い，梗塞部位の再灌流を得ることは，梗塞サイズを縮小したり，左室リモデリングを抑制し，予後を改善するために最も重要なことである．一方，心筋梗塞患者では，非梗塞責任血管にも有意狭窄病変を合併することも多く，急性期治療後に，残存冠動脈病変に対してPCIによる血行再建術が行われることも少なくない．そのため，回復期の運動療法を積極的に進めるためにも，冠動脈に残存する有意狭窄病変を把握することは重要である．

　また，急性期のPCIによる再灌流成功例では，壁運動異常は一過性であることもあり，気絶心筋とよばれている．また，慢性的な心筋虚血によって生じる冬眠心筋もあり，心筋バイアビリティ（生存性）の有無の確認も重要である．心筋バイアビリティが保たれている場合は，再灌流療法成功後の回復期に壁運動異常が改善し，左室機能が著しく改善することもある．前述したように，左室リモデリングには発症後早期に認められる梗塞部の拡張と，発症後数カ月かけて生じる心室拡大がある．発症後早期に認められる梗塞部の拡大と菲薄化による心機能の低下に加えて，左室機能低下の代償機序として生じる非梗塞部の肥大と拡張によっても，心筋の線維化は進み，心機能は低下する．回復期では心エコーの結果を定期的に参照し，心機能の変化を観察することが重要となる．このように，回復期から維持期（慢性期）では，非梗塞責任血管の有意狭窄病変の有無や心機能の変化を敵に評価することと合わせて，再発リスクの評価を行うことが重要である．

　わが国の急性心筋梗塞患者の冠危険因子の国際比較では，糖尿病の合併と喫煙率が高いことが知られている[15]．高血圧，糖尿病，喫煙，脂質異常，家族歴，慢性腎臓病，メタボリックシンドローム，生活習慣など患者自身に危険因子を理解させると同時に，二次予防のための外来心リハプログラムへの参加による生活習慣改善への動機付けが重要である．

2 運動療法の効果

　急性心筋梗塞患者における有酸素運動の効果は，運動耐容能の改善以外にも，冠危険因子の改善，動脈硬化の退縮，心事故発生率や再入院率の減少などの多面的な効果が報告され，有効な治療法として確立している [表1-5]．

　心筋梗塞患者に対する運動療法の効果については，これまでにいくつかのシステマティックレビューでまとめられている．O'Connorら[16]のシステマティックレビューは1960〜1988年にかけて報告された心リハについての比較対照試験22編を採用し，合計4,554人の心筋梗塞患者を，運動療法を中心としたリハ群（2,310人）と対照群（2,244人）として比較している．O'Connorらのシステマティックレビューでは，運動療法を中心とした心リハを行った群のほ

[表 1-5] 「心血管疾患におけるリハビリテーションに関するガイドライン（2012 年改訂版）」の回復期リハビリテーションに関する記述

クラス I：
- 回復期の STEMI 患者に行う心リハ／二次予防プログラムの実施が推奨される（エビデンスレベル B）
- AT レベル，最大酸素摂取量（peak oxygen uptake：peak $\dot{V}O_2$）の 40～60％，最高心拍数の 40～60％ または Borg 指数 12～13 相当の運動が推奨される（エビデンスレベル A）
- 運動負荷試験によるリスク評価と運動処方に基づき，15～60 分の運動を最低週 3 回（できれば毎日）行い，日常生活での身体活動を増加させることが推奨される（エビデンスレベル B）

クラス II a：
- 発症 4 日目以降に，予後予測・運動処方・治療評価のために行う最大下負荷試験の実施は妥当である（エビデンスレベル B）
- 発症 14～21 日に，予後予測・運動処方・治療評価・心リハのために行う症候限界性負荷試験の実施は妥当である（エビデンスレベル B）
- 身体的な活動と運動の習慣をつけ長期にわたる運動療法の実施は妥当である（エビデンスレベル A）
- 高齢者にも若年者と同様に運動療法を実施することは妥当である（エビデンスレベル A）
- 臨床的に安定した低リスク例に適切な指導と監視下に行う運動療法の実施は妥当である（エビデンスレベル A）
- 適切な指導と連絡下に行う在宅運動療法の実施は妥当である（エビデンスレベル A）

クラス II a'：
- 梗塞サイズが大きく，低心機能の前壁梗塞例に対する運動療法の適応を検討する（エビデンスレベル B）
- ステント挿入後 1～4 週間の運動療法の実施は妥当である（エビデンスレベル B）

うが 3 年間で 20％の死亡率を低下させると報告している．また，3 年間の心臓関連死，致死的な心筋梗塞の再発は，1 年間の突然死発症のいずれにおいても運動療法を中心とした心リハをした群のほうが対照群と比較して有意に少ないことを報告している．

心リハは運動療法だけではないので，運動療法だけでは冠危険因子や死亡率や生存率を改善しないのではとの議論があったが，Jolliffe ら[17]は，冠動脈疾患患者に対する運動療法を基本とした心リハの効果についてシステマティックレビューを発表した．運動療法を基本とした心

column

冠動脈インターベンション

冠動脈インターベンション（percutaneous coronary intervention；PCI）は，1977 年，スイスの Andreas Grützing（アンドレアス　グルンツィッヒ）医師によって世界で初めて行われた治療法である．わが国には 1981 年に導入された．

冠動脈インターベンションは，細くなった血管を風船で拡張する冠動脈バルーン形成術（percutaneous old balloon angioplasty；POBA）が基本であり，このほかにも冠動脈病変の硬軟，長短，病変数や病変箇所など病変の条件によって使用する冠動脈インターベンション手技が選択される．ステント留置術には薬物溶出性ステント（drug eluting stent；DES），または金属ステント（bare metal stent；BMS）があり，動脈硬化の石灰化病変にはロータブレーターが使用される．また，エキシマレーザーによって冠動脈の閉塞のもとになる病変組織を蒸散させ開通させるエキシマレーザー冠動脈形成術（excimer laser coronary angioplasty；ELCA）や冠動脈内が軟らかい血栓で塞がれている場合に血栓を吸引・除去する血栓吸引療法がある．さらに最近では，POBA で使用するバルーンに薬剤が塗られている薬剤コーテッドバルーン（drug-coated balloon；DCB），または薬剤溶出性バルーン（drug-eluting balloon；DEB）がある．

さらに，血管内の評価のために，血管内超音波検査（IVUS）に加えて，さらに高い解像度をもち，破綻しやすいプラークや血栓も検出可能な冠動脈光干渉断層撮影（OCT）などが開発され，冠動脈インターベンションは日々進化を遂げている．

（高橋 哲）

リハと通常の看護ケアのみの治療の比較を6カ月間以上観察できた無作為化比較対照試験32論文を採用して解析している．その結果，運動療法のみの介入で，通常の看護ケアのみに比べて，全死亡率を27%減少させることを報告した．

Taylorら[18]も，48編の論文で，8,940人の冠動脈疾患患者の結果を解析し，運動療法を基礎とした心リハの効果を解析し，運動療法を基礎とした心リハはコントロール群と比較して，全死亡率を20%，心臓死亡率を26%，有意に減少させることを報告している．これまでの報告をまとめると運動療法は約20～30%の全死亡率を低下させるといえる．

わが国の「心血管疾患におけるリハビリテーションに関するガイドライン（2012年改訂版）」[2]でも，心筋梗塞における運動療法の効果として，①長期予後・死亡率の改善，②生涯リスク（Lifetime risk）の改善，③運動耐容能の向上，④左室リモデリングの改善，⑤自律神経系への影響，⑥精神的効果，⑦安全性の面から詳細に解説されている．

3 運動療法の実際

一般的には，表1-6に示すような「有酸素運動とレジスタンストレーニングの一般指針」[19]を参考に運動療法プログラムを行うが，病歴や心疾患の重症度，残存狭窄，合併症の有無などが個別に異なるため，回復期の運動療法を開始する前には，12誘導心電図と血圧を連続測定しながら，医師の立会いの下で，運動負荷試験によって運動処方がなされることが理想である．「心血管疾患におけるリハビリテーションに関するガイドライン（2012年改訂版）」[2]では，「運動療法は基本的診療情報や安静時の諸検査および運動負荷試験を用いた運動処方の適用を検討すべきである（クラスⅠ，エビデンスレベルA）」とされている．特に，最高酸素摂取量（peak $\dot{V}O_2$）や嫌気性代謝閾値（anaerobic threshold；AT）の評価や，換気異常や運動時の血行動態の評価のために行われる，症候限界性の心肺運動負荷試験（cardio-pulmonary exercise testing；CPET）はわが国では広く受け入れられている．ATは血中の乳酸濃度が上昇し始める点，または酸素摂取量の増加に比して二酸化炭素排出量の増加が加速しそれに伴い換気が亢進し始める点で，有酸素能力の指標として知られている．AT以下の運動強度では，長時間持続することが可能で，交感神経の緊張が高まりすぎることなく，不整脈の発生や血小板凝集能の亢進が起こらない．また，運動強度の増加に対する心収縮能の応答も保たれ，安全に運動療法を行うことが可能である．

運動負荷試験はATを検出し運動療法のための至適運動強度を求めるためだけに行

[表1-6] **有酸素運動とレジスタンストレーニングの一般指針**

■ 有酸素運動（Endurance training）
頻度：≥5日/週
強度：予測最大心拍数（220－年齢）の55～90%
　　　最大酸素摂取量（$\dot{V}O_2$max）の40～80%
　　　心拍数予備能（Heart rate reserve）の40～80%
　　　RPE 12～16
様式：歩行，トレッドミル，自転車，その他
時間：30～60分
　　　心拍数を指標にする場合はβ-adrenergic-blocking medicationsを服用していないこと

■ レジスタンストレーニング（Resistance training）
頻度：2～3日/週
強度：1回持ち上げられる最大の重さ（1RM）の50～80%
　　　RPE 12～16
　　　1つの運動を8～15回反復を1セットとし1～3セット
様式：下肢：下肢伸展（leg extensions），下肢屈曲（leg curls），レッグプレス（leg press）
　　　上肢：ベンチプレス（bench press），側方引下げ（lateral pulldowns）
　　　肘屈曲（biceps curl），肘伸展（triceps extension）
時間：30～45分

(Fletcher et al, 2013)[19]

われるのでなく，運動中の心筋虚血や不整脈の発生，運動中の心拍血圧反応の異常の有無を確認することでも行われる．階段昇降や横断歩道での早足など日常生活活動の多くはAT以上になることも十分考えられるため，運動負荷試験の結果からはATの運動強度を求めることに加えて，運動強度が高くなったときに危険な生体反応が出現するかどうかが重要である．

これ以降述べるすべての循環器疾患に対する運動療法に共通しているが，運動療法を実際に処方する場合には，運動強度に加えて，①種類（有酸素運動，レジスタンストレーニング），②時間（持続的，インターバル），③頻度，④管理（監視型，非監視型），⑤場所（病院や施設，自宅）などの要素を含む内容にする．また，運動療法の開始前にはウォームアップを，運動療法の終了時にはクールダウンを行う．ウォームアップにより，骨格筋や腱などの結合織の伸展性や柔軟性を高め，関節可動域を広げ，運動器障害を予防する．筋肉の温度を上昇させることで局所の血管を拡張させ血管抵抗は減少し心臓の後負荷が軽減する．さらにウォームアップにより徐々に心拍数を増加させていくことは，交感神経の急激な亢進が抑えられ血小板凝集の亢進を予防したり，不整脈の発生も予防できる．わが国でのウォーミングアップといえばストレッチが基本であるが，自転車エルゴメータを用いて無負荷，または10〜20wattで5〜10分程度の低強度運動を行っても上記効果は獲得できる．

一方，運動療法後のクールダウンは体温や乳酸，副腎からのカテコラミン分泌を徐々に減少させ，穏やかに安静レベルに身体各臓器を戻すために重要である．方法はウォームアップ同様，自転車エルゴメータを用いた低強度の有酸素運動や軽いストレッチを5〜10分程度実施する．

運動療法は安全性が確認されるまでは医療スタッフが直接監視しながら行う監視型運動療法で行う．特に運動療法導入時には心電図での心拍監視や定期的な血圧測定は重要である．

(1) 有酸素運動

回復期での運動療法開始当初は，リズミカルな運動で大きな筋群を一定時間動かす有酸素運動が基本である．トレッドミルによる歩行運動や自転車エルゴメータによるサイクル運動がよく用いられている．運動療法室以外では，散歩やサイクリングから開始し，維持期にかけて軽いジョギングや水泳，競技性のない各種のスポーツを取り入れていく．

---

column　アンダーソン・土肥の基準：養成校と臨床現場での温度差

「アンダーソン・土肥の基準」は，「アンダーソン改定基準」や「アンダーソンの基準土肥変法」などとしても広く知られている．以前には「アンダーソン・土肥の基準」は国家試験にも出題されることがあったことから，今でも多くの養成校で教えられているが，かなり以前に作られた基準であるために，現在の医療状況に当てはめるといくつかの項目でマッチングしない項目があり混乱もある．たとえば「運動を行わないほうがよい場合」に，「労作性狭心症を現在有するもの」や「新鮮心筋梗塞1カ月以内のもの」という記述があるが，「心血管疾患におけるリハビリテーションに関するガイドライン（2012年改訂版）」によれば，運動療法の禁忌は，労作性狭心症でなく不安定狭心症であるし，新鮮心筋梗塞後1カ月間運動を行わないというのはよっぽどの重症でない限りあり得ない．安静時脈拍数120/分以上でも運動を行うこともあるし，「心房細動以外の著しい不整脈」といっても新規に発症した心房細動の場合はコントロールされるまでは積極的な運動療法は行わない．

「アンダーソン・土肥の基準」は，診るべき症状や指標と明確な基準値を示したことで，運動負荷時のリスク管理に大きく貢献したことは事実であるが，時代とともに治療は進歩しマッチしていないものもあるし，状況によっては運動療法を進める場合もあるため，臨床現場では限界や問題点を理解したうえで参考にすることが重要である．

（髙橋　哲）

日本循環器学会のガイドライン「心血管疾患におけるリハビリテーションに関するガイドライン（2012年改訂版）」[2]では，有酸素運動は，「ATレベル，最大酸素摂取量（peak $\dot{V}O_2$）の40〜60%，最高心拍数の40〜60%またはBorg指数12〜13相当の運動」が推奨されている（クラスⅠ，エビデンスレベルA）．また，後期回復期以降の運動強度の決定方法には，心拍予備能（最高心拍数－安静時心拍数）の40〜60%のレベル，または，karvonenの式を用いて，（最高心拍数－安静時心拍数）×係数＋安静時心拍数で求められる．通常係数は，合併症のない若者は0.4〜0.6，心不全症例は0.3〜0.5，なども示されている[2]．

有酸素運動の運動時間は，10分×2回/日から開始し，20〜30分×2回/日まで徐々に増加し，安定期には30〜60分×2回/日を目指す[2]．有酸素運動は週3回以上，できれば毎日行うことが望ましい．また，同ガイドライン[2]では，「運動負荷試験によるリスク評価と運動処方に基づき，15〜60分の運動を最低週3回（できれば毎日）行い，日常生活での身体活動を増加させること」が推奨されている（クラスⅠ，エビデンスレベルB）．

(2) レジスタンストレーニング

レジスタンストレーニングの目的は，筋力や筋持久力を向上させることで，運動能力を改善するとともに，制限されていた日常生活活動を拡大し，社会参加を増やすことである．基本的動作能力を保つための筋力増強運動は，急性期や前期回復期から行うこともあるが，最大筋力を測定して処方されるレジスタンストレーニングの開始は，心筋梗塞発症後は監視型運動療法へ4週間継続して参加し，最低でも発症から5週間経過していることが原則となる．PCI後は監視型運動療法へ2週間継続して参加し，PCI後3週間は経過していることが条件となる．

レジスタンストレーニングは上下肢の大きな筋肉で行われる．たとえば，下肢であれば下肢伸展（leg extensions），下肢屈曲（leg curls），レッグプレス（leg press）．上肢であれば，ベンチプレス（bench press），側方引下げ（lateral pulldowns），肘屈曲（biceps curl），肘伸展（triceps extension）が基本である[19]．レジスタンストレーニングは，中程度からゆっくりとコントロールされたスピードでリズミカルに行う．心疾患患者には10〜15回繰り返しできるような低めの抵抗［1回持ち上げられる最大の重さ（1RM）の40%程度］から開始し，週2回の各1セットから開始することが推奨されている[20]．その後は，1RMの50〜80%まで抵抗を上げ，1つの運動で8〜15回反復を1セットとし，1〜3セットを2〜3日/週行うことが推奨されている．運動の全可動域を通じて息止めをせず，バルサルバ効果を避け，上肢と下肢の運動の合間には十分な休息をおく．強度はRPEで12〜16とし，運動時間は30〜45分で行う．

4 運動療法の注意点と日常の生活管理

- 運動療法のガイドラインは確立しているが，発症前の生活習慣や肥満や高齢者などの身体的特徴を考慮して，運動療法を導入する．
- 運動療法導入時は運動強度を低強度とし，徐々に慣れてもらうことがアドヒアランス維持のためにも重要である．
- 最終的には監視がなくても運動を実施できるように，運動することに自信をもたせ，自立を促すことが重要である．
- 運動療法はできれば毎日行うことが基本であるが，体調が悪いときには無理に行うことはない．

- 水分補給を行い，猛暑のなかでの運動は厳禁する．
- ウォーミングアップとクールダウンを十分に行う．
- 常にいつもと同じ程度の Borg 指数であるかを意識する．
- 適切な服装とウォーキング用にデザインされた靴で行う．
- 胸部症状や全身倦怠感，運動中の不快感を伴う息切れ，関節痛の増悪など普段と異なる症状があるときは，速やかに医師に相談する．
- 定期的に運動負荷試験を行って運動処方の再発行や効果判定を受けることがモチベーションの維持につながる．

心臓外科術後

1 病態と合併症

心臓外科術後の運動療法開始に際して，低心拍出量症候群（low cardiac output syndrome；LOS）の有無や LOS からの改善の把握は欠かせない．LOS の定義は「十分な前負荷にもかかわらず，心拍出量が $2.0 l/min/m^2$ 以下，かつ収縮期血圧 80mmHg 以下である状態，または十分なカテコラミンや大動脈内バルーンパンピング（IABP）による補助にもかかわらず，心拍出量が $2.2 l/min/m^2$ 以下，かつ収縮期血圧 90mmHg 以下である状態」とされる[21, 22]．低血圧以外にも低心拍出量に起因する多臓器不全が LOS の病態として重要で，急性腎障害や肝障害，腸管虚血，四肢の虚血による乳酸値の上昇などにも注意しておかねばならない．一般的に待機手術患者であれば，心臓外科手術後の低心拍出量は一過性であるが，十分な輸液にもかかわらず，低心拍出量が低く，臓器障害が進行する場合は要注意である．

心拍出量は，①前負荷，②心収縮力，③後負荷，④心拍数の4つの因子によって規定されている．心臓外科手術後は人工心肺を指標することによって生じる全身炎症反応症候群により血漿成分が血管外（サードスペース）に漏出したり，術中や術後の出血量が多かったりする．また，人工心肺にマンニトールを使用することや尿量を維持するためのフロセミドの使用による過剰な利尿などによって循環血液量が減少して（Hypovolemia），①前負荷減少に伴い低心拍出量になっている場合がある．エコーの下大静脈径や中心静脈圧，ヘマトクリット濃度やヘモグロビンの濃度を確認して，循環血液量が十分あるかどうかを確認することが重要である．

循環血液量が十分なのに心拍出量が少ない場合は，ドブタミンやミルリノンなどの陽性変力作用のある強心薬の追加投与が行われ，β遮断薬やカルシウム拮抗薬は中止される．また，血圧が保てていれば，後負荷の軽減のため血管拡張薬の投与や，ペーシングレートを少し高くするなどの血圧や心拍出量が保たれる設定変更が行われる．循環血液量が少なくて心拍出量が少ない場合は，循環血液量を増やすために，輸血や細胞外液補充液やアルブミン製剤を投与して膠質浸透圧を上げて血管外から血管内へ血漿成分を引き込み循環血液量を正常に戻そうとすることが行われる．一般的に，術後 36〜48 時間程度より，全身炎症反応症候群が沈静化し，サードスペースに漏出した血漿成分が血管内の戻り，利尿期（relilling）となるため，循環血液量の変化を中心静脈圧や下大静脈径などで確認することが重要である．

いずれの場合であっても，循環血液量，心拍出量，血圧，などを調整しようと，薬剤が増量したりして前日より治療が高度化している場合には，術後の循環動態は不安定な状態であることが判断され，運動療法を積極的には進めることができない．

[表 1-7] 「心血管疾患におけるリハビリテーションに関するガイドライン（2012年改訂版）」の心臓外科術後に関する記述

クラス I：
- 冠動脈バイパス術（coronary artery bypass grafting：CABG）後患者への自覚症状と運動耐容能の改善および冠危険因子の是正に有効であるため推奨される（エビデンスレベル A）
- 弁膜症術後患者の自覚症状および運動耐容能の改善を目的とした運動療法の実施は推奨される（エビデンスレベル A）

クラス II a：
- 心臓外科手術後は，可及的早期に離床を進めることは妥当である（エビデンスレベル B）
- 心臓外科手術後は嚥下障害の発症に注意が必要である（エビデンスレベル B）
- 心臓術後患者において，正当な理由なくして身体活動や胸帯などにより胸郭運動を制限することは運動耐容能の回復を妨げ，合併症の発生を助長する可能性がある（エビデンス C）
- 禁忌に該当しない限り，すべての心臓術後患者への運動耐容能改善や QOL 改善および心事故減少効果を目的とした運動療法の実施は妥当である．なお心機能，運動器に問題のある症例に関しては病態を勘案し個別に対応する（エビデンスレベル B）

2 運動療法の効果

心臓外科術後の運動療法の効果は急性心筋梗塞後と同様，運動療法の効果は運動耐容能や精神面，グラフト開存率など多岐にわたる [表 1-7]．冠動脈バイパス術後や弁置換術後など心臓外科術後は運動療法によって嫌気性代謝閾値や最高酸素摂取量などの運動耐容能や，$\dot{V}_E$ vs. $\dot{V}CO_2$ slope，最高酸素脈が改善する[23]．特に，冠動脈バイパス術後は運動療法開始3カ月目頃までは心機能の改善が運動耐容能の改善に寄与するが，これ以後は骨格筋機能の改善が重要とされている[24]．さらに冠動脈バイパス術後に運動療法を行うと自律神経活性[25]やバイパスグラフト開存率を改善することも報告されている[26]．

術後の QOL に関しては，4カ月間の運動療法後，仕事の満足度や家庭生活，社会生活などの QOL が改善したとの報告があるが[27]，筆者らは心臓外科手術後3カ月では，不安と機能的身体能力は改善するものの，健康関連 QOL を改善するには十分でなかったことを報告している[28]．運動療法に加えて，冠危険因子のコントロールのための教育や栄養指導などを加えた

---

column

レイノー現象？レイノー病？レイノー症候群？

寒い日や冷たい水に手を入れたとき，あるいは強い精神的ストレスにさらされたときなどに，末梢血管は収縮し，手先が冷たくなり，皮膚の色調が変化する．これは末梢の細動脈が収縮することが原因であるが，精神的ストレスによる交感神経刺激や寒冷刺激によって，末梢の細動脈が発作的に痙攣のように過度に収縮してしまうことで，指先の血流が減少し，皮膚の色調が蒼白から紫色に変化する現象を「レイノー現象」という．なかにはしびれや痛みを感じる人もいる．

膠原病，閉塞性動脈疾患，振動性外傷，胸郭出口症候群や手根管症候群による神経圧迫，多発性硬化症や脳血管障害でもレイノー現象が出現する．このように何らかの基礎疾患が原因にあってレイノー現象が起きる病態を「レイノー症候群」とよぶ．症状は左右対称ではなく，進行すると潰瘍や壊疽を認めるようになる．一方，原因となる基礎疾患がないものを「レイノー病」とよぶ．比較的若い女性に認められることが多く，症状は左右対称である．原因となる基礎疾患がないのに，なぜ細動脈に過度の痙攣発作が起きるかは不明であるが，交感神経の過度の刺激や副交感神経中枢の異常によるものと考えられている．

原因治療が最優先であるが，血管収縮に影響する禁煙はもちろんのこと，血管拡張薬の内服や防寒，十分な睡眠をとるなどの対症療法も重要視されている．β遮断薬や経口避妊薬の服用でも生じる場合がある．

（高橋 哲）

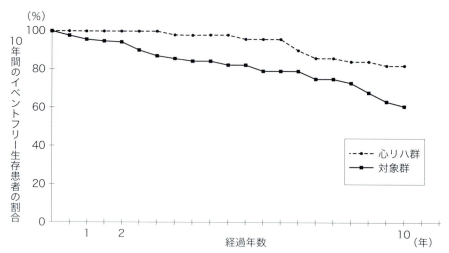

[図1-7] 冠動脈バイパス術後10年間の無事故生存率の群間比較 (Hedbäck et al, 2001)[29]

包括的プログラムは，10年後の無事故生存率を有意に改善することも報告されている [図1-7][29].

3 運動療法の実際

心臓外科手術後の運動療法はベッド端に立ったり歩いたりすること（離床）から行われ，それらは術後のLOSの改善と並行し，安静時心拍数が120拍/分未満，血圧が安定している，血行動態の安定しない不整脈がない，安静時呼吸安定している，出血傾向がない，などの基準がクリアされれば可及的早期から開始される[2]．病棟内での歩行距離の延長は，自覚症状，他覚所見を参考に段階的に進められる．近年では手術の低侵襲化に加えて術後管理の進歩などから，冠動脈バイパス術後では手術後1日目から立位および歩行を開始し，平均3.8日で病棟内歩行が自立するようになっている[30]．病棟内歩行自立後は，嫌気性代謝閾値（AT）の決定や心機能評価などを目的に心肺運動負荷試験が実施される．

回復期の運動療法は，心筋梗塞後（後期回復期・維持期）のそれと大きく変わりはない．ATや最高酸素摂取量の40～60％，または，Borg指数11～13程度の運動強度で有酸素運動を行う．心臓外科手術後はレジスタンストレーニングも積極的に導入される．内容は心筋梗塞後（後期回復期・維持期）と同様である．下肢のレジスタンストレーニングは，監視型運動療法へ4週間継続して参加した後，手術後5週間後から開始する．立ち上がる，座る，歩くなどの基本動作獲得のための筋力増強を目的とした筋力トレーニングは，離床後より開始される．

4 運動療法の注意点と日常の生活管理

- 心臓外科手術後急性期は新たな心房細動の発生，発熱，胸水貯留，貧血などにも注意を要する．
- 胸骨離開のリスクを避けるため，運動の際にはハンドルを強く握ったり，胸骨切開部に過度な捻転や伸張を加えないようにする．
- 胸骨切開後3カ月間は上肢に過大な負荷のかかるレジスタンストレーニングは避けることが望ましい．
- 運動に対する心拍応答の低下している患者では運動強度と心拍数の関係に注意を要する．

慢性心不全

1 病態と合併症

急性心不全とは,「心臓に器質的および/あるいは機能的異常が生じて急速に心ポンプ機能の代償機転が破綻し,心室拡張末期圧の上昇や主要臓器への灌流不全をきたし,それに基づく症状や徴候が急性に出現,あるいは悪化した病態」[31]と定義されている.また,慢性心不全とは「慢性の心筋障害により心臓のポンプ機能が低下し,末梢主要臓器の酸素需要量に見合うだけの血液量を絶対的にまた相対的に拍出できない状態であり,肺,体静脈系または両系にうっ血をきたし日常生活に障害を生じた病態」[32]と定義されている.

心不全の原因はさまざまだが,肺および/または体静脈系のうっ血と組織の低灌流が主たる病態である.末梢循環および肺聴診所見に基づいた心不全患者のリスクプロファイルには Nohria-Stevenson 分類【図 1-8】[33]と,血行動態指標により4群に分類される Forrester 分類【図 1-9】[34]があるとともに心臓機能低下に起因する各種臓器の末梢循環不全(前方不全または前方障害)と,心室

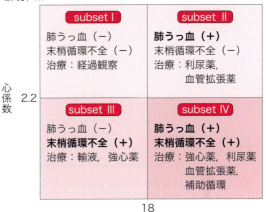

[図 1-8] Nohria-Stevenson の分類
(日本心臓リハビリテーション学会,2011)[33]

[図 1-9] Forrester の分類
(内・他,2015)[34]

内に滞る血液が原因で後方の圧が高まる静脈系のうっ血症状(後方不全または後方障害)の程度により分類されている.

心ポンプ機能が低下すると,それを補おうとする代償機序が働く.まず交感神経が亢進し,心拍数が亢進すると同時に,心収縮力が増して心拍出量を維持しようとする.また,末梢血管を収縮させることで血管抵抗を上げ,血圧を維持しようとする.一方,レニン-アンジオテンシン-アルドステロン系の亢進も認められる.アンジオテンシンⅡにより末梢血管を収縮させることで血管抵抗を上げ,血圧を維持しようとする.また,水とナトリウムの再吸収を促進することで循環血液量の増加を図り,心臓の拡張終期圧と容積を大きくして拍出される血液量を保とうとする(Frank-Starling 機構)【図 1-10】[34].これらの代償機転が働き落ち着いている状態が慢性心不全であり,「慢性心不全の代償機転が短期間に破綻し,病態が急速に悪化した病態」を慢性心不全の急性増悪という[31].

心ポンプ機能の低下という場合,心臓の収縮性が低下した場合がイメージしやすいが,心臓の収縮と弛緩は一連の現象であり,心臓が十分に拡張し血液を心室内に貯められない場合は,いくら収縮能が良くても十分に心拍出量を維持することができないため,近年では,心臓の拡張機能の低下も注目されている.先にも述べたが,収縮能障害に伴う心不全は左室駆出分画の

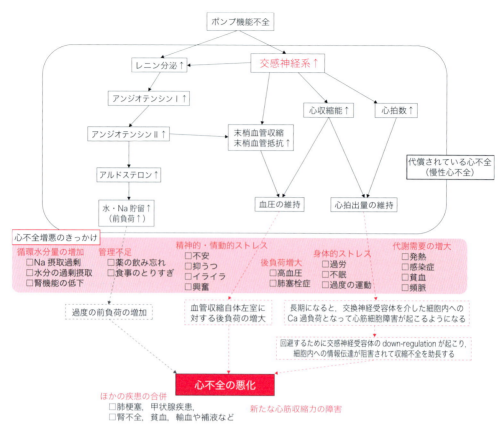

[図 1-10]　生体での心不全の代償機序と悪化の機序　　　　　　　　　　　　(内・他, 2015)[34]

低下を認めることから heart failure with reduced ejection fraction（HFrEF）とよばれ，左室収縮能が比較的保たれているにもかかわらず，心筋拡張性低下により心不全症状が出現する拡張不全が原因の心不全は heart failure with preserved ejection fraction（HFpEF）と分類されている．HFpEF は高齢者・女性・高血圧患者でよく認められる[35]．

2 運動療法の効果

心不全に対する運動療法の安全性や効果は，運動耐容能の改善に加えて，左室リモデリングを悪化させず，運動時心拍出量増加反応改善などの左室機能への効果や，冠動脈内皮機能改善などの冠循環への効果，末梢骨格筋の好気的代謝の改善，筋力改善などの末梢効果，自律神経機能改善効果，炎症の鎮静化効果，QOL 改善効果など，多岐にわたって報告がまとめられている [表 1-8][2]．Belardinelli らは，運動療法の心不全に対する長期予後改善効果を報告し，運動療法実施群を運動療法非実施群と比べると，心臓死の相対リスクが 0.37，心不全増悪による再入院の相対リスクは 0.29 と運動療法群が有意に低いことを報告している [図 1-11][36]．心不全に対する運動療法の効果について多施設が参加したランダム化比較対照試験である HF-ACTION[4] では，患者背景因子（心肺運動負荷試験時の運動時間，LVEF，抑うつスコア，心房細動）で補正した場合には，運動療法群は通常治療群と比較して，イベント発生率（一次エンドポイントおよび二次エンドポイントの心血管死＋心不全による入院）は有意に低いことが報告されている [図 1-5]．

心不全患者に対する運動療法の効果を検証した最近のメタ解析でも，運動療法群に心不全増

[表 1-8]「心血管疾患におけるリハビリテーションに関するガイドライン（2012年改訂版）」の急性および慢性心不全に関する記述

クラスⅠ：
・運動耐容能の低下を示す慢性心不全患者への自覚症状の改善および運動耐容能の改善を目的とした運動療法の実施が推奨される（エビデンスレベルA）

クラスⅡa：
・収縮機能低下を有するすべての慢性心不全患者への運動耐容能の改善やQOLの改善および心事故減少を目的とした運動療法の実施は妥当である（エビデンスレベルB）
・運動耐容能低下を示す拡張期心不全患者への運動耐容能の改善を目的とした運動療法の実施は妥当である（エビデンスレベルB）
・筋力低下を有する慢性心不全患者に対して，運動耐容能の改善を目的とした低強度レジスタンストレーニングを含めた運動療法の実施は妥当である（エビデンスレベルC）

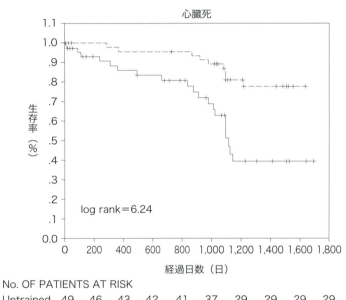

[図 1-11] 運動療法の心不全に対する長期予後改善効果

(Belardinell et al, 1999)[36]

悪による再入院に有意な効果を認めているが，これまでの研究の多くが，HFrEF患者を対象としたものであることから，HFpEF患者に対する運動療法の効果のエビデンスの蓄積が期待されている．

3 運動療法の実際

心不全患者の運動療法を行う場合，運動療法の禁忌[2]を確認することがまず重要である．絶対禁忌には，過去1週間以内における心不全の自覚症状の増悪，不安定狭心症，未治療の運動誘発性重症不整脈，急性全身性疾患などがあることからも，運動療法を始める前に，血圧や脈拍のチェックに加えて，呼吸困難感の増悪や易疲労性の有無，体重の増加，内服の確認を必ず行う必要がある．運動療法前にはウォーミングアップ（準備運動）を忘れずに行うことが重要である．ウォーミングアップの効果は，筋骨格系の損傷予防だけでなく，局所の血行の改善により運動負荷による循環器系への負荷を軽減することや，局所の組織温度を上げて血液か

[表 1-9] 心不全の運動療法における運動処方

運動の種類	・歩行（初期は屋内監視下），自転車エルゴメータ，軽いエアロビクス体操，低強度レジスタンス運動 ・心不全患者には，ジョギング，水泳，激しいエアロビクスダンスは推奨されない
運動強度	【開始初期】 ・屋内歩行 50〜80m/分×5〜10分間または自転車エルゴメータ 10〜20W×5〜10分間程度から開始する ・自覚症状や身体所見をめやすにして1か月程度をかけて時間と強度を徐々に増量する ・簡便法として，安静時 HR＋30bpm（β遮断薬投与例では安静時 HR＋20bpm）を目標 HR とする方法もある 【安定期到達目標】 a）最高酸素摂取量（peak $\dot{V}O_2$）の 40〜60％のレベルまたは嫌気性代謝閾値（AT）レベルの HR b）心拍数予備能（HR reserve）の 30〜50％，または最大 HR の 50〜70％ ・Karvonen の式（[最高 HR －安静時 HR]×k＋安静時 HR）において，軽症（NYHA Ⅰ〜Ⅱ）では k＝0.4〜0.5，中等症〜重症（NYHA Ⅲ）では k＝0.3〜0.4 c）Borg 指数 11〜13（自覚的運動強度「楽である〜ややつらい」）のレベル
運動持続時間	・1回5〜10分×1日2回程度から開始，1日30〜60分（1回20〜30分×1日2回）まで徐々に増加させる
頻度	・週3〜5回（重症例では週3回，軽症例では週5回まで増加させてもよい） ・週2〜3回程度，低強度レジスタンス運動を併用してもよい
注意事項	・開始初期1か月間は特に低強度とし，心不全の増悪に注意する ・原則として開始初期は監視型，安定期では監視型と非監視型（在宅運動療法）との併用とする ・経過中は，常に自覚症状，体重，血中 BNP の変化に留意する

日本循環器学会．心血管疾患におけるリハビリテーションに関するガイドライン（2012年改訂版）http://www.j-circ.or.jp/guideline/pdf/JCS2012_nohara_h.pdf（2016年5月閲覧）

らの酸素の解離をよくして酸素の利用を促すことも含まれる．特に，血管内皮機能が低下し血管拡張能が低下している高齢者や心不全患者は十分にウォーミングアップを行うことで，運動開始時の急激な心負荷上昇を軽減することができる．

心不全患者の運動療法の基本は有酸素運動（急性心筋梗塞参照）である [表 1-9][2]．運動療法の安全性が確認されるまでは監視型運動療法で行うことが基本で，運動中の血圧や脈拍がモニタリングしやすく，運動強度を調整しやすい自転車エルゴメータでの有酸素運動を選択する．1セッションの運動時間は約30分が一般的である．運動療法の治療目標を患者とともに共有してできるだけ具体的に目標を設定することが重要である．体力低下が著しく，有酸素運動が持続できない患者にはインターバルトレーニングが推奨される．元来，インターバルトレーニングはアスリートのトレーニング用に開発されたが，低強度のインターバルトレーニングは重症患者の運動導入に取り入れられている．導入後はインターバルを調整し，最終的には持続的運動療法を目指す．

心不全患者のレジスタンストレーニングは，ヨーロッパ心臓病学会（European Society of Cardiology；ESC）の Position Statement「Exercise training in heart failure」[37]に詳しい．心不全患者にレジスタンストレーニング導入のために，レジスタンストレーニングを3つのステップに分けている [表 1-10][37]．Step 1（プレトレーニング，pre-training）では正しい方法や感触を覚えたり，筋間の収縮コーディネーションの改善を目的としている．また，Step 2

[表 1-10] 心不全患者に対するレジスタンストレーニングのステップ別プログラム

Step	目的	タイプ	強度	回数	量
Step1 プレトレーニング Pre-training	正しい方法を学ぶ 感触を覚える 筋間の収縮コーディネーションを改善	ダイナミック	30% 1RM RPE<12	5〜10	2〜3セッション/週 1〜3サーキット/セッション
Step2 レジスタンス/エンデュランストレーニング Resistance/ Endurance training	局所有酸素持久力 筋間の収縮コーディネーションを改善	ダイナミック	30〜40% 1RM RPE<12〜13	12〜25	2〜3セッション/週 1サーキット/セッション
Step3 ストレングストレーニング Strength training 筋ビルドアップトレーニング Muscle build up training	筋肥大 筋内のコーディネーションを改善	ダイナミック	40〜60% 1RM RPE<15	8〜15	2〜3セッション/週 1サーキット/セッション

(Piepoli et al, 2011)[37]

（レジスタンス/エンデュランストレーニング，Resistance/endurance training）では局所有酸素持久力や筋間のコーディネーションの改善を目的とし，Step3（ストレングス，筋ビルドアップトレーニング，Strength training. Muscle build up training）では筋肥大を目的としている．

心不全患者に推奨されるレジスタンストレーニングの重症度別プログラム [表 1-11] [38]をまとめた．

4 運動療法の注意点と日常の生活管理

- 慢性心不全の急性増悪の誘因を把握したり，その誘因に適切な介入が行われなければ，心不全に対する運動療法は成功しない．
- 運動療法を行う前は，血圧や脈拍のバイタルサインの変化に加えて，徐々に進行する体重の漸増や全身のうっ血の進行に注意する．

---

column　人工血管置換術後

　胸部大動脈瘤に対する人工血管置換術では，心臓を停止させ人工心肺を使用したり，低体温（20〜25℃）にしたうえで全身の循環血流を停止させるなど，身体機能への影響は計り知れない．特に，人工心肺（体外循環）の使用により，赤血球が破壊されたり，血小板凝集能の低下や炎症性サイトカインの著明な上昇などが認められる．術後の全身炎症は，血管膜透過性を亢進させ血中アルブミンが血管外に漏出させたり，骨格筋の異化亢進を招き，筋量や筋力の低下が認められるようになる．そのため術後のリハもほかの術式に比べて遅延する傾向がある．

　近年では，開胸，開腹手術を行わないステントグラフト治療（人工血管内挿術）が増加してきている．ステントグラフト治療は，開胸，開腹しないことに加えて，人工心肺は使用せず，造影剤使用量や被曝線量が低減されるなど，手術自体が低侵襲である．手術時間は短縮し，術翌日から食事を取ることはもちろんのこと，歩行することも可能で，早期退院が可能である．ただし，心臓手術を受けたという精神的負担の軽減や再発予防を視野に入れた生活管理の獲得などを目的としたリハが必要ないということではないことに注意しなければならない．

（高橋 哲）

[表 1-11] 心不全患者に推奨されるレジスタンストレーニングの重症度別プログラム

	NYHA 分類 I 度	NYHA 分類 II〜III 度
頻度	2〜3回/週	1〜2回/週
期間	15〜30分	12〜15分
強度	50〜60% 1RM	40〜50% 1RM
収縮速度	6秒（3秒求心性＋3秒遠心性）	6秒（3秒求心性＋3秒遠心性）
運動：休憩（時間）	60秒またはそれ以上（運動：休憩＞1：2）	60秒またはそれ以上（運動：休憩＞1：2）
運動の種類	4〜9個	3〜4個
運動のセット数	2〜3セット	1〜2セット
セットの繰り返し回数	6〜15回	4〜10回
動員される筋量	一側 and/or 両側	一側 and/or 両側
トレーニングモード	最初の1カ月の導入期は単関節のトレーニング 全身トレーニングはあまりしない	主に単関節のトレーニング，耐えられれば全身トレーニング
柔軟性/バランストレーニング	毎日行う（できれば）	毎日行う（できれば）

(Braith et al, 2008)[38]

- 入院時の自覚症状と全身所見を把握しておく．どのような自覚症状と全身所見に，理学療法前や理学療法中に特に注意を払わねばならないかがわかる．
- 後負荷の増大が左心負荷の原因となるため，運動強度を強くしすぎて血管収縮が過剰に起きないように注意する．
- 「運動負荷量が過大であることを示唆する指標」[2]に注意する．
  - 自覚症状（倦怠感持続，前日の疲労感の残存，同一負荷量における Borg 指数の2以上の上昇）
  - 体重増加傾向（1週間で 2kg 以上増加）
  - 心拍数増加傾向（安静時または同一負荷量における心拍数の 10bpm 以上の上昇）
  - 血中 BNP 上昇傾向（前回よりも 100pg/ml 以上の上昇）
- 運動療法開始後，数カ月経過した時点で，運動耐容能や心機能などの再評価を行い，運動療法の効果を評価するとともに，運動処方を更新する．

（高橋哲也）

大動脈解離

1 病態と合併症

大動脈解離は「大動脈壁が中膜のレベルで二層に剥離し，動脈走行に沿ってある長さをもち二腔になった状態」と定義され，大動脈壁内に血流もしくは血腫が存在する動的な病態である[39]．動脈硬化が進展した高齢者に多く発症するが，Marfan 症候群では若年者でも発症する．大動脈解離は，①解離の範囲，②偽腔（新たに形成された解離腔）の状態，③病期（急性期・亜急性期・慢性期）により病型が分類されている．なかでも解離の範囲からみた分類として Stanford 分類と DeBakey 分類があり，Stanford 分類は解離が上行大動脈に及んでいるか否かで A

解離範囲 (▼は DeBakey 分類における入口部の位置)	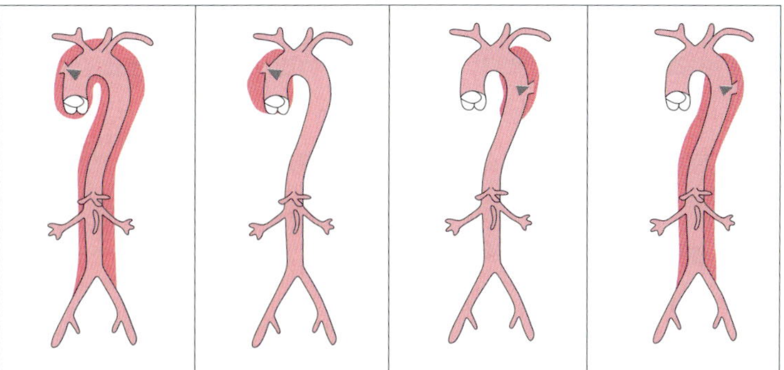			
	I 型	II 型	IIIa 型	IIIb 型
DeBakey 分類	入口部が上行大動脈瘤にあり，腹部動脈瘤まで広範囲に解離が及ぶもの	入口部が上行大動脈にあり，解離が上行大動脈に限局しているもの	入口部が左鎖骨下動脈直下にあり，解離が胸部下行大動脈に限局しているもの	入口部が左鎖骨下動脈直下にあり，解離が下行大動脈から腹部大動脈まで及ぶもの
Stanford 分類	A 型		B 型	
	上行大動脈に解離があるもの		上行大動脈に解離がないもの	

[図 1-12]　大動脈解離の分類（Stanford 分類と DeBakey 分類）

型とB型に分類している．DeBakey分類は解離の範囲と入口部（内膜亀裂）の位置によりI〜III型（a, b）に分類しており，いずれも臨床上重要な分類である **[図 1-12]**．また偽腔のなかに血流があるものを偽腔開存型といい，破裂のリスクが高いのに対して偽腔が血栓で完全に閉塞しており血流のないものを偽腔閉塞型といい，合併症が少なく慢性期の予後も良好であるのが特徴である．

大動脈解離は解離の部位や範囲により各臓器の虚血症状を招き，さまざまな合併症を生じる．主な合併症は脳虚血，心タンポナーデ，狭心症・心筋梗塞，対麻痺，腸管壊死・イレウス，腎不全，上肢・下肢虚血である．治療は外科的治療（人工血管置換術・ステントグラフト挿入）や保存的治療が行われる．本稿では保存的治療を対象とする（外科的治療後は心臓外科術後の項，p74を参照されたい）．

2 運動療法の効果

現在のところ大動脈解離のリハに関する明確なエビデンスは存在しない．日本循環器学会「大動脈瘤・大動脈解離診療ガイドライン（2011年改訂版）」[40]の急性期リハ治療のエビデンスにおいて，B型急性解離に対する標準リハコース（最大短径50mm未満で臓器虚血がなくFDP40未満）がクラスIIa，偽腔閉塞型A型急性解離に対する標準リハコース（最大短径50mm未満でULPを上行大動脈に認めず，臓器虚血がなく，FDP40未満），B型急性解離に対する短期リハコース（最大短径40mm未満で臓器虚血がなく偽腔開存型では最小真腔が全内腔の1/4を越える例あるいは偽腔閉塞型ではULPを有しない例でFDP40未満）がクラスIIbとされているが，その他の病態では確立されていない．ガイドラインでは大動脈解離後（保存療法）のリハは炎症性胸水による無気肺の予防や，長期臥床による下肢静脈血栓症の予防，高齢者などでは強制的な安静による不穏や認知症予防のため，早期離床が重要とされている．

[表 1-12] 入院リハビリテーションプログラム

ステージ	コース	病日	安静度	活動・排泄	清潔
1	標準・短期	発症〜2日	他動30度	ベッド上	部分清拭(介助)
2	標準・短期	3〜4日	他動90度	同上	部分清拭(介助)
3	標準・短期	5〜6日	自力座位	同上	歯磨き,洗面,髭剃り
4	標準・短期	7〜8日	ベッドサイド足踏み	ベッドサイド便器	同上
5	標準	9〜14日	50m歩行	病棟トイレ	洗髪(介助)
5	短期	9〜10日	50m歩行	病棟トイレ	洗髪(介助)
6	標準	15〜16日	100m歩行	病棟歩行	下半身シャワー
6	短期	11〜12日	100m歩行	病棟歩行	下半身シャワー
7	標準	17〜18日	300m歩行	病院内歩行	全身シャワー
7	短期	13〜14日	300m歩行	病院内歩行	全身シャワー
8	標準	19〜22日	500m歩行	外出・外泊	入浴
8	短期	15〜16日	500m歩行	外出・外泊	入浴
		退院			

日本循環器学会.大動脈瘤・大動脈解離診療ガイドライン(2011年改訂版)http://www.j-circ.or.jp/guideline/pdf/JCS2011_takamoto_h.pdf(2016年5月閲覧)

3 運動療法の実際

急性期から回復期において厳格な血圧管理のもと,リハを実施する.過度な運動(負荷)により解離の進展や破裂につながる可能性もあるため,医師の指示に基づき,慎重に進める必要がある.

(1) 急性期リハビリテーションプログラム

「大動脈瘤・大動脈解離診療ガイドライン(2011年改訂版)」[40]のリハプログラムを表1-12に示す.大動脈解離の保存治療例では厳密な血圧コントロールが必要であり,ガイドラインでは安静時血圧は収縮血圧が130mmHg未満,心拍数は60回/分未満を目標にすることが望ましいとされている.入院リハプログラムには標準コースと短期コースがある.標準プログラムの適応はStanford A偽腔閉塞型とStanford B型で,大動脈の最大径が50mm未満,臓器虚血がない,DICの合併(FDP40以上)がない場合である.適応外の病型,適応内の病型であるが重篤な合併症がある場合,不穏がある場合,再解離,縦隔血腫,心タンポナーデや右側優位の胸水がある場合には適応外となる.短期コースの適応はStanford B型で,最大短径40mm以下,偽腔閉塞型ではULPを認めない,偽腔開存型では真腔が1/4以上,DICの合併(FDP40以上)がない場合である.適応外の病型,適応内の病型であるが重篤な合併症がある場合,不穏がある場合は適応外となる.医師の指示に基づき表1-12[40]に示すステージを進める.リハ開始基準は負荷前の収縮期血圧が90mmHg以上130mmHg未満で,ステージの進行基準は負荷後の収縮期血圧が150mmHg未満である.基準を満たさない場合は降圧剤を増量し,翌日,再施行となる.リハ実施中は負荷中の血圧がモニタリングできるよう携帯型自動血圧計を用いるなど,負荷中の血圧管理を注意深く評価する.またフォローアップCTの結果から経時的に血管径,血栓化,ULP(潰瘍様突出像)を確認する必要がある.

表 1-13 に示す症例は合併症発症の可能性が高いので特に慎重に進める必要がある．また大動脈径が 50mm 以上の症例や FDP（フィブリン・フィブリノーゲン分解産物定量）40 以上の症例は内科治療であっても，ガイドライン上のリハプログラムは不適切であり，個別のプログラムを立てて，慎重に行うべきである．

[表 1-13] 大動脈解離で注意が必要な症例

- 偽腔開存型では真腔の大きさが 1/4 以下の症例で分枝血管の虚血の発生リスクが高い
- 偽腔閉塞型では ULP を有する例で真腔から偽腔への再開通が多く出現する
- 大動脈径が 40mm 以上の例では，線溶凝固系の異常が遷延したり，破裂リスクが高まる

(2) 回復期リハビリテーション

血圧をエンドポイントとした運動負荷試験ならびに血圧の日内変動の評価を行い，血圧コントロール（安静時 130mmHg 未満，最大活動時でも 150mmHg 未満が望ましい）に支障をきたさない範囲の生活活動を指導する．

4 運動療法の注意点と日常の生活管理

- 急性期から回復期を通じて，血圧管理が極めて重要である．厳重な血圧管理のもと，血圧変動に注意しながら慎重に進める．また，退院後は患者自身に血圧コントロール域を自覚してもらい，毎日の血圧測定を徹底させる．
- 血圧上昇を伴いやすい動作（排便，荷物の運搬，階段昇降，長時間にわたり等尺性収縮の要素が強い動作）は入院中より ADL 指導を十分に行う．また高血圧を予防するために，塩分制限は徹底する．
- 降圧薬の服用は必須であるため，服薬状況には常に注意を払う．また，β遮断薬を服用していることが多く，運動中の心拍数増加が抑制されていることを理解しておく必要がある．

不整脈

1 病態と合併症

不整脈は正常洞調律以外の調律と定義され，一連の電気的流れ（刺激伝導系）に何らかの異常が生じた病態である．不整脈は表 1-14 に示すように心拍数によって徐脈性と頻脈性に大別され，頻脈性はさらに上室性と心室性に分けられる[41]．不整脈は高齢者や心疾患患者に多く，心臓由来以外にも生活習慣（食事，ストレス，飲酒，睡眠不足）などが関与する．

不整脈の主な合併症として心不全，心原性脳梗塞，失神発作（Adams-Stokes 発作）があげられる．近年の大規模研究（ARIC Study）において心室期外収縮が多いほど心不全を発症しやすいことが示されている[42]．心房細動は心房内に血栓を生じやすく，心原性脳梗塞のリスクとなる．また心拍出量が大きく減少する不整脈においては脳虚血を招き，意識レベルの低下やときに Adams-Stokes 発作を起こす場合もある．

2 運動療法の効果

日本循環器学会「心血管疾患におけるリハビリテーションに関するガイドライン（2012 年改訂版）」[2] の不整脈と運動療法に関するエビデンスレベルは，「心筋梗塞後の突然死予防のための管理された運動は，中止基準を満たさなければ推奨される（クラス I，エビデンスレベル A）」，「心室期外収縮の中止基準を満たさないもの心房細動，ペースメーカ，植込み型除細動器については QOL の拡大には好ましいので，運動療法を検討するべきである（クラス IIa'，エビデ

[表 1-14]　不整脈疾患の分類

Ⅰ．徐脈性不整脈（心拍数：50/分以下）	Ⅲ．伝導障害（心拍数は正常）
・洞不全症候群（Ⅰ〜Ⅲ群） ・房室ブロック（1〜3度） ・心停止 ※高度の徐脈では補充収縮を伴う	・脚ブロック（右脚・左脚ブロック） ・分枝ブロック（左脚前枝・後枝ブロック） ・2枝ブロック ・3枝ブロック
Ⅱ．頻脈性不整脈（心拍数：100/分以上）	Ⅳ．心電図症候群・遺伝性不整脈疾患
1. 上室性不整脈 　・洞性頻脈 　・心房期外収縮 　・心房細動 　・心房粗動 　・心房頻拍 　・発作性上室頻拍 2. 心室性不整脈 　・心室期外収縮 　・心室頻拍 　・torasade de pointes 　・心室細動	・WPW症候群 ・QT延長症候群 ・QT短縮症候群 ・Brugada症候群 ・カテコラミン誘発多形性心室頻拍

（池田，2006）[41]

ンスレベルC）」，「運動中止基準を満たすような心室性不整脈は，運動療法はすべきではない（クラスⅢ）」とされている．不整脈と運動療法に関するRCTの報告は極めて少なく，エビデンスも十分とはいえない現状にある．Hegbomらは慢性心房細動患者に対する運動療法は安静時，運動時の心拍数を抑制し，心拍変動改善効果も期待できるため，積極的に進めるべきであるとしている[43]．米国のRCTの結果においては，運動療法群は対照群と比較して心室性不整脈が減少したことが報告されている[44,45]．運動による心室性不整脈減少の機序は，心筋虚血の改善による不整脈出現閾値の上昇，交感神経緊張の低下，血中カテコラミンの減少，副交感神経活性の上昇，β受容体の感受性の低下，心機能・心拡大の改善，overdrive suppression抑制効果，脂質を含めたエネルギー代謝系の改善，精神的ストレスの改善である[2]．心筋虚血の改善による不整脈出現閾値の上昇などの効果が考えられている．

3 運動療法の実際

(1) 心室性不整脈の場合

　心室性不整脈の運動療法導入までの流れを図1-13[2]に示す．運動療法実施前には運動耐容能ならびに心室期外収縮の重症度を評価するために運動負荷試験の実施が必須とされている．嫌気性代謝閾値（AT）到達までに運動療法の中止基準に該当する心室性不整脈が出現すれば，不整脈の原因因子の是正が優先される．運動負荷による不整脈の悪化がない場合は日本循環器学会「心血管疾患におけるリハビリテーションに関するガイドライン（2012年改訂版）」[2]の運動処方に準じて運動療法を実施する．運動療法開始当初は中等度負荷より開始し，不整脈の

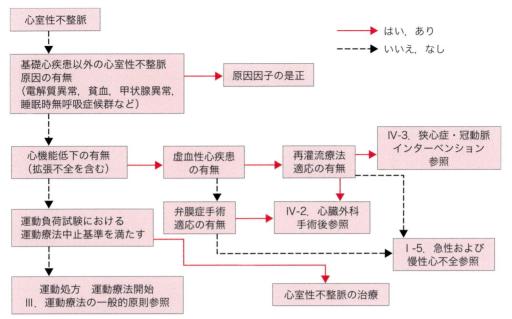

[図 1-13] 運動療法導入までのフローチャート（心室性不整脈）
日本循環器学会．心血管疾患におけるリハビリテーションに関するガイドライン（2012 年改訂版）http://www.j-circ.or.jp/guideline/pdf/JCS2012_nohara_h.pdf（2016 年 5 月閲覧）

出現や増悪のモニタリングを行いながら慎重に進める．アメリカスポーツ医学会では運動療法の中止基準として②「R on T の心室期外収縮」以上の心性不整脈をあげている[表 1-15][46]．

(2) 心房細動の場合

　心房細動の運動療法導入までの流れを図 1-14[2] に示す．心房細動の場合，安静時および運動時の至適脈拍数は明らかでないため，心拍数コントロールができているかは個々の患者で判断する必要がある．心房細動患者の運動負荷に対する心拍反応は患者ごとに大きく異なり，同一患者であってもそのときの体調により心拍反応が異なる場合もあるため，心拍数による運動強度の設定は困難である．そのため〔心肺運動負荷試験（CPX）実施例では〕AT での負荷量や METs 数から歩行速度を算出して運動強度を決定する．CPX が困難な症例に対しては自覚的運動強度（Borg 指数）を用いて運動強度を決定する．運動療法導入後は血圧，脈拍，自覚症状をみて，運動強度の再設定を検討する．

4 運動療法の注意点と日常の生活管理

- 運動療法が禁忌である不整脈を把握する．運動が禁忌である不整脈を表 1-16[47] に示す．
- 不整脈は不眠，ストレス，飲酒，カフェイン，禁煙，服薬（利尿薬，ジギタリス）などの要因により誘発されやすくなるため，日常生活状況の確認および生活指導が重要である．
- ペースメーカ挿入患者でレート調節機能付きの場合はトレッドミルから METs や Karvonen の式，Borg 指数から運動強度を算出する．固定レート型の場合には心拍数が固定されているため Borg 指数，収縮期血圧などの身体所見を目安に運動強度を設定する．

[表 1-15] 心室期外収縮と運動中止基準

①心室頻拍（3 連発以上）
②R on T の心室期外収縮
③頻発する単一源性心室期外収縮（30％）以上
④頻発する多源性の心室期外収縮（30％）以上
⑤2 連発（1 分間に 2 回以上）

（アメリカスポーツ医学会，2001）[46]

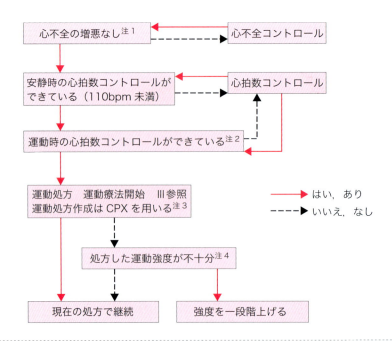

注1 心不全の自覚症状（呼吸苦，浮腫，食欲低下など），他覚所見（1週間以内で2kg以上の体重増加，運動療法前と比較して安静時および運動直後のSpO₂低下，レントゲン上のうっ血像や胸水の増悪など）など
注2 運動負荷時の脈拍上昇の程度，自覚症状，運動時間，ピークの代謝当量（METs）数等で，運動療法導入可能か判断するHR variation 10 bpm/min以下を心拍数コントロールの指標としてもよい
注3 CPXでは，AT時の負荷量やMETs数から歩行速度を算出
　　トレッドミル検査では，中等度負荷の場合は最大運動負荷でのMETs数の40〜60%から，軽度負荷ならMETs数の20〜40%から歩行速度を算出
注4 最大運動負荷から算出した運動強度では，ATレベルに達していない可能性もあるため，運動療法導入後に血圧，脈拍，自覚症状をみて，負荷不十分と判断した場合は，高強度負荷への変更を考慮する

[図 1-14] 心房細動の運動療法のフローチャート
日本循環器学会．心血管疾患におけるリハビリテーションに関するガイドライン（2012年改訂版）
http://www.j-circ.or.jp/guideline/pdf/JCS2012_nohara_h.pdf（2016年5月閲覧）

● 植入み型除細動器（ICD）を使用する患者では誤作動の防止に注意する．運動時の心拍数はICDが通電する心拍数の少なくても10〜15拍少なめに設定する．上室性不整脈は稀に誤作動を起こすため注意が必要である．

[表 1-16] 運動が禁忌である不整脈
1. 致死性不整脈
    心室細動，心室停止
    極端な徐脈（20拍/分以下）
2. 致死性不整脈に移行する可能性のある不整脈
    R on T（心室期外収縮）
    心室頻拍，torsade de pointes
    心房細動を伴うWPW症候群
    高度房室ブロック，完全房室ブロック
    徐脈（20拍/分〜40拍/分）

（牧田，2010）[47]

末梢動脈疾患

1 病態と合併症

末梢動脈疾患（peripheral arterial disease；PAD）とは末梢動脈の内腔狭小化によって末梢動脈に循環障害をきたす病態であり，歩行障害や潰瘍・壊死などの症状を呈する疾患である．内腔狭小化の主な原因は高血圧，脂質異常，糖尿病，喫煙，ストレス，身体不活動などによる

動脈硬化である．

　PADの主たる症状は下肢に限局されるが，動脈硬化は全身性に及んでいる場合が多く，高率で脳動脈疾患や虚血性心疾患（約20％）などを合併しており，PADは単なる「下肢動脈の循環不全」ではなく，「全身性の動脈硬化性血管病変の一部」として捉える必要がある［図1-15］[48]．

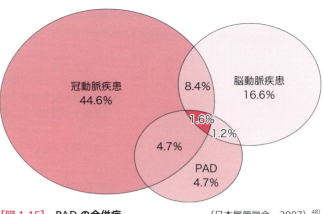

［図1-15］　PADの合併症　　　　　　　　　　　（日本脈管学会，2007）[48]

　PADは下肢への血流が減少した状態であり，"冷感"や"しびれ"などの軽度な循環不全から重度になれば壊疽や壊死に至る場合もある．PAD患者で最も多い症状は間欠性跛行（intermittent claudication；IC）であり，歩行中の活動筋に対する酸素輸送量と代謝供給量のミスマッチにより，下肢に疼痛や違和感を生じる．

　PADの重症度を表す指標としてFontaine分類やRutherford分類が広く使用されている［表1-17］．Fontaine分類は下肢虚血の症状を4段階に分類したものであり，Rutherford分類はさらに運動負荷試験や生理検査の結果を加味したもので，より客観的な分類である．重症度により異なるがICのあるPAD患者の5年生存率は約70％，10年生存率は約50％で，重症虚血肢患者では5年生存率約40％，10年生存率は約10％と重症虚血肢患者では予後が極めて悪い［図1-16］[48]．

2 運動療法の効果

　PADの国際治療ガイドラインである「TASC Ⅱ（trans atlantic inter-society consensus）」[48]や日本循環器学会「末梢閉塞性動脈疾患の治療ガイドライン」[49]，「心血管疾患におけるリハビ

---

column　深部静脈血栓症，肺塞栓症

　深部静脈血栓症や肺塞栓症は，別名「エコノミークラス症候群」として一般にもよく知られている．2016年熊本地震でも，避難生活が長引くなか，エコノミークラス症候群で入院が必要とされた方が44人（平成28年4月29日現在）となり，死者も出ていると報道された．深部静脈血栓症は，下肢の静脈内に血栓が生じているもので，一方，心臓を経て肺動脈に詰まって，呼吸困難や失神，死亡を引き起こす疾患を肺塞栓症とよぶ．血栓形成の原因は，①血管内皮細胞の傷害，②血流の緩慢，③血液性状の変化があげられ，これらはウィルヒョウの三要素（Virchow's triad）として知られている．

　狭い車内でじっと長時間を過ごしたり，長時間同じ姿勢で血管を圧迫して，血流が停滞することにより血栓は生じやすくなる．また，脱水や脂質異常症，妊娠や出産時の血小板凝集能の亢進，ストレスによる交感神経の緊張など，さまざまな理由で血液の粘稠度が高くなり，血栓が生じやすくなる．予防には同じ姿勢を長く続けないことや，下肢のパンピング運動により血液流速を早めること，脱水に注意すること，ストレスをためないことなどが重要である．この深部静脈血栓症や肺塞栓症はビジネスクラスやファーストクラスでも起きる可能性があるため，「エコノミークラス症候群」という名前では，座席前後のスペースが狭いエコノミークラスの航空機内のみが危険との誤解を与えかねないとのことで，日本旅行医学会が中心となって「ロングフライト血栓症」という名称を提言している．

（高橋　哲）

[表1-17] PADの重症度分類（Fontaine分類とRutherford分類）

Fontaine分類		Rutherford分類		
病期	臨床症状	等級	分類	臨床症状	客観的基準
I	無症状，冷感やしびれ	0	0	無症状，非典型的症状（冷感・しびれ）	トレッドミル運動負荷試験あるいは反応性充血試験が正常である
IIa	軽度跛行		1	軽度の間欠性跛行	標準的トレッドミル運動負荷試験完了後の足関節圧が50mmHg以上でかつ，安静時より少なくとも20mmHg低い
IIb	中等度から重度跛行	I	2	中等度の間欠性跛行	分類1と分類3の間
			3	重度の間欠性跛行	標準的トレッドミル運動負荷試験終了不能および運動後の足関節圧＜50mmHg
III	安静時疼痛	II	4	安静時疼痛	安静時足関節圧＜40mmHg，または足関節部/中足骨部の容積脈波が平坦あるいは微弱；足趾血圧＜30mmHg
IV	虚血性潰瘍・壊疽	III	5	小さな組織欠損	安静時足関節圧＜60mmHg，または足関節部/中足骨部の容積脈波が平坦あるいは微弱；足趾血圧＜40mmHg
			6	大きな組織欠損	分類5と同じ

リテーションに関するガイドライン（2012年改訂版）」[2]においてICのあるPAD患者に対する運動療法は高いエビデンスが示されており，「すべての間欠性跛行患者に対する初期治療の一環として，監視下運動療法を推奨する（クラスI，エビデンスレベルA）」，「最も効果的な運動法として，トレッドミルまたはトラック歩行が推奨される．跛行を生じるに十分な強度で歩行し，疼痛

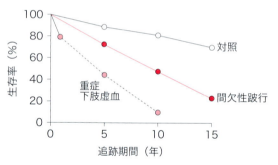

[図1-16] PAD患者の生存率（日本脈管学会，2007）[48]

が中等度になれば安静にすることを繰り返し，1回30〜60分間行う．基本的に週3回3カ月間行う（クラスI，エビデンスレベルA）」，「監視下運動療法を行うのが難しい場合に，内服薬併用在宅運動療法が間欠性跛行治療の第一選択になり得る（クラスIIa，エビデンスレベルC）」とされている．

ICをもつPAD患者を対象とした運動療法のメタアナリシスの結果では，疼痛出現距離（initial claudication distance；ICD）は179％，最大歩行距離（maximum walking distance；MWD）は122％の増加がみられたと報告されている[50]．また，監視型運動療法と血管内治療（endovascular treatment；EVT）のRCTの結果，EVTは短期間のMWDを改善するが，12カ月後には監視型運動療法と差がなくなることが報告されている[51]．最近ではEVTと監視型運動療法の併用に関するRCTが多く報告されており，近年のsystematic reviewでは単独治療に比べて併用療法は中・長期的な歩行能力およびQOLの改善に有効であると結論付けられている[52]．またPAD患者に対するレジスタンストレーニング（resistance training；RT）は下肢筋力や

[表 1-18] 慢性末梢動脈閉塞症の運動処方

方法	監視型を推奨
種類	トレッドミル歩行 ・運動トレーニングは①ウォームアップ，②歩行運動，③クールダウンの順番でプログラムを立てて行う ・主な病変が下腿以下の場合，特に TAO では，末梢部位での虚血による筋肉への負担が調整できる 体操（バージャー体操，ラッチョウ運動）なども試みられる ・最近，動的な上肢運動による跛行患者の運動療法の報告もあり，選択肢の一つになるかもしれない
強度	・初めは，傾斜 12%・速度 2.4km/ 時で行い，New Borg 指数 6 ～ 8/10（「ややつらい程度」の下肢疼痛が生じるまで歩く（通常の Borg 指数ではなく，慢性末梢動脈閉塞症の診療では 1 ～ 10 分で表示する New Borg 指数を使用している点に注意） ・この強度で 10 分以上歩けるようなら，次いで速度を 3.2km/ 時とするか，傾斜を強くする．さらに，4.8km/ 時と速度を速めることもできる
持続時間・間隔・期間	・1 回に行う歩行時間は 30 分以上で，1 時間までとする ・頻度は日に 1 ～ 2 回行い，週 3 回以上は実施する（できれば 5 日以上 / 週） ・先の疼痛に達するまでの歩行と，疼痛が緩和するまでの休息（1 ～ 5 分程度）とを繰り返す ・治療期間は 3 カ月から 6 カ月間が一般的である ・報告では約 2 カ月間以上 3 カ月は続ける必要がある
監視項目	心拍・脈拍数管理，血圧管理を必須として，心電図モニタによる監視も実施する

日本循環器学会．心血管疾患におけるリハビリテーションに関するガイドライン（2012 年改訂版）http：//www.j-circ.or.jp/guideline/pdf/JCS2012_nohara_h.pdf（2016 年 5 月閲覧）を参考に作成

歩行能力（ICD，MWD，6 分間歩行距離），さらには QOL の改善に効果があることも示されている[53-55]．

3 運動療法の実際

PAD に対する具体的な運動療法を表 1-18[2]，1-19[48] に示す．運動療法の基本はトレッドミルを使用した監視型運動療法である．運動療法の方法・種類・強度・時間は「心血管疾患におけるリハビリテーションに関するガイドライン（2012 年改訂版）」[表 1-18][2] や TASC Ⅱで推奨される運動処方 [表 1-19][48] を参考に進める場合が多い．いずれのガイドラインにおいても監視型のトレッドミルトレーニングが推奨されている．運動頻度は週 3 回以上を基本とし，1 回につき 30 分以上の運動が望ましい．運動強度では歩行速度や傾斜角が設定されているが，高齢者や歩行能力の低い患者では実施は難しく，その場合には TASC Ⅱで推奨されている「患者に応じた歩行速度・傾斜角設定の方法」が適している．いずれの方法においても IC 症状が改善すれば歩行速度や傾斜角を増加させ，負荷強度を増強させる．トレッドミルが設置されていない施設においては平地歩行にて実施する．

下肢筋力低下が著しい症例に対しては RT を併用する．PAD に対する RT の具体的な適応基準や禁忌事項について示されたものはないが，PAD が全身性の血管疾患であることを考慮すると，心疾患に対する RT の絶対禁忌および相対禁忌の項目は参考にする必要がある [表 1-20][20]．トレッドミルトレーニングに関しては具体的な方法が示されている一方，RT

[表 1-19] TASC IIで推奨される運動処方

運動強度	・3〜5分以内に跛行症状が出現する程度の速度と傾斜に調整する
運動方法	・跛行症状が中等度になった時点で中断し，痛みが軽快するまで安静にする ・上記の運動―休息―運動を繰り返す ・中等度の疼痛を生じることなく10分間以上歩けるようになればトレッドミルの傾斜や速度を増加させる ・平均歩行速度は 2.4〜3.2km/h とし，既に 3.2km/h で歩行できる場合は傾斜を増加させる
運動時間	・初回は少なくても35分間行い，患者がなれるに従い，回ごとに5分ずつを目安に50分間まで延長する
運動頻度	・週3回を基本とする

（日本脈管学会，2007）[48]

[表 1-20] レジスタンストレーニングの絶対禁忌と相対禁忌

絶対禁忌
・不安定な冠動脈疾患
・非代償性心不全
・コントロールされていない不整脈
・重篤な肺高血圧（平均肺動脈圧 > 55mmHg）
・高度で症状のある大動脈弁狭窄症
・コントロールされていない高血圧（> 180/110mmHg）
・大動脈解離
・Marfan 症候群
・中等度以上の糖尿病性腎障害に対する高強度のレジスタンストレーニング（80〜100% 1RM）

相対禁忌（始める前に医師に相談すること）
・冠動脈疾患の主要な危険因子をもつ者
・全ての年代の糖尿病
・コントロールされていない高血圧（> 160/100mmHg）
・低運動耐容能（< 4METs）
・筋骨格系の障害
・ペースメーカや ICD 挿入患者

（Williams et al, 2007）[20]

機器などを用いたRTの具体的な方法（適応，禁忌，頻度，強度）について明確に示されたものはなく，現在のところRT機器や重錘，ゴムチューブ，自重を用いたRTが一般的である．

4 運動療法の注意点と日常の生活管理

- PAD は高齢者に多く発症し，虚血性心疾患などの合併症をもつことが多いため，運動療法中はバイタルサインや自覚症状のモニタリングはもちろんのこと，必要に応じて心電図を装着するなどのリスク管理が必要である．

- PAD の全体的治療戦略を図 1-17[48]に示す．PAD の治療には運動療法以外にも禁煙指導・血圧管理・食事療法・血糖コントロールなど，多岐にわたる動脈硬化危険因子の是正が重要になる．

- PAD では足趾など末梢部での循環障害により，皮膚が損傷しやすくなり，さらに損傷すると傷が治癒しにくくなる．普段より足部を清潔に保つことや，足部に傷がないかの観察やセルフチェックが重要である．

- 座りがちな生活が多い症例は PAD 発症のリスクになる[56]ことや，PAD 患者における高い身体活動量は歩行能力や身体機能の低下を防ぎ，心血管イベントと死亡率を低下させる[57]ことも明らかになっており，身体活動量に関する介入も考慮する．

（森沢知之）

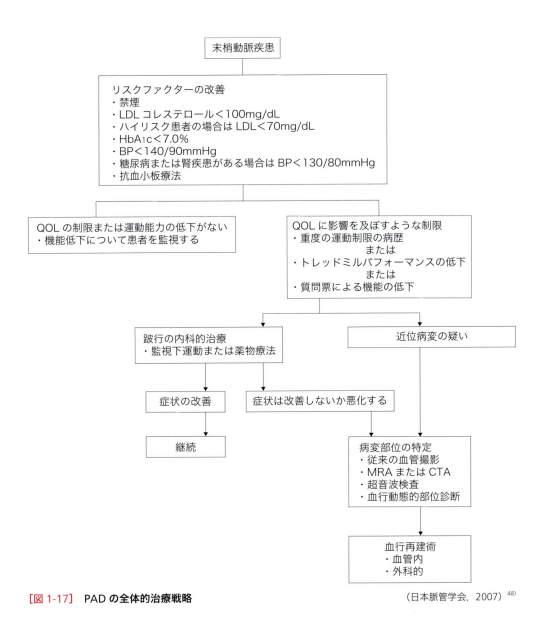

[図1-17] PADの全体的治療戦略

(日本脈管学会, 2007)[48]

文献

1) Aurigemma GP et : Contractile behavior of the left ventricle in diastolic heart failure : with emphasis on regional systolic function. *Circulation* 113 : 296-304, 2006.
2) 野原隆司；循環器病の診断と治療に関するガイドライン（2011年度合同研究班報告）：心血管疾患におけるリハビリテーションに関するガイドライン（2012年改訂版），日本循環器学会ホームページ；http://www.j-circ.or.jp/guideline/pdf/JCS2012_nohara_h.pdf
3) Haykowsky MJ et al : A meta-analysis of the effect of exercise training on left ventricular remodeling in heart failure patients : the benefit depends on the type of training performed. *J Am Coll Cardiol* 49 : 2329-2336, 2007.
4) O'Connor CM et al ; HF-ACTION Investigators : Efficacy and safety of exercise training in patients with chronic heart failure : HF-ACTION randomized controlled trial. *JAMA* 301 : 1439-1450, 2009.
5) Davies EJ et al : Exercise training for systolic heart failure : cochrance systematic review and meta-analysis. *Euro J Heart Fail* 12 : 706-715, 2010.
6) Suzuki T et al : Frequency and impact of lifestyle modification in patients with coronary artery disease : the Japanese Coronary Artery Disease (JCAD) study. *Am Heart J* 163 : 268-273, 2012.

7) Kitzman DW et al：Exercise intolerance in patients with heart failure and preserved left ventricular systolic function：failure of the Frank-Starling mechanism. *J Am Coll Cardiol* **17**：1065-1072，1991.
8) Pandey A et al：Exercise training in patients with heart failure and preserved ejection fraction：meta-analysis of randomized control trials. *Circ Heart Fail* **8**：33-40，2015.
9) Rittger H et al：Cardiorespiratory exercise testing early after the use of the Angio-Seal system for arterial puncture site closure after coronary angioplasty. *Eurointervention* **7**：242-247，2011.
10) Samuels B et al：Acute stent thrombosis associated with exercise testing after successful coronary stenting. *Am Heart J* **130**：1120-1122，1995.
11) Goto Y et al：Safety and Implementation of Exercise Testing and Training After Coronary Stenting in Patients With Acute Myocardial Infarction. *Circ J* **66**：930-936，2002.
12) Soga Y et al：Safety of early exercise training after elective coronary stenting in patients with stable coronary artery disease. *Eur J Cardiovasc Prev Rehabil* **17**：230-234，2010.
13) 木村一雄；循環器病の診断と治療に関するガイドライン（2011年度合同研究班報告）：ST上昇型急性心筋梗塞の診療に関するガイドライン（2013年改訂版），日本循環器学会ホームページ；http://www.j-circ.or.jp/guideline/pdf/JCS2013_kimura_h.pdf
14) 牧田 茂：心疾患のリハビリテーション 虚血性心疾患．総合リハ **35**：23-30，2007.
15) Yusuf S et al；INTERHEART Study Investigators：Effect of potentially modifiable risk factors associated with myocardial infarction in 52 countries（the INTERHEART study）：case-control study. *Lancet* **364**：937-952，2004.
16) O'Connor GT et al：An overview of randomised trials of rehabilitation with exercise after myocardial infarction. *Circulation* **80**：234-244，1989.
17) Jolliffe JA et al：Exercise-based rehabilitation for coronary heart disease. *Cochrane Database Syst Rev*（1）：CD001800，2001.
18) Taylor RS et al：Exercise-based rehabilitation for patients with coronary heart disease：systematic review and meta-analysis of randomized controlled trials. *Am J Med* **116**：682-692，2004.
19) Fletcher GF et al：Exercise standards for testing and training：a scientific statement from the American Heart Association. *Circulation* **128**：873-934，2013.
20) Williams MA et al；American Heart Association Council on Clinical Cardiology；American Heart Association Council on Nutrition, Physical Activity, and Metabolism：Resistance exercise in individuals with and without cardiovascular disease：2007 update：a scientific statement from the American Heart Association Council on Clinical Cardiology and Council on Nutrition, Physical Activity, and Metabolism. *Circulation* **116**：572-584，2007.
21) Reynolds HR, Hochman JS：Cardiogenic shock：current concepts and improving outcomes. *Circulation* **117**：686-697，2008.
22) 則末泰博：心臓血管外科術後のショック 低心拍出量症候群（LOS）を中心に．*Intensivist* **8**：117-127，2016.
23) Adachi H et al：Short-term physical training improves ventilatory response to exercise after coronary arterial bypass surgery. *Jpn Circ J* **65**：419-423，2001.
24) 村林泰三・他：冠状動脈バイパス術後患者の運動能の改善経過とその機序に関する検討．胸部外科 **50**：450-458，1997.
25) Takeyama J et al：Effects of physical training on the recovery of the autonomic nervous activity during exercise after coronary artery bypass grafting：Effects of physical training after CABG. *Jpn Circ J* **64**：809-813，2000.
26) Nakai Y et al：Effects of physical exercise training on cardiac function and graft patency after coronary artery bypass grafting. *J Thorac Cardiovasc Surg* **93**：65-72，1987.
27) Hoad NA, Crawford IC：Rehabilitation after coronary artery bypass grafting and improved quality of life. *Br J Sports Med* **24**：120-122，1990.
28) 高橋哲也・他：心臓外科手術後の健康関連QOLの経時的変化について．心臓リハ **8**：129-132，2003.
29) Hedbäck B et al：Cardiac rehabilitation after coronary artery bypass surgery：10-year results on mortality, morbidity and readmissions to hospital. *J Cardiovasc Risk* **8**：153-158，2001.
30) 森沢知之・他：冠動脈バイパス術後リハビリテーション遅延の特徴とその関連因子．日集中治医誌 **21**：601-606，2014.
31) 和泉 徹；循環器病の診断と治療に関するガイドライン（2010年度合同研究班報告）：急性心不全治療ガイドライン（2011年改訂版），日本循環器学会ホームページ；http://www.j-circ.or.jp/guideline/pdf/JCS2011_izumi_h.pdf
32) 松﨑益德；循環器病の診断と治療に関するガイドライン（2009年度合同研究班報告）：慢性心不全治療ガイドライン（2010年改訂版）日本循環器学会ホームページ；http://www.j-circ.or.jp/guideline/pdf/JCS2010_matsuzaki_h.pdf
33) 日本心臓リハビリテーション学会：指導士認定試験準拠 心臓リハビリテーション必携，日本心臓リハビ

リテーション学会，2011．
34) 内 昌之，高橋哲也（編）：第7章 病気（循環器疾患）の成り立ち B．心不全．「なぜ」から導く循環器疾患のリハビリテーション 急性期から在宅まで，金原出版，2015．
35) Tsuchihashi-Makaya M et al ; JCARE-CARD Investigators : Characteristics and outcomes of hospitalized patients with heart failure and reduced vs preserved ejection fraction : A report from the Japanese Cardiac Registry of Heart Failure in Cardiology (JCARE-CARD). *Circ J* **73** : 1893-1900, 2009.
36) Belardinelli R et al : Randomized, controlled trial of long-term moderate exercise training in chronic heart failure : Effects on functional capacity, quality of life, and clinical outcome. *Circulation* **99** : 1173-1182, 1999.
37) Piepoli MF et al : Exercise training in heart failure : from theory to practice. A consensus document of the Heart Failure Association and the European Association for Cardiovascular Prevention and Rehabilitation. *Eur J Heart Fail* **13** : 347-357, 2011.
38) Braith RW, Beck DT : Resistance exercise : training adaptations and developing a safe exercise prescription. *Heart Fail Rev* **13** : 69-79, 2008.
39) Hiratzka LF et al : 2010 ACCF/AHA/AATS/ACR/ASA/SCA/SCAI/SIR/STS/SVM guidelines for the diagnosis and management of patients with Thoracic Aortic Disease : Executive summary. *Circulation* **121** : 1544-1579, 2010.
40) 髙本眞一：循環器病の診断と治療に関するガイドライン（2010年度合同研究班報告）：大動脈瘤・大動脈解離診療ガイドライン（2011年改訂版），日本循環器学会ホームページ；http://www.j-circ.or.jp/guideline/pdf/JCS2011_takamoto_h.pdf
41) 池田隆徳：不整脈の種類と分類．日内会誌 **95**：196-202，2006．
42) Agarwal SK et al : Relation of ventricular premature complexes to heart failure (from the Atherosclerosis Risk In Communities [ARIC] Study). *Am J Cardio* **109** : 105-109, 2012.
43) Hegbom F et al : Short-term exercise training in patients with chronic atrial fibrillation : effects on exercise capacity, AV conduction, and quality of life. *J Cardiopulm Rehabil* **26** : 24-29, 2006.
44) DeBusk RF et al : Exercise training soon after myocardial infarction. *Am J Cardiol* **44** : 1223-1229, 1979.
45) Hämäläinen H et al : Long-term reduction in sudden deaths after a multifactorial intervention programme in patients with myocardial infarction : 10-year results of a controlled investigation. *Eur Heart J* **10** : 55-62, 1989.
46) アメリカスポーツ医学会（編）（日本体力医学会体力科学編集委員会監訳）：運動処方の指針―運動負荷試験と運動プログラム，原著第6版，南江堂，2001．
47) 牧田 茂：運動療法と不整脈．*Life Style Med* **4**：341-347，2010．
48) 日本脈管学会（編）：下肢閉塞性動脈硬化症の診断・治療指針Ⅱ，メディカルトリビューン，2007．
49) 重松 宏；循環器病の診断と治療に関するガイドライン（2005-2008年度合同研究班報告）末梢閉塞性動脈疾患の治療ガイドライン，日本循環器学会ホームページ；http://www.j-circ.or.jp/guideline/pdf/JCS2010_shigematsu_h.pdf
50) Gardner AW, Poehlman ET : Exercise rehabilitation programs for the treatment of claudication pain. A meta-analysis. *JAMA* **274** : 975-980, 1995.
51) Spronk S et al : Intermittent claudication : clinical effectiveness of endovascular revascularization versus supervised hospital-based exercise training-randomized controlled trial. *Radiology* **250** : 586-595, 2009.
52) Frans FA et al : Systematic review of exercise training or percutaneous transluminal angioplasty for intermittent claudication. *Br J Surg* **99** : 16-28, 2012.
53) Ritti-Dias RM et al : Strength training increases walking tolerance in intermittent claudication patients : randomized trial. *J Vasc Surg* **51** : 89-95, 2010.
54) Mcguigan MR et al : Resistance training in patients with peripheral arterial disease : effects on myosin isoforms, fiber type distribution, and capillary supply to skeletal muscle. *J Gerontol A Biol Sci Med Sci* **56** : 302-310, 2001.
55) McDermott MM et al : Treadmill exercise and resistance training in patients with peripheral arterial disease with and without intermittent claudication : a randomized controlled trial. *JAMA* **301** : 165-174, 2009.
56) Wilson AM et al : Low lifetime recreational activity is a risk factor for peripheral arterial disease. *J Vasc Surg* **54** : 427-432, 2011.
57) Garg PK et al : Physical activity during daily life and functional decline in peripheral arterial disease. *Circulation* **119** : 251-260, 2009.

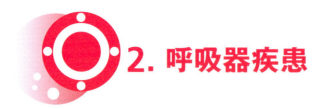

2. 呼吸器疾患

1　呼吸器の構造と呼吸機能

呼吸器の構造

1 上気道と下気道

　呼吸には，外呼吸（肺で行われるガス交換）と内呼吸（細胞でのガス交換）がある．外呼吸を担う器官が呼吸器で，ガス（空気）の通路である気道（上気道，下気道）とガス交換を行う肺胞とで構成される．気道は鼻腔，咽頭，喉頭までの上気道と，咽頭より末梢の下気道とに区別される［図2-1］．

　上気道は，最初に空気を取り入れる器官であるが，咽頭は飲食物が通過する消化管としての役割も果たす．喉頭で空気の通路と飲食物の通路は交叉しており，空気は気管へ，飲食物は食道へとそれぞれ振り分けられる［図2-2］．この振り分けには喉頭蓋が関与し，いわゆる"フタ"の役割を果たして飲食物が気管に侵入するのを防いでいる．

　下気道は，気管，気管支，細気管支から構成される．気管支は16回分岐を繰り返して終末細気管支に至り，さらに第17～19分岐の呼吸細気管支，そして肺胞管から第23分岐の肺胞嚢から肺胞へと至る．下気道の最末端は，解剖学的には呼吸細気管支であるが，呼吸細気管支の周囲には少数の肺胞が付着した呼吸部となっておりガス交換機能をもつ［図2-3］．ちなみに，終末細気管支までの容量は約150mlあり，解剖学的死腔といわれている．

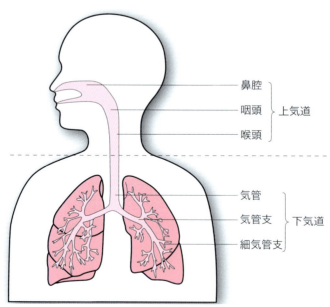

［図2-1］　上気道と下気道

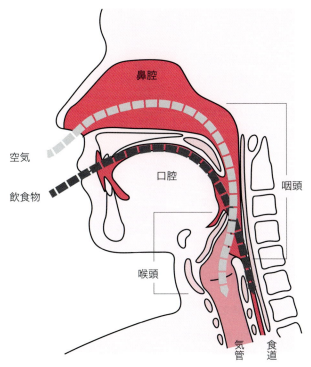

[図 2-2] 気管と食道の位置関係

気道		気道分岐次数	内径
導管部	気管	0	20
	気管支 主気管支	1	10
	気管支 葉気管支	2	7〜6
	気管支 区域気管支	3	
	気管支 亜区域気管支	4	6〜2
	細気管支 小気管支	5	
	細気管支 細気管支	〜	2〜0.5
	細気管支 終末細気管支	16	0.5
呼吸部	呼吸細気管支	17	
		18	0.3〜0.2
		19	
	肺胞管	20	
		21	0.1
		22	
	肺胞嚢	23	

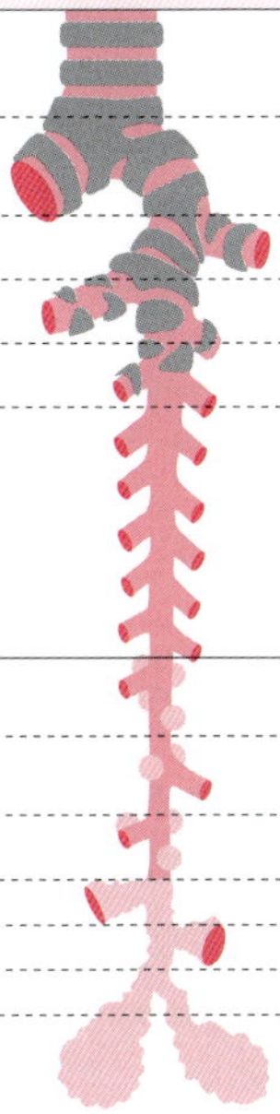

[図 2-3] 気道の分岐と名称

2 気管・気管支

　成人の気管は，長さ 10〜12cm，直径 2.0〜2.5cm で，甲状腺と食道の間に位置する．気管は胸骨柄と胸骨体が結合し前方にやや角張って突出する胸骨角（ルイ角）の高さで左右に枝分かれし，左右の主気管支となる．左の主気管支は，心臓があるため右の主気管支よりも細く

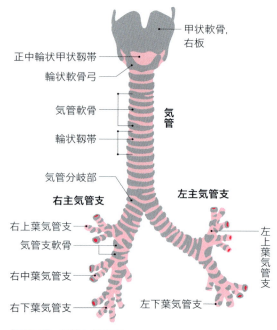

[図 2-4] 気管と気管支

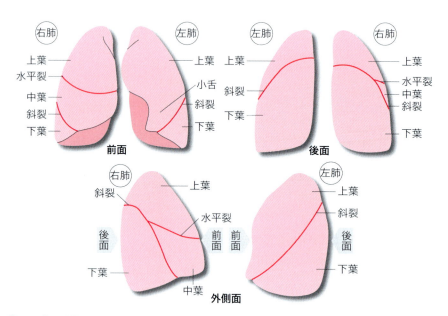

[図 2-5] 肺葉

て長い（右約 15mm，左約 44mm）．また，角度も大きい（左の主気管支が 45°，右の主気管支が 25°）[図 2-4]．そのため，誤嚥すると異物は右の主気管支に入りやすく，誤嚥性肺炎は右の下葉に起こることが多い．左右の主気管支から，左は上葉気管支，中葉気管支，下葉気管支に，右は上葉気管支，下葉気管支に分岐する．

3 肺葉・肺区域

肺は肺葉に分けられ，左右非対称である．左肺は斜裂によって上葉と下葉に分けられ，右肺は斜裂と水平裂によって上葉，中葉，下葉に分けられる [図 2-5]．なお，左肺の上葉の一部（右

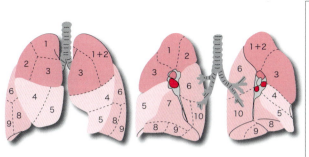

[図 2-6] 肺区域

右肺	左肺
右上葉 　S^1　肺尖区 　S^2　後上葉区 　S^3　前上葉区 右中葉 　S^4　外側中葉区 　S^5　内側中葉区 右下葉 　S^6　上—下葉区 　S^7　内側肺底区 　S^8　前肺底区 　S^9　外側肺底区 　S^{10}　後肺底区	左上葉 　S^{1+2}　肺尖後区 　S^3　前上葉区 　S^4　上舌区 　S^5　下舌区 左下葉 　S^6　上—下葉区 　S^8　前肺底区 　S^9　外側肺底区 　S^{10}　後肺底区

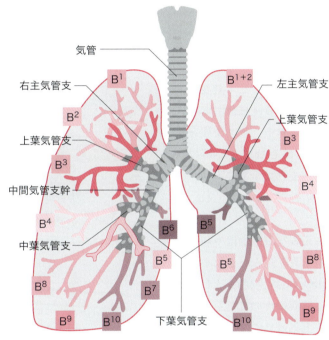

[図 2-7] 区域気管支

肺の中葉に相当する部分）には小舌がある．

　肺葉はさらに肺区域（S：pulmonary segment）に分けられ [図 2-6]．肺区域にはそれぞれに一致した区域気管支（B：segment bronchus）が存在する．右は上葉枝が B^1, B^2, B^3 の3枝に，中葉支が B^4, B^5 の2枝に分かれ，中葉支の少し下方で B^6 が後方へ分岐したのち下葉支は B^7, B^8, B^9, B^{10} に4枝に分かれる（合計10枝）．左は上葉支が B^{1+2}（B^1 と B^2 の共通の枝）と B^3 の2枝に分かれ，舌区支は B^4, B^5 の2枝に，下葉支は心臓があることで B^7 はないため，B^8, B^9, B^{10} の3枝に分かれる（合計8枝）[図 2-7]．肺区域と区域気管支との名称は，肺尖区と肺尖枝，後上葉区と後上葉枝などのようにお互いにそれぞれが対応している．

4 細葉

　終末細気管支より末梢を細葉といい，ぶどうの房のような形態をしている [図 2-8]．終末細気管支はガス交換機能がないため非呼吸細気管支ともよばれるが，終末細気管支と肺胞の間

の呼吸細気管支はガス交換機能がある．第1次，第2次，そして第3次の呼吸細気管支となり，さらに肺胞管，肺胞嚢となって最終的に肺胞に至る．

呼吸器の機能

1 肺胞でのガス交換

呼吸器は，酸素を取り込み，二酸化炭素を排出する器官である．酸素と二酸化炭素のガス交換は，肺胞を包み込んでいる毛細血管を通して行われる．肺胞に充満した空気中の酸素を毛細血管の血液のなかに取り込み，血液中の二酸化炭素を肺胞内に入れてから体外に排出する［図2-9］．このガス交換は，物質が均一になろうとして濃度が濃い方から低い方へ移動する「拡散」とよばれる現象によって行われる．ガス交換を終えた動脈血は，肺静脈を経て左心房に入って左心室に送り込まれて全身の臓器に送り出されることになる．

2 防御作用

上気道は，外から入る空気の加温や加湿をする働きと，外から入り込んできた小粒子，有害ガス，微生物といった異物をくしゃみや粘膜で取り除く防塵機構の役割を担っている．下気道は，上気道で除去しきれなかった細かい異物を気管や気管支の粘膜でとらえて排出する感染防御機能の役割を果たす．気管支の内側を覆う上皮細胞には隙間なくカバーしている線毛が生えている．その線毛のムチ振り運動によって異物は上気道の方へ運ばれることになる．気道の粘膜と線毛は異物を排除するためには欠かせない役割を果たし，粘液線毛エスカレータとよばれている［図2-10］．咳嗽は異物・痰を排出するための重要な運動であり，気道内分泌物は線毛運動によって咽頭まで運搬され，咳嗽によって咽頭から痰として喀出されることになる．

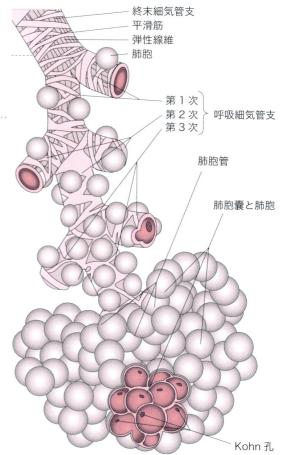

[図2-8] 細葉

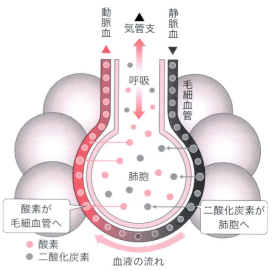

[図2-9] 肺胞でのガス交換

呼吸機能障害

1 呼吸不全

呼吸不全とは「原因のいかんを問わず，動脈血ガスが異常な値を示し，それがために生体が正常な機能を営み得なくなった状態」と定義されている．つまり，低酸素血症や高炭酸ガス血症をきたす病態として捉えることができる．室内気吸入時の動脈血酸素分圧（PaO_2）が 60Torr 以下，またはそれに相当する呼吸障害を呈する異常状態は呼吸不全と診断され，さらに動脈血二酸化炭素分圧（$PaCO_2$）が 45Torr を超えて異常な高値を呈するものをⅡ型呼吸不全，45Torr 以下をⅠ型呼吸不全に分類している[図 2-11]．なお PaO_2 が 60Torr を超え，70Torr 以下の場合は準呼吸不全状態として扱われる．

急激に PaO_2 が 60Torr 以下となる場合を急性呼吸不全といい，肺炎，気胸，手術後の合併症などで起こる．呼吸不全の状態が 1 カ月以上続く場合を慢性呼吸不全とよび，慢性閉塞性肺疾患（COPD），肺結核後遺症，進行性筋ジストロフィーなどでみられる．

2 換気障害

呼吸の換気障害には，拘束性換気障害と閉塞性換気障害がある．年齢・性別・身長・体重から算出された予測肺活量に対しての実測肺活量の割合である％肺活量（％ VC）80％以上，努力性肺活量（FVC）に対する 1 秒量（$FEV_{1.0}$）の割合である 1 秒率（$FEV_{1.0}$％）70％以上が基準値となる[図 2-12]．％ VC が 80％以下は拘束性換気障害で，疾患としては肺結核，間質性肺炎，じん肺症，肺水腫，肺切除後などがある．$FEV_{1.0}$％が 70％以下は閉塞性換気障害で，疾患としては COPD，気管支喘息，気管支拡張症などがある．％ VC が 80％以下でかつ $FEV_{1.0}$％が 70％以下の場合は，拘束性と閉塞性の両方が認められる混合性換気障害となる．

3 呼吸器機能障害における身体障害の認定

呼吸器機能障害のそれぞれの等級程度の基本的な概念は表 2-1 のとおりである[1]．この等級表に示されているが呼吸器機能障害には 2 級は設定されていない．機能障害の程度は，予

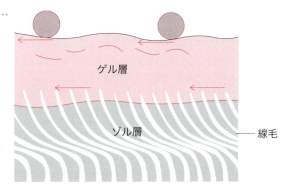

[図 2-10] 粘液線毛エスカレータによる異物の排出作用
気道に分泌される粘液には，ゲル層とゾル層があり，二重構造になっている．ゲル層では，気道内のほこり，細菌，ウイルスなどの異物を吸着させ，ゾル層は線毛によって動かされて，ゲル層を咽頭の方へ運び，異物を体外に排出させる．

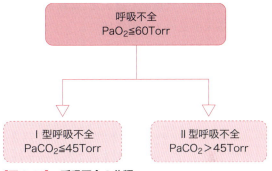

[図 2-11] 呼吸不全の分類

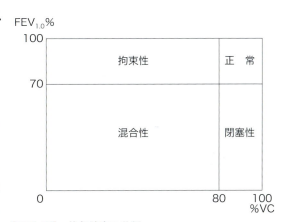

[図 2-12] 換気障害の分類

[表 2-1] 身体障害者障害程度等級表

級別	呼吸器機能障害
1級	呼吸器の機能の障害により自己の身辺の日常生活活動が極度に制限されるもの
2級	
3級	呼吸器の機能の障害により家庭内での日常生活活動が著しく制限されるもの
4級	呼吸器の機能の障害により社会での日常生活活動が著しく制限されるもの
5級	
6級	

(身体障害者福祉法施行規則)[1]

[表 2-2] 活動能力制限の程度

ア 激しい運動をした時だけ息切れがある.
イ 平坦な道を早足で歩く,あるいは穏やかな上り坂を歩く時に息切れがある.
ウ 息切れがあるので,同年代の人より平坦な道を歩くのが遅い,あるいは平坦な道を自分のペースで歩いている時,息切れのために立ち止まることがある.
エ 平坦な道を約100m,あるいは数分歩くと息切れのために立ち止まる.
オ 息切れがひどく家からでられない,あるいは衣服の着替えをする時にも息切れがある.

(厚生労働省)[2]

[表 2-3] 呼吸器機能障害判定基準

(1) 等級表1級に該当する障害は,呼吸困難が強いため歩行がほとんどできないもの,呼吸障害のため指数の測定ができないもの,指数が20以下のものまたは動脈血 O_2 分圧が50Torr以下のものをいう.
(2) 等級表3級に該当する障害は,指数が20を超え30以下のものもしくは動脈血 O_2 分圧が50Torrを超え60Torr以下のものまたはこれに準ずるものをいう.
(3) 等級表4級に該当する障害は,指数が30を超え40以下のものもしくは動脈血 O_2 分圧が60Torrを超え70Torr以下のものまたはこれに準ずるものをいう.

(厚生労働省)[4]

測肺活量1秒率(以下,指数),動脈血ガス,および臨床所見の3つの指標によって判定されている.臨床所見となる活動能力制限の目安は表2-2のとおりで,いわゆる修正MRC(Medical Research Council)の分類に基づいている[2].身体障害認定要領[3]には,「ア」は非該当,「イ」・「ウ」は4級相当,「エ」は3級相当,「オ」は1級相当とすることが示されている.指数の算出は,2001年に日本呼吸器学会から「日本のスパイログラムと動脈血ガス分圧基準値」として発表された.肺活量予測式による予測肺活量を用いて算出することになっている.表2-3に身体障害者福祉法における呼吸器機能障害判定基準を示した[4].

2 呼吸リハビリテーションの定義と効果

呼吸リハビリテーションの定義

2001年の日本呼吸管理学会(現在の日本呼吸ケア・リハビリテーション学会)/日本呼吸器学会の呼吸リハビリテーション(呼吸リハ)に関するステートメント[5]では,「呼吸リハとは,呼吸器の病気によって生じた障害をもつ患者に対して,可能な限り機能を回復,あるいは維持させ,これにより,患者自身が自立できるように継続的に支援していくための医療である」と定義されている.

一方,欧米においては,2013年10月に米国胸部学会(ATS)と欧州呼吸器学会(ERS)の呼吸リハに関する国際的ステートメントが7年ぶりに大きく改訂され[6],「呼吸リハは,徹底した患者のアセスメントに基づいた包括的な医療介入に引き続いて,運動療法,教育,行動変容だけではなく,慢性呼吸器疾患患者の身体および心理的な状況を改善し,長期の健康増進に

[表 2-4] 呼吸リハビリテーションのエビデンスの変遷

	ACCP/ AACVPR 1997年	BTS 2001年	GOLD 2001年	ACCP/ AACVPR 2007年	GOLD 2011年	GOLD 2013年
呼吸困難改善	A	A	A	1A	A	A
運動耐容能改善	A	A	A		A	A
健康関連QOL改善	B	A	A	1A	A	A
抑うつ・不安の改善			A			
入院回数と入院日数の減少	B		A	2B	A	A
増悪による入院後の回復					B	A
生存率改善	C		B		B	B
下肢のトレーニングは運動療法では必須	A	A		1A		
上肢のトレーニングによる上肢機能の改善	B	B	B	1A	B	B
呼吸筋トレーニング（特に全身運動を併用すると効果的）	B		C	1B*	C	C

*吸気筋トレーニングをルーチンに行うことは支持しない．
エビデンスの強さ　A：高い，B：中等度，C：弱い．推奨レベル　1：高い，2：低い．
表の空白部分は言及せずの意味．

対する行動のアドヒアランスを促進するために患者個々の必要性に応じた治療が行われるものである」と定義された．

呼吸リハビリテーションの効果

　1997年以来，世界ではさまざまな呼吸リハのガイドラインが発表され，その効果の検討はCOPDを中心にして行われている．American College of Chest Physicians/American Association of Cardiovascular and Pulmonary Rehabilitation（ACCP/AACVPR）[7, 8]，British Thoracic Society（BTS）[9]，Global Initiative for Chronic Obstructive Lung Disease（GOLD）[10] のエビデンスレベルの変化を表2-4に示す[11]．

　GOLDのガイドラインは，「Global」の意味からもわかるように，先進諸国のみばかりでなく世界的な規模でとらえている．2001年に発表されたエビデンスはA〜Dの4段階で評価され，呼吸困難の軽減，運動耐容能の改善，健康関連QOL（health-related quality of life；HRQOL）の向上，不安と抑うつの軽減，および入院回数と入院日数の減少が最も強いAレベルであった．生存率の改善のエビデンスは，ACCP/AACVPRではCレベルであったのが[7]，Bレベルにランクが上がった[10]．2011年のGOLDのガイドラインでは，呼吸リハによって増悪による入院後の回復を促進することがエビデンスBとして加えられ，さらに2013年にはエビデンスAレベルに上がったので，GOLDのガイドラインでのA評価は6項目となった[10]．

　ACCP/AACVPRガイドライン2007では，①息切れの軽減，②HRQOLの改善，③6〜12週行った呼吸リハはいくつかの有益な効果をもたらし，12〜18カ月かけて徐々に減少，④運

[表 2-5] ACCP/AACVPR のガイドライン（2007）に示された呼吸リハビリテーションに関するエビデンス

エビデンスレベル	推奨レベル 1（高い）	推奨レベル 2（低い）
A（強い）	● COPD の息切れを軽減． ● COPD の健康関連 QOL（HRQOL）を改善． ● 6〜12 週の呼吸リハはいくつかの有益な効果をもたらし，それらは 12〜18 カ月かけて徐々に減少． ◆ COPD の運動療法は，歩行にかかわる筋群のトレーニングが必須． ◆ 筋力トレーニングを加えることにより，筋力が増強，筋量が増加． ◆ 上肢支持なし持久力トレーニングは COPD に有用であり，呼吸リハに加えるべき． ◆ 低強度負荷および高強度負荷による COPD の運動療法は，両者とも臨床的に有用．	
B（中等度）	● 呼吸リハは COPD 以外のいくつかの慢性呼吸器疾患においても効果的． ◆ COPD の高強度負荷による下肢運動トレーニングは低強度負荷トレーニングよりも生理学的効果は大きい． ◆ 吸気筋トレーニングを呼吸リハの必須の構成要素としてルーチンに行うことを支持するエビデンスはない． ◆ 患者教育は，呼吸リハの不可欠な構成要素，相互的なセルフマネージメント，急性増悪の予防と治療に関する情報提供が必須．	● COPD の入院日数や医療資源の利用を減少． ● COPD に対する包括的呼吸リハは心理社会的効果をもたらす． ◆ 選択された重度 COPD の運動トレーニングに NIPPV を併用すると，ある程度の相加的な効果が得られる．
C（弱い）	● HRQOL 等いくつかの呼吸リハの効果は，12〜18 カ月の時点でも対象群を超えて維持される． ◆ 高度の運動誘発性低酸素血症をきたす患者には呼吸リハ中は酸素投与をすべき．	● 費用対効果が高い． ● より長期的なプログラム（12 週）は短期的なプログラムよりも効果の持続性が高い． ● 呼吸リハ終了後の維持を目的とした介入は，長期的なアウトカムにある程度の効果を示す． ◆ COPD の呼吸リハに蛋白同化ホルモン剤のルチンの併用を支持する科学的エビデンスはない． ◆ 単独療法として行う心理・社会的介入を支持するエビデンスはわずかである． ◆ 高強度負荷運動療法中の酸素投与は運動誘発性低酸素血症をきたさない患者の持久力をより改善させる可能性がある．

1) COPD に対する生命予後改善効果は，エビデンスが不十分，効果として推奨はできない．
2) COPD の呼吸リハにおいて，ルーチンの栄養補充療法併用を支持する科学的エビデンスは不十分，推奨はできない．
3) エビデンスに基づく推奨はできないが，臨床の現場および専門家の見解は心理・社会的介入を包括呼吸リハの構成要素として支持している．
4) エビデンスに基づく推奨はできないが，臨床の現場および専門家の見解は，COPD 以外の慢性呼吸器疾患患者への呼吸リハは，COPD と非 COPD の共通の治療計画に，疾患別，個別の治療計画を加えたものとすることを示唆している．

●：呼吸リハの効果に関するエビデンス，◆：手技，介入方法に関するエビデンス

（日本呼吸ケア・リハビリテーション学会呼吸リハビリテーション委員会・他，2007）[12]

動療法は，歩行にかかわる筋群のトレーニングが必須，⑤筋力トレーニングを加えると，筋力が増強，筋量が増加，⑥上肢支持なし持久力トレーニングは有用であり呼吸リハに加えるべき，⑦運動療法は低強度負荷および高強度負荷ともに臨床的に有用，と以上 7 項目がエビデンス A レベルで判定された [表 2-5][8,12]．特に歩行にかかわる下肢筋群のトレーニング，筋力トレー

ニングの有効性，上肢支持なし持久力トレーニング，低強度負荷運動療法が評価され，その実施が推奨された点が特筆される．このうち，これまで欧米においては高強度負荷の運動療法が推奨されていたなかで，低強度負荷が認められたことは，高齢COPD患者の多いわが国では非常に意味のあることと思われる．また，重症例にも比較的容易に取り入れられることから，低強度運動療法は今後，わが国の臨床現場において，ますます普及されることが期待される．

3　呼吸理学療法・運動療法

胸郭可動域運動（胸郭モビライゼーション）

1 徒手胸郭伸張法［図2-13］

　もともとは神経筋疾患などで肋間筋などの筋力が低下している症例に考えられた方法である．他動的な可動域運動が主であり，肋骨捻転運動，胸郭捻転運動，胸郭側屈運動，背部過伸展運動，およびシルベスター（Silvester）法の5つから成る．

　肋骨捻転運動［図2-13a］は，患者の呼気に合わせ，下部肋骨から順にタオルを絞るように肋骨を1本ずつ動かす方法である．胸郭捻転運動［図2-13b］は，一側の腕を患者の肩の下に入れ，他側の手で胸郭下部を固定し，患者の呼気に合わせ，上部体幹を回旋させる運動である．胸郭側屈運動［図2-13c］は，一方の腕を患者の肩の下に置き，他側の手で胸郭の下位肋骨側方を固定し，患者の呼気に合わせ上部体幹を側屈させる運動である．背部過伸展運動［図2-13d］は，両手を患者の両腋窩から肩甲骨部に入れ，母指を除いた各指を肩甲骨下端に置き，患者に深吸気をさせながら手関節を掌屈し，上背部を持ち上げる方法である．シルベスター法［図2-13e］は，一側の手と前腕で肋骨下部を固定し，深吸気とともに両腕を頭部に挙上し胸郭をゆっくり伸張させる運動である．

　臨床においてはこれらすべてを行う必要はなく，患者にあったものを選択して実施してよい．

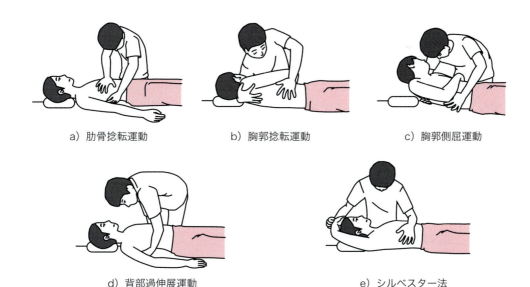

a）肋骨捻転運動　　　b）胸郭捻転運動　　　c）胸郭側屈運動

d）背部過伸展運動　　　e）シルベスター法

［図2-13］徒手胸郭伸張法

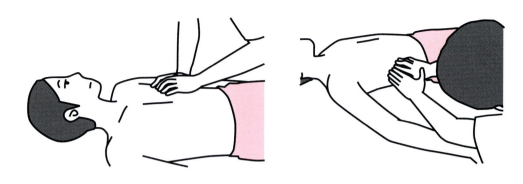

[図 2-14] 肋間筋ストレッチ

適応は胸郭の柔軟性が低下した慢性呼吸不全である．特に拘束性換気障害が良い適応となり，胸郭の可動性や肺活量の改善が期待できる．また，胸郭の柔軟性の維持の目的には急性呼吸不全にも応用される．シルベスター法は広く行われている手技で，開胸術後など創部痛によって胸郭の可動性が抑制され拘縮が予測されるケースに応用される．

2 肋間筋ストレッチ ［図 2-14］

両手の母指を除いた各指の指尖を，胸郭のカーブに合わせて肋間に置き，呼気に合わせて肋骨を引き下げ，内・外肋間筋を伸張させる方法である．上位肋骨は前胸部，下方肋骨は側胸部のそれぞれの肋間に置き，爪は立てずに指先の腹を使って痛みを引き起こさないように注意して行う．適応は長期の人工呼吸管理の患者や胸郭可動性が低下した慢性呼吸不全患者で，特に拘束性換気障害が認められるケースである．胸郭の可動域制限では，肋間筋の過緊張や拘縮を伴っていることがあり，肋間筋ストレッチはこれらの改善に局所的にアプローチが可能となる．

3 呼吸筋ストレッチ体操 ［図 2-15］ [13]

肩の上げ下げ，息を吸う胸の呼吸筋のストレッチ，息を吐く呼吸筋のストレッチ，息を吸う背中と胸の呼吸筋のストレッチ，息を吐く腹部・体側の呼吸筋のストレッチ，息を吐く胸壁の呼吸筋のストレッチの6つの体操から構成される．それぞれの体操は，鼻からゆっくりと吸い，口からゆっくりと吐きながら行う．

肩の上げ下げ ［図 2-15a］ は，鼻から息をゆっくり吸いながら，胸を張って両肩をゆっくりと上げて，息を吸い切ってから，口から息を吐きながら，力を抜いて肩を下ろしていく．息を吸う胸の呼吸筋のストレッチ ［図 2-15b］ は，両手を上胸部にあてて，頭を後ろへ倒しながら鼻から息をゆっくり吸い，もち上がってくる胸を手で押さえながら肘を後に引いて息を吸い切ってから，頭と肘を元に戻しながら，口からゆっくり息を吐く．息を吐く呼吸筋のストレッチ ［図 2-15c］ は，頭の後ろで両手を組んで，鼻から息をゆっくり吸った後に，口から息をゆっくり吐きながら両手を頭上に伸ばして，背伸びをして腕を後ろに引きながら，頭を前に倒して息を吐き切る．息を吸う背中と胸の呼吸筋のストレッチ ［図 2-15d］ は，胸の前で両手を組み，口から息を吐いた後に，腕を前へ伸ばしながら鼻から息をゆっくり吸って背を丸めて十分に息を吸い切る．息を吐く腹部・体側の呼吸筋のストレッチ ［図 2-15e］ は，一側の手を頭の後ろに置き，他側の手は腰に置いて，鼻からゆっくり息を吸った後に，口からゆっくり息を吐きながら後頭部に置いたほうの肘をもち上げ，肘とかかとが一直線になるようにして体幹側部を伸ばして，息を吐き切る．息を吐く胸壁の呼吸筋のストレッチ ［図 2-15f］ は，両手を腰の後

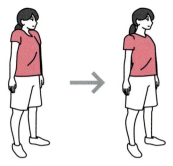
a）肩の上げ下げ

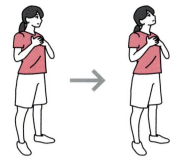
b）息を吸う胸の呼吸筋のストレッチ

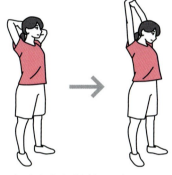
c）息を吐く呼吸筋のストレッチ

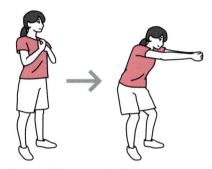
d）息を吸う背中と胸の呼吸筋のストレッチ

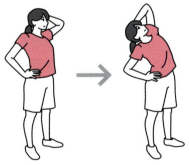
e）息を吐く腹部・体側の呼吸筋のストレッチ

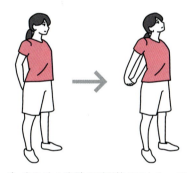
f）息を吐く胸壁の呼吸筋のストレッチ

[図 2-15] 呼吸筋ストレッチ体操

ろで組んで，鼻からゆっくり息を吸い，組んだ両手を腰から離して後方に引きながら口からゆっくり息を吐き，胸を張って，息を吐き切る．

　呼吸困難の発生メカニズムに「中枢―末梢ミスマッチ説」がある．本体操は，脳から吸気筋に指令が出ているときに吸気肋間筋の筋紡錘をストレッチし，呼気筋に指令が出ているときに呼気肋間筋の筋紡錘をストレッチすることによって，脳と呼吸筋からの情報をマッチさせ，呼吸困難を減少させるという原理によっている．適応は，呼吸困難のある慢性呼吸不全で，特にCOPD患者において，肺過膨張の軽減や運動耐容能の改善効果が認められている[14]．

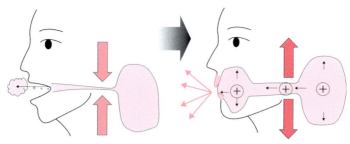

気道の虚脱があると息をうまく吐き出せないので，口をすぼめて息を吐くことで気道内を陽圧にして気道の閉塞を改善している．

[図 2-16] 口すぼめ呼吸

呼吸練習

1 口すぼめ呼吸 [図 2-16]

口すぼめ呼吸（pursed lip breathing）の目的は，口をすぼめてゆっくり呼気を行うことにより，気道内圧を高めることで末梢気道を開存させ，気道の虚脱を防ぎ呼気が十分に行えるようにすることにある．主にCOPDなどの閉塞性換気障害の患者に応用されるが，拘束性換気障害でも浅くて速い呼吸をしている場合に適応がある．

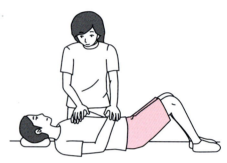

[図 2-17] 横隔膜呼吸の指導

実際の方法は，吸気は鼻で行い，呼気は口をすぼめて〔f：フウー〕か〔s：スウー〕の音をつくるようにしながらゆっくりと長く呼出する．呼気は吸気の2倍の時間をかけて行うようにして，吸気と呼気の比は1：3〜5を目標にする．呼気に過度な力が入ると腹部周囲筋の過剰な筋収縮を誘発し，呼吸仕事量が増大し，酸素消費量を増加させる結果となるので注意する必要がある．30cm前方にかざした自分の手に息を吹きかけてみて，この息が感じられる程度でよい．

2 横隔膜呼吸

横隔膜呼吸（diaphragmatic breathing）は，吸気時に腹を膨らませ（横隔膜の収縮により横隔膜を下方に引き下げる），呼気時は腹をへこませながら（横隔膜を弛緩し挙上する）ゆっくり吐き出す呼吸法である．吸気時の腹部の膨隆は，横隔膜の収縮によって腹部臓器が上部から下部に圧迫される結果として生じる．適応は広く，COPD，気管支喘息，呼吸数の増大を伴う拘束性肺疾患，神経節疾患による呼吸機能障害，および胸部・腹部外科の周術期患者などである．ただし，著しい肺過膨張を伴い横隔膜が平低化している重度のCOPDでは，横隔膜呼吸によって呼吸効率が悪くなり呼吸困難が増強することがあるので，この場合は無理に行う必要はない．適切な横隔膜呼吸の指導をしても，胸腹部の非協調的動きが増強したり，酸素飽和度や換気効率などの生理学的指標が悪化したりする症例については適応とならない．

実際の指導方法は，膝を軽度屈曲した臥位やセミファーラー位の姿勢で，患者には手を胸部と腹部（臍部）に置いてもらい，その手の上に術者の手を重ねて置き，呼気は口から行い，上腹部を静かに圧迫し「吐いて，吐いて」と声かけし，十分に呼出させ，吸気は鼻から行い，術者は「吸って，吸って」と声かけしながら行う [図 2-17]．この際，吸気層の間に軽い断続的な圧（bouncing）を加えてもよい．COPDでは努力呼気をすると気管支が虚脱し呼出障害

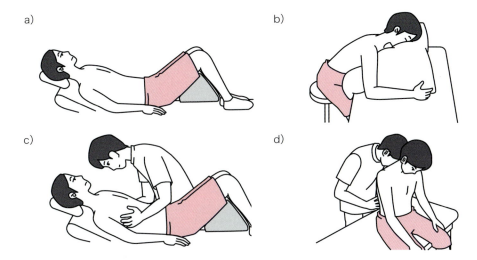

[図 2-18] 楽な体位と呼吸介助によるパニックコントロール

が生じているため，呼気をゆっくり行い気道の虚脱を少なくするのが，ポイントとなる．

3 パニックコントロール［図 2-18］

喘息の発作時や呼吸困難が強い場合には，セミファーラー位や前傾座位など呼吸が楽になる姿勢をとらせ［図 2-18ab］，口すぼめ呼吸を行うとよい．前傾姿勢では，テーブルに枕や丸めた布団などを置いてもたれかかると頸部の力を抜くことができるので，効果的である．また，手指と手掌全体で患者の胸壁に柔らかく用手接触し，呼気相に合わせて胸郭運動に一致した方向に軽く圧迫し，吸気の直前で圧を解放することを繰り返す呼吸介助法を併用することも有効である［図 2-18cd］．呼気終末にかけて徐々に強く，安静呼気を超えて圧迫し，吸気時には，胸郭の弾性により自然に行われるため，吸気を妨げないように注意する必要がある．労作時の呼吸困難や低酸素血症が生じている場合に呼吸介助を行うことで呼吸困難や動脈血酸素飽和度の低下（desaturation）からの回復が早くなる．

[表 2-6] 新しいコンディショニングの考え方

1	身体的な介入
2	メンタル面の介入 ・モチベーションの向上 ・アドヒアランスの向上 ・運動に対する不安感の軽減 など
3	薬物療法による介入 ・呼吸機能の改善（定期服用，適切な吸入手技） ・必要例における運動療法前の SABA 吸入 など

SABA : short acting beta2-agonist（短時間作用型 β_2 刺激薬）．
（日本呼吸ケア・リハビリテーション学会・他，2012）[15]

運動療法

1 コンディショニング

コンディショニングとは，身体的にはこれまで肺理学療法や胸部理学療法といわれていた呼吸パターンの修正，柔軟性のトレーニングなどのことであり，運動療法の導入を円滑にしたり，運動療法中の呼吸困難を軽減させたりするいわば脇役的な位置付けにある．また，新しいコンディショニングの考え方では，身体的な介入のみではなく，運動に対する不安感の解消，モチベーションやアドヒアランスの向上を目的としたメンタル面の介入と，薬物療法による介入も含まれている［表 2-6］[15]．

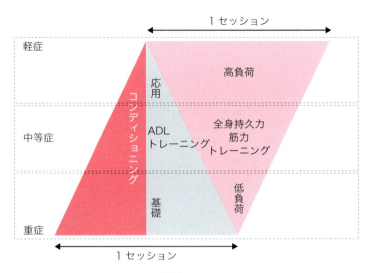

[図 2-19] 開始時のプログラム構成
（日本呼吸ケア・リハビリテーション学会・他, 2012）[15]

呼吸リハのプログラム構成を図 2-19 に示した[15]．縦軸は重症度，横軸は導入時における 1 セッション内での各プログラムの割合を表す．コンディショニングは，一般的には入院中の急性期の症例や重症例に対して，運動療法の導入として用いられる．重症例では呼吸運動パターンの異常，筋・関節の柔軟性の低下，筋力低下・筋萎縮，姿勢の異常などが認められるため，コンディショニングの必要性がより高くなるからである．しかし，軽症なほどコンディショニングは不要となり，高負荷のトレーニングが可能になる．コンディショニングのエビデンスについては，現在のところ科学的

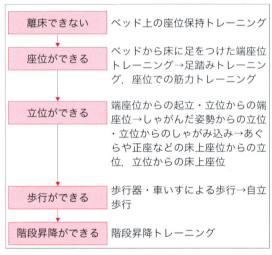

[図 2-20] 活動レベルに応じた ADL トレーニング
（日本呼吸ケア・リハビリテーション学会・他, 2012）[15]

証拠は不十分であるが，運動療法を成功させる鍵となっている．

2 ADL トレーニング

　ADL トレーニングは，日常生活の不自由になっている特定の動作に焦点を当てたトレーニングである．ADL における制限因子は息切れの場合が多く，息切れのコントロール方法の指導が重要となる．ADL 上の各動作のトレーニングでは，個々の患者の状態に合わせて動作速度や姿勢などに注意しながら，横隔膜呼吸と口すぼめ呼吸を行うよう指導する．浴槽に入る，身体を洗う，髪を洗う，物をもち上げる，引く，押す，手を伸ばすなどの上肢や体幹の動作においては呼吸困難が強くなるので，息こらえをせずに呼気と動作を同調させるようにする．また，階段や坂道の上りでは，息を吐きながら上り，吐き終わったら一旦止まって横隔膜呼吸でゆっくり吸い，また吐きながら上るといったように，途中で動作を中断し，呼吸を整えて再び呼気に合わせながら動作を開始する．また基礎的なトレーニングから開始し，徐々に応用的な

[表 2-7] 高強度負荷と低強度負荷の比較

	高強度負荷 (high-intensity)	低強度負荷 (low-intensity)
定義	●患者個々のpeak $\dot{V}O_2$に対して60〜80%の負荷	●患者個々のpeak $\dot{V}O_2$に対して40〜60%の負荷
利点	●同一運動刺激に対して高い運動能力の改善がみられ，生理学的効果は高い	●在宅で継続しやすい ●抑うつや不安感の改善効果は大きい ●リスクが少ない ●アドヒアランスが維持されやすい
欠点	●すべての患者に施行は困難（特に重症例） ●リスクが高いため，付き添い，監視が必要 ●患者のアドヒアランス低下	●運動能力の改善が少ない ●運動効果の発現に長期間を要す
適応	●モチベーションが高い症例 ●肺性心，重症不整脈，器質的心疾患などがない ●運動時にSpO_2が90%以上である	●高度な呼吸困難症例 ●肺性心合併例 ●後期高齢者

（日本呼吸ケア・リハビリテーション学会・他，2012)[15]

トレーニングに移行するように，活動レベルに応じた配慮が必要である [図 2-20]．

3 運動療法；全身持久力トレーニング

(1) 運動強度の決定方法

運動処方の際の運動強度の設定は最高酸素摂取量（peak $\dot{V}O_2$）は40〜80%と幅広いが，一般的にはpeak $\dot{V}O_2$の60〜80%の高強度のほうが，低強度に比べ効果的とされている [表 2-7][15]．しかし，わが国では対象者が欧米諸国より高齢であることや継続性の問題から，低強度が現実的と考える．また，2007年に発表された米国のガイドラインでは，運動療法は低強度，高強度どちらも臨床的に効果があると評価され，推奨のグレード（1：強い，2：弱い）とエビデンスの強さ（A：高い，B：中等度，C：低い）から1Aに位置づけられている[8]．

運動強度の決め方には，①トレッドミルや自転車エルゴメータによる多段階運動負荷試験で得られたpeak $\dot{V}O_2$の測定を行って，予測される最大心拍数から運動強度を決める方法，②6分間歩行試験（6MWT）や漸増シャトルウォーキングテスト（ISWT）から予測する方法，③心拍数を用いる最大心拍数（HRmax）法と心拍数予備（HRR）法から決定する方法，④自覚的運動強度（RPE）で決める方法，などがある．理想的には，多段階運動負荷試験によってpeak $\dot{V}O_2$の測定を行って設定するのが望ましいが，現実には限られた施設でしか行えない．また，6MWT，ISWTから予測する方法や最大心拍数から運動強度を決める方法もあまり普及していない．修正Borg指数（BS，p41参照）による息切れの自覚症状を指標として運動強度を決定するRPEの方法はすぐに応用できる．Mahlerら[16]は，目標呼吸困難スコア（target dyspnea rating；TDR）を指標として運動強度を決定することを提唱した．本法は，運動時のpeak $\dot{V}O_2$と呼吸困難が比例相関することを応用し，修正Borg指数を指標としてBS3（peak $\dot{V}O_2$の50%に相当）〜5（peak $\dot{V}O_2$の80%に相当），つまりTDRの3〜5の運動強度で処方する方法である．

(2) 運動時間，頻度，その他

実際に運動療法を処方する際には，FITTを明確にする必要がある．FITTとは，frequency（頻度），先に述べたintensity（強度），time（持続時間），type（種類）のそれぞれのイニシャルである．中等度の強度の場合は1日30分以上で週5日以上，高強度では1日20〜25分以上で

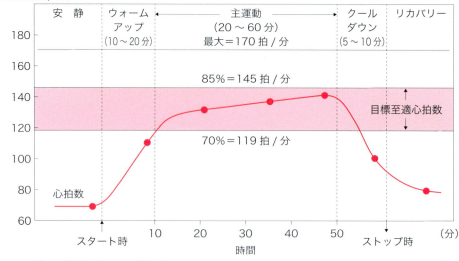

[図 2-21] 運動プログラムの構成内容　（日本呼吸ケア・リハビリテーション学会・他，2012）[15]

週3日以上，中等度と高強度の組み合わせでは1日20〜30分以上で週3〜5日が目標となる．また必ずしも目標時間を継続して行う必要性はなく，少なくとも10分以上の運動を断続的に実施し，合計の運動時間が推奨の運動時間に達するようにしてもよい．

種類では全身持久力トレーニングである有酸素運動，上下肢などの筋力増強となるレジスタンストレーニング，関節可動域改善やウォームアップとクールダウンとして有効なストレッチ運動などがある．これらのプログラムの運動セッションにおける時

[表 2-8] 運動療法の中止基準

呼吸困難感	修正 Borg スケール　7〜9
その他の自覚症状	胸痛，動悸，疲労，めまい，ふらつき，チアノーゼなど
心拍数	・年齢別最大心拍数（220－年齢）の85％に達したとき（肺性心を伴う COPD では65〜70％） ・不変ないし減少したとき
呼吸数	毎分30回以上
血圧	高度に SBP が下降したり，DBP が上昇したとき
SpO_2	90％未満になったとき

（日本呼吸ケア・リハビリテーション学会・他，2012）[15]

間と心拍数の構成内容を図 2-21 [15] に示すが，慢性呼吸器疾患では運動強度に対する心拍数の反応は必ずしも適切な指標にならないことを注意するべきである．

(3) 運動中のリスク管理と中止基準

運動療法の禁忌は，運動に伴って酸素摂取量や循環血漿量が増大したり，呼吸や心仕事量の増大によって原疾患が悪化したりすることが予想される場合で，①不安定狭心症，発症から間もない心筋梗塞，非代償性うっ血性心不全，コントロール不良の不整脈，重篤な大動脈弁狭窄症，活動性の心筋炎，心膜炎などの心疾患の合併，②コントロール不良の高血圧症，③急性全身性疾患または発熱，④最近の肺塞栓症，急性肺性心，重度の肺高血圧症の合併，⑤重篤な肝・腎機能障害の合併，⑥運動を妨げる重篤な整形外科疾患の合併，⑦高度の認知障害，重度の精神疾患の合併，⑧他の代謝疾患（急性甲状腺炎など）である[15]．

運動療法施行中の中止基準を表 2-8 に示した[15]．客観的には，SpO_2 で90％未満，心拍数では年齢別最大心拍数（220－年齢）の85％が基準となるが，通常と異なる呼吸困難，胸痛，

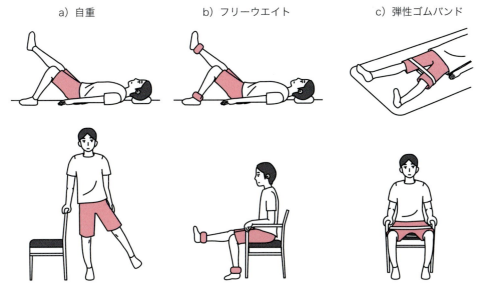

[図 2-22] 下肢・上肢・体幹筋力トレーニング

動悸，極度の疲労，めまいなどの自覚症状が現れたら，ただちに運動を中止する．また，運動療法によって低酸素血症が生じる症例では，低酸素性肺血管攣縮を引き起こし，右心負荷を増強させる可能性があるため，酸素投与が必要となる．この際は，SpO_2 が90％以上を維持できるように酸素流量を決める．

4 運動療法：筋力トレーニング

　上肢・下肢・体幹筋力トレーニングでは，歩行に関与する下肢筋群，上肢では使用するADLと関連が大きい筋群を対象とするのが望ましいとされている．適応は，①筋力・筋持久力が低下し，日常生活機能が低下しているもの，②上肢を用いた動作で呼吸困難が強いもの，③職業上，比較的強い筋力・筋持久力を必要とするものなどである．これらの筋力トレーニングの実際の方法には，自重によるトレーニング，フリーウエイトを用いたトレーニング，弾性ゴムバンドによるトレーニングがある [図 2-22]．フリーウエイトとは，バーベルや鉄アレイ（ダンベル），重錘バンドなど各種重錘の総称である．なお，鉄アレイは握力の低下した症例では落下に十分に注意する必要がある．100％の最大筋力で1回のみ行える運動を1RM（Repetion Maximus）というが，重錘バンドや鉄アレイなどの負荷量の設定では，1RMの測定や推定が可能な場合は，筋力強化では 60〜90％ 1RM，筋持久力の向上では 30〜50％ 1RM が適応となるが，それが困難な場合は，上下肢ともに無負荷または0.5kg程度の少ない負荷からから開始して，徐々に負荷量を増加させて，適切な強度を決定してもよい．

5 呼吸筋トレーニング

　呼吸筋トレーニングのエビデンスは不十分で，2007年のACCP/AACVPRのガイドラインでは，呼吸リハの必須の構成要素としてルーティンに行うことを支持するエビデンスはない，とされている[8]．これまでのメタ解析では，呼吸筋力が低下しているCOPD患者においてのみ全身の運動療法と併用すると有効であるとされていた[17]．また，2015年のGOLDガイドラインによれば，COPD患者において全身運動トレーニングと併用すると効果があるとされて

[表 2-9] 呼吸筋トレーニングのメタアナリシス

アウトカム指標	被験者数	Q統計	I^2	SES	95% CI	p値（z統計）	単位
PImax	32	57.8	46	0.73	0.53〜0.93	0.001	+13cmH$_2$O
RMET	14	47.3	73	1.05	0.62〜1.49	0.001	+261s
ITL	11	16.8	3	0.98	0.72〜1.25	0.001	+13cmH$_2$O
MVV	4	1.2	0	0.23	−0.27〜0.72	0.373	+3L・min^{-1}
機能的運動能力	22	14.3	0	0.28	0.12〜0.44	0.001	6MWD：+32m 12MWD：+85m
運動耐容能	3	4.6	57	0.72	−0.12〜1.55	0.087	+198s
$\dot{V}O_2max$ L・min^{-1}	9	6.0	0	−0.13	−0.38〜0.11	0.293	−0.04L・min^{-1}
$\dot{V}O_2max$ mL・min^{-1}・kg^{-1}	5	5.0	20	0.3	−0.02〜0.63	0.067	+1.3mL・min^{-1}・kg^{-1}
$\dot{V}Emax$	9	5.5	0	−0.04	−0.3〜0.2	0.696	−0.7L・min^{-1}
Wmax	10	5.1	0	0.07	−0.16〜0.3	0.562	+1.7W
呼吸困難 Borg CR10 スコア	14	15.6	17	−0.45	−0.66〜−0.24	0.001	−0.9
呼吸困難 TDI	4	6.3	52	1.58	0.86〜2.3	0.001	+2.8
呼吸困難 CRQ-呼吸困難	9	16.6	52	0.34	−0.03〜0.71	0.068	+1.1
Quality of Life CRQ	9	10.4	20	0.34	0.09〜0.60	0.007	+3.8
CRQ 疲労	10	8.2	0	0.27	0.03〜0.50	0.024	+0.9
CRQ 感情	10	7.6	0	0.19	−0.04〜0.42	0.107	+0.5
CRQ 病気による支配感	10	8.5	0	0.09	−0.14〜0.33	0.432	−0.005

SES：要約効果量，PImax：最大吸気圧，RMET：呼吸筋耐久試験，ITL：吸気閾値負荷，MVV：最大換気量，$\dot{V}O_2max$：最高酸素摂取量，$\dot{V}Emax$：最大換気量，Wmax：最大パワー，TDI：呼吸困難変化指数，CRQ：Chronic Respiratory Questionnaire.

(Gosselink et al, 2011)[18] を改変

いる[10]．ただし，2000〜2009年の多施設での研究報告を解析した最近のメタ解析によれば，COPD患者における呼吸筋トレーニングにより，吸気筋力，運動持久時間，時間歩行試験，HRQOLが有意に改善することが報告されており[表 2-9][18]，呼吸リハプログラムには積極的に取り入れるべきと考えられる．また，近年では，COPDを中心とした呼吸器疾患以外に

も応用されており，胸部・腹部術後の合併症予防，人工呼吸器の早期離脱，慢性心不全，神経筋疾患や脊髄損傷などへの効果が期待される．

呼吸筋トレーニングの適応は，呼吸筋力の低下が自覚症状や運動耐容能に影響していることが予測される症例である．特に肺過膨張や横隔膜の平底化をきたしている中等度から重度のCOPDで，最大吸気圧（PImax）が低下し（PImax ≧−60cmH$_2$O），重度の呼吸困難があり，高いモチベーションのあるケースがよい適応となる．

実際の吸気抵抗負荷法のトレーニングでは，スレッショルド®（Threshold®IMT）などを用い，PImaxの30〜80％の負荷で行うことが推奨されている．導入では，30％ PImaxで15分を1日2回実施させるが，30％ PImaxが困難な症例では，20％から徐々に増加するとよい．また最近，新タイプのパワーブリーズ®（POWERbreathe®）を用いて，通常トレーニング時間を1回15分から1回につき30回実施を1日2回という回数を指定して行う新しいトレーニング法が試みられ，その効果が期待されている[19]．

排痰法
1 体位排痰法

体位排痰法とは，誘導気管支の方向に重力の作用が一致する体位を用いて排痰を誘導する方法である．つまり，気道分泌物が貯留した肺区域ができるだけ垂直になるようにして，貯留分泌物の誘導排出を図る［図2-23］．ただし，頭低位によって頭蓋内圧が上昇したり，不整脈が誘発する場合がある．また，人工呼吸器装着中の患者では，修正排痰体位を用いるのが現実的である．［図2-24］．体位排痰法の適応は，①痰の喀出量が多い場合（1日に25〜30ml以上），②痰の喀出が困難な場合（痰が粘稠で末梢にある，換気が不十分，咳が困難）である．

実際に体位排痰法を行う際は，体位変換はゆっくり行い，人工呼吸器装着中の患者ではモニターを確認しながら，合併症を起こさぬよう注意する必要がある．体位排痰法の合併症として，低酸素血症，不整脈，頭蓋内圧上昇，気管支攣縮，血圧の変動，嘔吐，疼痛などがある．禁忌は，血行動態が不安定な患者，未処置の気胸，肺出血，肺梗塞，脳浮腫，ショックである．また，気管内挿管や気管切開により人工呼吸器を装着している症例では，体位変換の際に，頭頸部の位置によって挿管チューブ・気管切開チューブの挿入状態が変わり，ガスがうまく送れない状態になると，換気不全や低酸素化などを起こすことがある．ラインやドレーンの抜去も体

---

column：呼吸理学療法のはじまりは，理学療法士が誕生する前だった！！

理学療法士及び作業療法士法が公布されたのは1965年で，翌年の1966年に第1回の理学療法士・作業療法士の国家試験が行われ，わが国に理学療法士が誕生した．実は，わが国における呼吸理学療法の歴史はこれよりも古く，養成校ができる以前であった．島尾忠男（現・結核予防会顧問）が1955年4月〜1956年6月スウェーデンに留学し，Söderby病院（ストックホルム市立結核病院）で理学療法に遭遇した際，スウェーデンの結核予防会のPhysio Therapy in Chest Disease（Bruce T 著）という書を日本に持ち帰り，1957年に『肺機能訓練療法』が結核予防会から出版（島尾忠男訳）したのが，わが国における呼吸理学療法のはじまりである．また，実際に肺切除後に胸郭形成術を受けた患者の術前・術後の肺機能訓練療法の内容をまとめた映画「再起への道」を制作し，1959年には完成試写会が総裁である秩父宮殿下のご臨席のもと，結核予防会講堂で開催されている．

（高橋 仁）

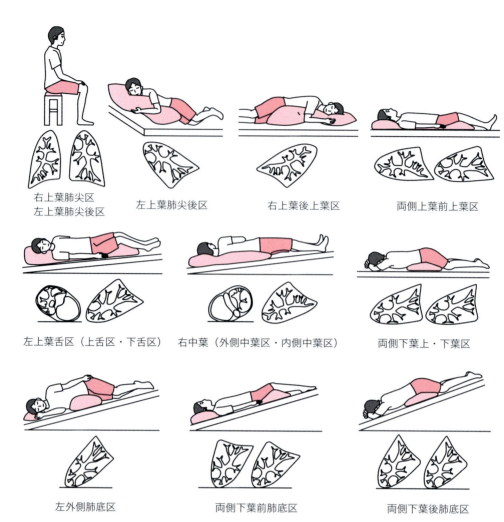

[図 2-23] 体位排痰法

位変換の際に発生することがあるので注意しなければならない．

2 ハフィング（強制呼出手技）

ハフィングは，最大吸気後に声門を開いたまま速く「ハッ，ハッ」と強くて速い呼気を行う方法である．これを数回繰り返して，痰に可動性を与えて喀出しやすくする．この高い肺気量からのハフィングは中枢気道からの分泌物移動に有効である．末梢気道の分泌物を移動させたい場合には，中等度の肺気量から声門を開いて「ハーーーッ」とゆっくり長いハフィングが効果的である [図 2-25]．

ハフィングは気道の安定性を保ったままでの喀痰の排出を可能とする．咳嗽と比較すると呼吸流量は少なくなるが，胸腔内圧が低く，気道閉塞のリスクが小さく，エネルギー消費量や疲労，循環動態への影響が少ないなどの利点がある．よって，外科術後で創部痛のため咳嗽が困難なケースや気道が不安定で咳嗽によって気道が潰れてしまう気管支拡張症や囊胞性線維症などの症例に有効となる．

3 咳嗽

咳嗽は，深い吸気の後に声門を閉じて呼気筋を収縮させてから（胸腔内圧を高める），突然

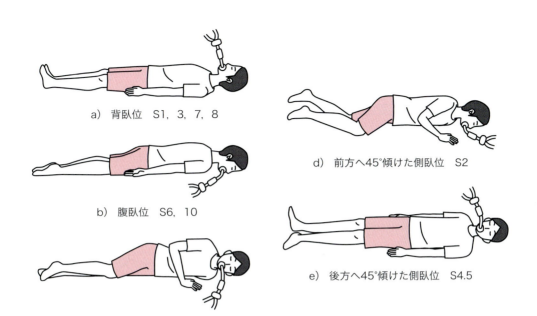

a) 背臥位　S1, 3, 7, 8
b) 腹臥位　S6, 10
c) 側臥位　S9
d) 前方へ45°傾けた側臥位　S2
e) 後方へ45°傾けた側臥位　S4.5

a：背臥位……肺尖区，前上葉区，前肺底区
b：腹臥位……上・下葉区，後肺底区
c：側臥位……外側肺底区
d：前方へ45°傾けた側臥位……後上葉区
e：後方へ45°傾けた側臥位……中葉・舌区

[図2-24] 修正排痰体位

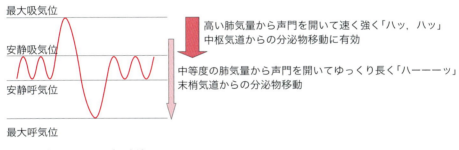

高い肺気量から声門を開いて速く強く「ハッ，ハッ」中枢気道からの分泌物移動に有効

中等度の肺気量から声門を開いてゆっくり長く「ハーーーッ」末梢気道からの分泌物移動

[図2-25] ハフィングの方法

に声門を開けて肺内の空気を一気に呼出させ，排痰を促す方法である．体位排痰法のみで喀痰を排出することは困難であり，最終的には効果的な咳嗽が必要となる．咳嗽は，末梢から中枢部に至る気道内分泌物の排出を促すために働くとともに，気道から分泌物を引き剥がす役割もしている．よって，咳嗽の仕方の指導が重要となる．効果的な咳嗽ができないと，排痰ができないばかりか，呼吸筋疲労や低酸素血症を起こすことがある．注意点としては，有効な咳嗽は呼気筋力ばかりでなく，十分な吸気が必要なため，十分に息を吸い込んでから行うよう指導することが重要である．

呼気筋の収縮力や呼気流速が低下していて有効な咳嗽ができない症例には，呼気に合わせて徒手的に胸郭を圧迫する咳嗽介助（assist cough）を行うのも効果的で，外科術後では創部痛をコントロールするために咳嗽時に術創部を手掌や枕などで保護・圧迫し咳嗽の効率を上げるようにするのがよい [図2-26]．また，呼吸筋が弱化し，肺活量が低下した拘束性の疾患がある患者には，吸気時にバギング（bagging）や非侵襲的陽圧換気療法（NPPV）などによる

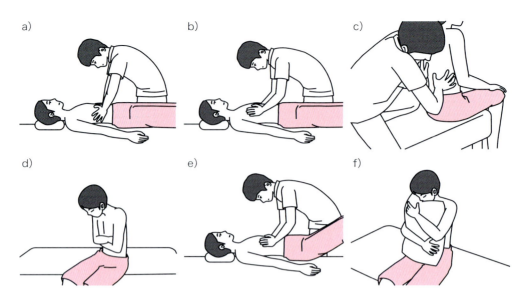

[図 2-26] 咳嗽介助と創部痛のコントロール方法
a～c：呼気筋の収縮力や呼気流速が低下していて有効な咳嗽ができない場合は，呼気に合わせて胸郭を圧迫する咳嗽介助を行う．
d～f：外科術後では創部痛をコントロールするため，咳嗽時に術創部を手掌や枕などで保護・圧迫し咳嗽の効率を上げる．

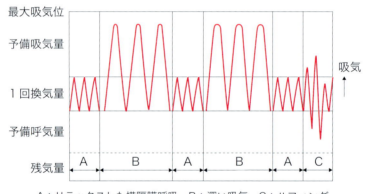

A：リラックスした横隔膜呼吸，B：深い吸気，C：ハフィング．
[図 2-27] アクティブサイクル呼吸法

吸気補助により肺活量以上の吸気量を得てからの咳嗽介助が有効となる．

4 アクティブサイクル呼吸法

　アクティブサイクル呼吸法（active cycle of breathing techniques；ACBT）とは，強制呼気法を改良し，換気量を変化させて気道内分泌物の移動を促す自己排痰法である．痰の一番出やすい時間帯に合わせて，痰のある肺区域を上にした排痰体位をとって，リラックスした横隔膜呼吸を3～4回行い呼吸を整えた後，深くゆっくりした吸気を3～4回繰り返す．この深吸気により，換気量が増加し末梢換気が改善して分泌物の移動が期待できる．そしてリラックスした横隔膜呼吸と深い吸気をもう一度同様に繰り返し，次にハフィングを行う [図 2-27]．この際には，自分の手で胸郭を押してハフィングを助ける．これらを一連のサイクルとして分泌物が中枢気道に移動するまで繰り返し，ハフィングで痰を移動させた後，最後に強く咳をし

て痰を喀出させる．深吸気時に過度に吸気を保持すると息こらえになり，呼吸数が減少し呼吸困難が増強するので注意する必要がある．深吸気位を 1 ～ 2 秒保持する程度とし，呼気は静かにゆっくり行うようにする．こうすることでいわゆる「いきみ」を防ぐことで，一過性の低酸素化が生じにくくなり，また循環動態に与える影響も少なくなる．

適応は，喀痰量の多い囊胞性肺線維症などの慢性呼吸不全が主となるが，開胸・開腹術後などの急性期であっても病態が安定していて，意識レベルが高く協力が得られる症例には適応となる．胸部や腹部に術創がある場合には，創痛をコントロールするため，術創部を手で覆って保護したり，枕を抱かせたりして行うとよい．急性期で症状が不安定な患者，深呼吸を行うだけの呼吸筋力がない患者，理解力のない患者，協力的でない患者は適応とならない．

人工呼吸管理と理学療法

1 人工呼吸器の役割

われわれの行っている呼吸は，体外から酸素を摂取し，体外への炭酸ガス排出を行い，また体液の pH を調整する働きをもっている．これらは，肺胞への吸入ガスの供給と肺胞からの呼気ガスの排出（換気）と肺胞と肺毛細血管血液の間の酸素と二酸化炭素の移動（ガス交換）によって行われている [図 2-28]．この換気とガス交換のどちらか一方または両者が障害されると呼吸不全が起こる．呼吸不全の状態に陥ると，低酸素血症や高炭酸ガス血症となったり，呼吸困難を呈し呼吸仕事量が増えたりして，結果的に呼吸筋疲労が起きることがある．人工呼吸器は，このようなときに使用され，「換気」と「酸素化」の補助や代行の役割を果たす．

人工呼吸器の装着の目的は，換気量の維持・増大，低酸素血症・高二酸化炭素血症の改善，呼吸仕事量の軽減であり，呼吸管理の目標は人工呼吸器からのウィニング（離脱）と予後の改善にある．この目標を達成するため，安全管理と合併症予防を十分に行うことが重要となる．人工呼吸器本体には，モニタリング機能があるので，呼吸状態や呼吸器との同調性などの観察が可能である．人工呼吸器の使用は，呼吸不全を起こしている場合の他，気道確保や呼吸状態が不安定で，自発呼吸が不足または消失していて生命維持が危機的状況にある場合や，治療のために鎮静が必要で気道確保や呼吸を補助する必要がある場合にも装着される．

2 人工呼吸患者の呼吸理学療法

人工呼吸患者に対する呼吸理学療法は，人工呼吸からの離脱や合併症の予防・改善のために早期から実施し，離床につなげることが重要である [図 2-29][20]．人工呼吸器を装着している患者は，ICU 関連筋力低下（ICU-AW）や ICU 関連せん妄（ICU-AD）

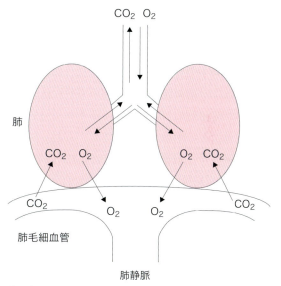

換 気
（大気と肺胞気との間のガスの移動）
ガス交換
（肺胞気と肺毛細血管血液との間の O_2，CO_2 の交換）

[図 2-28] 換気とガス交換

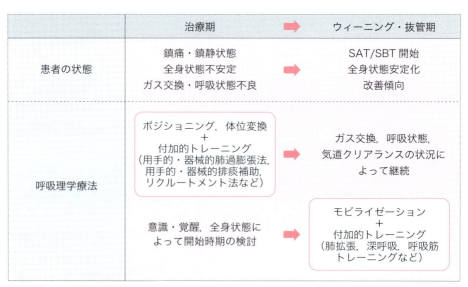

[図 2-29] 人工呼吸患者の呼吸理学療法　　　　　　　　　　　　　　　　　　　　　　（横山，2016）[20]

の発症頻度は高く，これらは長期的な QOL と生命予後を悪化させるため，早期から迅速に取り組む必要がある．ABCDE バンドル（A：毎日の鎮静覚醒トライアル，B：毎日の自発呼吸トライアル，C：A と B のコーディネーションおよび鎮静・鎮痛薬の選択，D：せん妄のモニタリングとマネジメント，E：早期離床）は，ICU-AW と ICU-AD のリスク低減・改善のために考案された戦略である．

　ICU に入室直後などの治療期は，患者の呼吸状態が不良で，また循環動態や全身状態も不安定な場合が多いが，この時期には体位管理を基本とした呼吸理学療法が行われる．体位管理には体位変換とポジショニングがあり，体位変換とは背臥位から側臥位，側臥位から腹臥位のように体位を変換することをいい，ポジショニングとは気道のクリアランスのため，人工呼吸器関連肺炎（VAP）の予防のため，などの目的をもった体位変換のことを意味する．

　人工呼吸中の体位管理で重要なことは，肺の病変部位が上側になる体位をとることである．特に腹臥位や前傾側臥は下側肺障害や片側肺障害などの局在的な肺病変例には有効で，重力を利用した分泌物のドレナージ，肺リクルートメント，換気血流比不均等の是正，肺内水分量の吸収促進などの効果が期待できる．また，無気肺や VAP などの呼吸器合併症の予防には，40°以上の側臥位，前傾側臥位，30〜45°以上のギャッジアップをルーティンに実施するのが有効である．

　治療期にはこのような体位管理を基本として，いくつかの付加的トレーニングを組み合わせることで呼吸機能などの改善が期待できる．閉塞性無気肺がある例や気道クリアランスが難渋する例には，体位管理に加えて加圧バッグを用いた用手的肺過膨張や人工呼吸器の駆動圧を高める器械的肺過膨張が併用される[21]．咳嗽介助，スクイージング，スプリンギングなどの用手的排痰介助や MI-E（mechanical insufflation-exsufflation）による器械的排痰補助は気道クリアランスの改善に用いられる．また，肺リクルートメント法（RM）は，虚脱した肺胞に対して高い呼気終末陽圧（positive end expiratory pressure；PEEP）を一定の時間を加える方法で，肺胞を再開通させることでガス交換を行うことのできる肺の面積を増加させることができる．

ウィーニング・抜管期は，ガス交換や呼吸状態が改善傾向にあり，全身状態が安定化してきて自発覚醒トライアル（spontaneous awakening trial；SAT）や自発呼吸トライアル（spontaneous breathing trial；SBT）が開始される時期である．この時期の人工呼吸患者に対しては，四肢の運動や能動的な体位変換などのモビライゼーションが積極的に行われる．モビライゼーションによって換気量の増大，気道クリアランス，意識レベルを高めるなど効果が期待できる．

さらに，ギャッジアップから段階的に端座位として，車椅子座位，立位・歩行トレーニングが行われる．必要に応じてバッテリー駆動式人工呼吸器を装用して歩行トレーニングを実施し，離床を進める．人工呼吸中の患者の離床トレーニングはリスクが高いため，十分な循環や呼吸の状態把握，生命維持装置や各種ルートやドレーンなどを把握して，モニタリングのもとでマンパワーを確保して実施する必要がある[22, 23]．また，この時期には，肺拡張，深呼吸，呼吸筋トレーニングを併用し，呼吸機能や気道クリアランスの改善を促進することも必要である[24]．

3 人工呼吸器からの離脱（ウィーニング）

(1) ウィーニングの開始基準

ウィーニング（weaning）とは，患者が人工呼吸器に頼らずに自発呼吸ができるようになるまでのプロセスのことで，人工呼吸器管理から離脱させる行為をいう．ウィーニングの開始には，いくつかの方法があるが，自発呼吸トライアル（SBT）は，現時点で最も推奨されるウィーニング法である．原疾患や合併症が改善傾向にある他に，図2-30[25]に示すような意識レベル，循環動態，呼吸状態が一定の条件になっている必要がある．浅速呼吸指数（rapid shallow breathing index；RSBI）は，人工呼吸器からの離脱を判断する指標の一つであり，呼吸回数（回/分）/1回換気量（l）で計算でき，RSBI＜105が離脱できる可能性が高いと判断される．またSBT中断の基準にも同様に一定の条件があり，この基準に従ってSBTの成否が判断される[25]．

SBT 開始条件	SBT 中断基準
意識・精神状態 ・鎮静薬が不要か，鎮静下で精神状態が安定 循環動態 ・HR＜140bpm，SBP 90〜160mmHg ・最小限の心血管作動薬 呼吸状態 ・FiO_2≦0.4 で SpO_2＞90%，PaO_2/FiO_2≧150，PEEP≦8cmH_2O ・呼吸数≦35回/分，1回換気量＞5mL/kg，RSBI＜105回/分/L ・MIP＞−20〜−25cmH_2O，VC＞10mL/kg ・著しい呼吸性アシドーシスがない	意識・精神状態 ・不穏・不安の表出・意識レベルの低下 循環動態 ・HR＞140bpm，HR 増加≧20% ・SBP＞180mmHg，SBP 上昇≧20%，SBP＜90mmHg ・不整脈の出現 呼吸状態 ・FiO_2＞0.5 で PaO_2＝50〜60mmHg，SpO_2＜90% ・$PaCO_2$＞50mmHg，$PaCO_2$ の増加＞8mmHg ・呼吸数＞35回/分，呼吸数増加≧50% ・RSBI＞105回/分/L，呼吸努力の増大 ・pH＜7.32，pH≦0.07 の低下

人工呼吸管理開始 → 治療的呼吸管理 → ウィーニング，SBT → 離脱，抜管

[図 2-30] SBT 開始基準と SBT 中断基準　　　　　　　　　　　　　　（Boles et al, 2007）[25] を改変

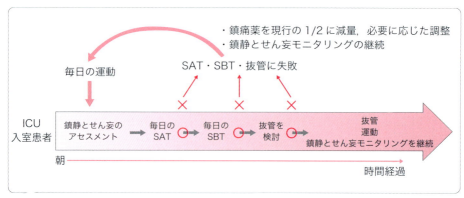

[図 2-31]　ABCDE バンドル　　　　　　　　　　　　　　　　(Vasilevskis et al, 2010)[26]

(2) ウィーニングの方法

ウィーニングには，原疾患のコントロール→鎮静からの離脱→人工呼吸サポートからの離脱→人工気道からの離脱，というステップが必要である．これは先に述べた ABCDE バンドルに従って行う [図 2-31][26]．

人工呼吸器は患者自身の自発呼吸を生かした換気モードを設定する．患者が呼気をする時には一定の呼吸努力が必要となる．持続的陽圧呼吸（continuous positive airway pressure；CPAP），圧支持換気（pressure support ventilation；PSV），気管チューブ補正（tube compensation；TC），パブ・プラス（proportional assist ventilation；PAV＋）などから選択する．

CPAP は，吸気相，呼気相のいずれにある一定の圧がかかっていて，強制換気を行わないモードである．PSV ではサポート圧の設定を1回に $2 \sim 5 cmH_2O$ ずつプレッシャーサポート圧を下げていくが，最低圧は気管チューブなどによる空気抵抗を相殺するため $5 \sim 8 cmH_2O$ 程度に保つ必要がある．TC モードは，挿管チューブの種類と内径から，チューブの抵抗を補正して理論的に非挿管状態をつくる機能である．気管チューブの先端圧を呼気終末陽圧（PEEP）に維持することで，気管チューブによって増大した呼吸仕事量をプレッシャーサポートよりも正確に打ち消そうとする．人工呼吸器につないでいながら抜管に近い呼吸となる．PAV＋は，常に変化する患者の換気量に応じてガス供給を調節するモードである．気管チューブの抵抗補正に加え，患者の自発呼吸の弾性抵抗と粘性抵抗を測定して呼吸仕事量をリアルタイムで算出し，その変化に追従して吸気のサポートを行う．

次に人工呼吸器を外してT ピース，CPAP，PSV などを選択する．T ピースはサポートが全くない状態で，酸素投与が行われる．T ピースでは気管よりも細い気管チューブから吸気するので，気道抵抗は強くなる．よって，患者には負担となるので，モニタリングや身体所見に注意して患者の状態をしっかり観察する．SBT が30〜120分実施できるようになれば，人工呼吸器のサポートからの離脱が可能と判断する．SBT が成功し，気道が保護でき，上気道閉塞がなく，気道分泌物を喀出できる状態であれば，抜管が可能と判断される．抜管後は非侵襲的陽圧換気療法（NPPV），経鼻的高流量療法（nasal high-flow therapy），酸素療法へと移行される．なお，SBT 不成功だった場合には，不成功となった原因について対応を行い，次回のSBT に備えることが重要となる．

[表 2-10] ウィーニング中のモニタリング

- 呼吸器系
  呼吸数, 一回換気量, 分時換気量, 呼吸パターン, PaO_2, SpO_2, P/F比, $A-aDO_2$, $PaCO_2$, $EtCO_2$, $tcCO_2$, $P_{0.1}$, 呼吸仕事量
- 循環器系
  心拍数, 血圧, 心電図
- 意識レベル
- 精神状態

(3) ウィーニング中のモニタリング

ウィーニング中のモニタリングの役割は, 患者の現在の病態を正確に把握することと, 患者のトラブルや変化を早期に発見することにある. ウィーニング時の呼吸器系や循環器系などのモニタリングで必要な項目を表2-10に示した[27]. 呼吸器系では, 呼吸数, 換気量, 呼吸パターンは最も基本的な指標となる. 酸素化の評価では, 動脈血酸素分圧 (PaO_2), 経皮的酸素飽和度 (SpO_2) が最も利用されるが, 吸入酸素濃度により変動するため, PEEP, 平均気道内圧などの条件で変化するので, P/F比 (PaO_2/FiO_2) や肺胞気動脈血酸素分圧較差 ($A-aDO_2$) で評価する. また, 人工呼吸器の吸気弁を閉塞させた状態で, 吸気開始0.1秒後にどの程度気道内圧が低下するかをみる $P_{0.1}$ (気道閉塞圧) はウィーニングの可否を予測する指標の一つとしても用いられ, 3.5cmH_2O程度が基準となる. 換気の評価では, 呼気終末二酸化炭素濃度 ($EtCO_2$), 経皮二酸化炭素分圧 ($tcCO_2$), 動脈血二酸化炭素分圧 ($PaCO_2$) がモニタリングされる. 呼吸仕事量の評価としては, 呼吸補助筋の使用や陥没呼吸, 呼吸回数, 呼吸様式などがあげられる. この他, 心拍数, 血圧, 心電図などの循環器系のモニタリングはもちろん, 意識レベルや精神状態も含めて総合的にみることが重要となる.

在宅酸素療法

1 目的

在宅酸素療法 (home oxygen therapy ; HOT) とは, 安定期にある慢性呼吸不全患者に対して, 在宅という住み慣れた環境で酸素療法を行うことで, 呼吸困難の軽減, ADLとQOLの改善, 入院日数・回数の減少, 生命予後の改善が期待できる. 在宅酸素療法の慢性呼吸不全症例に対する生命予後改善効果については, 1980年代初期に, 英国のMedical Research Council (MRC)[27] と, 米国のNocturnal Oxygen Therapy Trial (NOTT)[28] によって報告された. その後, 在宅酸素療法は, 生命予後だけでなく, 身体・精神活動や社会活動の改善などADL・QOLにも大きな役割を果たすことが示されてきている.

現行の在宅酸素療法の保険適用基準を表2-11に示した. 注意点としては, 呼吸不全に対しては酸素療法が適応となるが, 酸素療法が適応な患者がすべて在宅酸素療法の適応とはならないことである. PaO_2が55～60Torrの場合は, 睡眠時または運動負荷時に著しい低酸素血症をきたすものに限定される.

2 導入時の注意点

HOT導入時には患者本人とその家族に対して, 単に酸素濃縮器の使用方法の指導だけでなく, 火気の取扱いに対する注意・対処方法, 禁煙指導を含めた患者教育を徹底することが非常に重要である. HOT患者だけでなく家族を巻き込んだ死亡・火傷事故が起こっており, 厚生

[表 2-11] 在宅酸素療法の保険適用基準

1：高度慢性呼吸不全例[注1]
動脈血酸素分圧（PaO_2）が 55mmHg 以下の症例，および PaO_2 60mmHg 以下で睡眠時または運動負荷時に著しい低酸素血症を来たす症例．この場合，判定に経皮的動脈血酸素飽和度測定器による酸素飽和度を用いることができる[注2]

2：肺高血圧症

3：慢性心不全の対象患者
NYHA Ⅲ度[注3] 以上であると認められ，睡眠時のチェーンストークス呼吸がみられ，無呼吸低呼吸指数（1時間当たりの無呼吸数および低呼吸数をいう）が 20 以上であることが睡眠ポリグラフィー上で確認されている症例．

4：チアノーゼ型先天性心疾患
チアノーゼ型先天性心疾患に対する在宅酸素療法とは，ファロー四徴症，大血管転位症，三尖弁閉鎖症，総動脈幹症，単心室症などのチアノーゼ型先天性心疾患患者のうち，発作的に低酸素または無酸素状態になる患者について，発作時に在宅で行われる救命的な酸素吸入療法をいう．この場合において使用される酸素は，小型酸素ボンベ（500l 以下）またはクローレット・キャンドル型酸素発生器によって供給されるものとする．

注1：慢性呼吸不全の定義：呼吸不全（室内気吸入下で PaO_2 が 60mmHg 以下となる呼吸障害）の状態が少なくとも1カ月間持続する状態．
注2：PaO_2 55mmHg は SpO_2 88%に，PaO_2 60mmHg は SpO_2 90%に対応する．
注3：NYHA Ⅲ度：身体活動を軽度ないし高度に制限する必要のある心疾患患者．安静時には快適であるが日常の軽い身体活動でも，疲労・動悸・息切れ・狭心症状が起こる状態をいう．

（「平成 26 年度医療診療報酬点数表」より改変）

労働省でも注意をよびかけている [図 2-32]．喫煙をはじめとして，酸素濃縮器・酸素カニュラとストーブ・ガスコンロなどの火気との接触による事例が多い．いったん鼻カニュラに火がつくと，瞬時に勢いよく燃え上がるので，禁煙は徹底しなければならない．酸素吸入しながらの料理も危険性があるので，できれば電磁調理器への変更を勧めたほうがよい．酸素濃縮器は火元から 2m 以上離し，直射日光が当たらない場所に設置する必要がある．その他 HOT 導入時には，機器の操作方法，機器の作動状況，異常音・アラーム音，日常必要な管理（フィルターの汚れや接続部のゆるみなど），定期点検の時期，外出時の酸素残量の確認，停電時の対応（携帯型を使用し，必要以上に動かない），などについて指導し教育する必要がある．

4　疾患別運動療法の実際

慢性閉塞性肺疾患

1 病態と合併症

慢性閉塞性肺疾患（COPD）は「タバコ煙を主とする有害物質を長期に吸入曝露することで生じた肺の炎症性疾患である．呼吸機能検査で正常に復すことのない気流閉塞を示す．気流閉塞は末梢気道病変と気腫性病変がさまざまな割合で複合的に作用することにより起こり，通常は進行性である．臨床的には徐々に生じる労作時の呼吸困難や慢性の咳，痰を特徴とするが，これらの症状に乏しいこともある」と定義されている[29]．最も重要な特徴は，その疾患名の示すとおり気流閉塞である．呼気時には，気道内腔が狭小し，気道抵抗が増大して，気流速度が低下する．気道は虚脱しやすくなり，動的気道閉塞（dynamic airway compression）が生じることになる．

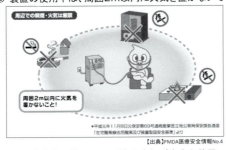

[図 2-32] 在宅酸素療法における火気の取扱いについて（厚生労働省）

　主症状は息切れで，初期には呼吸困難が体動時にみられるだけであるが，進行すると安静時にも現れ，食欲減退，体重減少をきたす．またCOPDは，肺以外にも全身性の影響（systemic effects）をもたらし，併存症を誘発することから，全身性疾患として捉えられている．COPDの全身的影響として，全身性炎症，栄養障害，骨格筋機能障害，心・血管疾患（心筋梗塞，狭心症，脳血管障害），骨粗鬆症（脊椎圧迫骨折），抑うつ，糖尿病，睡眠障害，貧血などがある[表 2-12][29]．

2 運動療法の効果

　COPD患者では，呼吸困難による労作制限は日常活動性を低下させディコンディショニングを生じさせる．このディコンディショニングによって増悪する呼吸困難の悪循環（dyspnea supiral）が形成される．このdyspunea supiralを断ち切る唯一の有効な方法が運動療法である．運動療法は呼吸リハの中核であり，COPD患者に対しての極めて有効な治療として位置づけられている．

[表 2-12] COPD の全身的影響

・全身性炎症：炎症性サイトカインの上昇，CRP の上昇　・抑うつ
・栄養障害：脂肪量，除脂肪量の減少　・糖尿病
・骨格筋機能障害：筋量・筋力の低下　・睡眠障害
・心・血管疾患：心筋梗塞，狭心症，脳血管障害　・貧血
・骨粗鬆症：脊椎圧迫骨折

(日本呼吸器学会 COPD ガイドライン第 4 版作成委員会, 2013)[29]

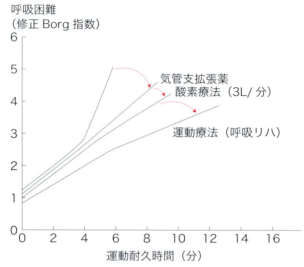

[図 2-33] 運動療法の呼吸困難の改善の上乗せの効果
FEV_1（1 秒量）＝ 34% pred, RV（残気量）＝ 220% pred, PaO_2（動脈血酸素分圧）＝ 64mmHg, SpO_2（酸素飽和度）＝ 83%（運動時），6MWT（6 分間歩行試験）＝ 110m．
(American Thoracic Society, 1999)[30] を改変

現在では COPD 患者に運動療法を主軸とした呼吸リハを行うことは必須であり，運動療法を行わないと有効な治療をしたとはいえないことになる．運動療法をしっかり行うことで，その効果が確実に期待できることは科学的に証明されている．運動療法は，薬物療法によって既に症状が改善している患者においても，さらに上乗せの改善効果が得ることができるとされている [図 2-33][30]．

3 運動療法の実際

全身持久力トレーニングである有酸素運動と筋力トレーニングは有用性があり適応である．また，ストレッチなどの柔軟性のトレーニングも適応となる．筆者らの考案した椅子に座ってできる低強度の運動療法「座ってできる COPD 体操」[31] を紹介する．この体操は，頸・肩甲帯・胸郭のストレッチ，等尺性収縮での上下肢・体幹の筋力強化，および椅子に腰掛けた状態で行う有酸素運動の 3 種類で構成されている．屋外歩行や機器や道具を利用した筋力強化が困難な場合に，これらの運動に代えて行える．有酸素運動の運動強度の設定は，Mahler ら[16] が提唱した目標呼吸困難スコア（TDR）を用い，修正 Borg 指数の 2（「弱い」「楽である」のレベル）で導入する．

本体操は，テレビを観ながら，ラジオを聴きながらのトレーニングが可能であり，在宅での継続実施率の向上が期待できる．また，在宅やリハ室はもちろんであるが，入院中のベッドサ

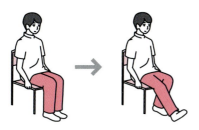
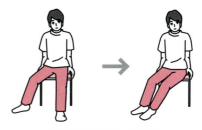

足を前後にステップする．　　　　　　足を左右にステップする．

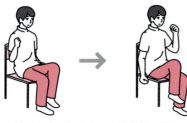
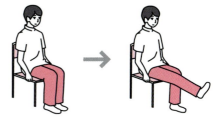

椅子に座ったままで歩く動作を行う．　　膝の伸展をリズミカルに左右交互に行う．

[図 2-34] 「座ってできる COPD 体操」の有酸素運動

イドの患者，HOT や NPPV を施行中の患者にも応用可能である．本体操の有酸素運動[図 2-34]は，6MWT から得られた peak $\dot{V}O_2$ との割合でみると 39.4 〜 52.1％と低強度である[31]．

4 運動療法の注意点と日常の生活管理

- 運動療法は，薬物効果と同様に中断すると，この改善効果は失われてしまうので，継続することが重要となる．
- 日本呼吸器学会の「COPD（慢性閉塞性肺疾患）診断と治療のためのガイドライン第 4 版」[29]では，運動の維持，つまり身体活動性に注目され，身体活動性の概念を取り入れた内容となっており，早期介入とともに運動耐容能と身体活動性の向上および維持に着目することが重要である．
- 動作時など呼吸困難があると，呼吸は吸気に意識が集中し，呼気は忘れられがちになるが，呼気をしっかり意識することがポイントとなる．
- 歩行や階段昇降などの連続した動作では，呼吸と同調させることがより重要となり，たとえば「2 回吸って，4 回吐いて」と呼気の時間を確保する呼吸のタイミングと方法が有効である．
- 体幹を前屈させる動作は，横隔膜や腹筋群の動きを制限するため，呼吸困難を増悪させやすい．ズボンをはく，靴下をはく，物を拾う，しゃがむ，洗髪をするなどの体幹を前屈する動作は避けるようにアプローチを考慮するとともに，住居内外の環境調整で対処できるように指導する．
- その他，服用吸入の方法や回数などの薬物療法の指導，ワクチン接種による呼吸器感染予防の感染予防の指導，栄養療法の必要性や食事方法の工夫などの栄養指導も必要である．

間質性肺炎

1 病態と合併症

間質性肺炎（interstitial pneumonia；IP）は，「間質（肺胞壁）を病変の主座とする炎症性疾患に対する病理組織学的総称のことを指す．病因別には，特発性（原因不明のもの），膠原病性，薬物性などさまざまのものが含まれている」と定義されている．肺胞腔を支える肺胞壁である間質を病変の主座

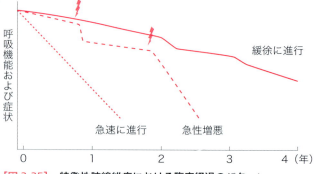

[図 2-35] 特発性肺線維症における臨床経過のパターン
(Kim et al, 2006) [32] を改変

として，びまん性に炎症が広がる病態で，しばしば同領域に線維化が生じる．原因が特定できない特発性間質性肺炎（idiopathic interstitial pneumonias；IIPs）などもある．間質性肺炎は，症例によって症状や経過が大きく異なり，なかには進行性で，予後不良となることも少なくない．特に特発性間質性肺炎の半数以上を占める特発性肺線維症（idiopathic pulmonary fibrosis；IPF）の臨床像は多様であり，安定した経過をたどる症例から，急性増悪を繰り返したり，短期間で急速に進行したりするケースまで幅広い [図 2-35] [32]．

間質性肺炎の主症状は労作時呼吸困難であり，患者の身体活動を制限し，運動耐容能とADLを障害する．特にIPFでは，呼吸困難が認められることが多い．間質性肺炎の呼吸困難は，運動耐容能や身体不活動の低下，健康関連QOL（HRQOL）にも影響を及ぼしている [33]．また，乾性咳嗽も重要な症状であり，気胸あるいは縦隔気腫は，しばしば生じる合併症である．

2 運動療法の効果

2011年に発表されたATS/ERS/JRS/ALATのガイドライン [34] では，呼吸リハを適用すべきとしているが，全体としては「弱い推奨」にとどまっている．2014年のコクランレビューのメタ分析 [35] では，呼吸困難，運動耐容能，HRQOLの短期効果の有効性は示されている [表 2-13]．また，現在のところ，軽症から中等症の有効性が確認されてきているが，重症例での効果は乏しいとする報告が多い．しかし，中等症患者から重症患者に対して，入院による監視型で高頻度の運動療法プログラムによって運動耐容能の改善を認める報告もあり [36]，重症例に対する工夫の余地が残されている．間質性肺炎に対する運動療法は，労作時の呼吸困難，運動耐容能，HRQOLの改善が可能であると考える．

3 運動療法の実際

間質性肺炎に対する運動療法は，一般的にはCOPDに準じた歩行，自転車エルゴメータなどによる全身持久力トレーニングと上下肢の筋力トレーニングを中心としたプログラムが推奨，適用されている．しかし，運動療法時に著明な低酸素血症を生じる運動誘発性低酸素血症（exercise induced hypoxemia；EIH）が高度でADLが制限されている進行例や重症例では，低酸素血症を生じないための十分な酸素投与をしたり，運動処方の仕方を工夫したりする必要がある．

筋力トレーニングは，歩行などの全身持久力トレーニングと比較するとEIHの程度が少ない場合が多いため，運動様式の選択も重要である．重症例では，低強度の運動負荷を加え安全に行うよう配慮したり，トレーニング時間を少なくして，休息をおいたインターバルトレーニ

[表 2-13] コクランレビューのメタ分析結果

①呼吸困難の改善

Study or Subgroup	Pulmonary rehabilitation Mean	SD	Total	Control Mean	SD	Total	Weight	Std. Mean Difference IV, Fixed, 95% CI	Std. Mean Difference IV, Fixed, 95% CI
1.10.1 All participants									
Holland 2008	-0.57	1.36	30	0.11	0.91	27	52.4%	-0.57 (-1.10, -0.04)	
Nishiyama 2008	0	1.3	13	0.4	1.5	15	26.5%	-0.28 (-1.02, 0.47)	
Vainshelboim 2013	-0.8	0.9	15	0.3	0.6	13	21.1%	-1.38 (-2.21, -0.54)	
Subtotal (95%CI)			58			55	100.0%	-0.66 (-1.05, -0.28)	

Heterogeneity: Chi²=3.92, df=2 (p=0.14); I²=49%
Test for overall effect: Z=3.38 (p=0.0007)

②6分間歩行距離の改善

Study or Subgroup	Pulmonary rehabilitation Mean	SD	Total	Control Mean	SD	Total	Weight	Mean Difference IV, Fixed, 95% CI	Mean Difference IV, Fixed, 95% CI
1.1.1 All participants									
Holland 2008	31.2	48.6	30	-3.7	59.8	27	41.3%	34.90 (6.42, 63.38)	
Jackson 2014	-6.2	86.91	11	-15.3	42.89	10	10.0%	9.10 (-48.73, 66.93)	
Nishiyama 2008	42	50.8	13	-4	57.7	15	20.7%	46.00 (5.81, 86.19)	
Perez Bogerd 2011	67	62	17	17	103	17	10.3%	50.00 (-7.15, 107.15)	
Vainshelboim 2013	70	67	15	-11	50	13	17.7%	81.00 (37.54, 124.46)	
Subtotal (95%CI)			86			82	100.0%	44.34 (26.04, 62.64)	

Heterogeneity: Chi²=4.63, df=4 (p=0.33); I²=14%
Test for overall effect: Z=4.75 (p<0.00001)

③健康関連QOLの改善

Study or Subgroup	Pulmonary rehabilitation Mean	SD	Total	Control Mean	SD	Total	Weight	Std. Mean Difference IV, Fixed, 95% CI	Std. Mean Difference IV, Fixed, 95% CI
1.8.1 All participants									
Holland 2008	8.22	17.18	30	-3.29	15.09	27	53.1%	0.70 (0.16, 1.24)	
Jackson 2014	4	14	11	-4.6	12	10	19.7%	0.63 (-0.25, 1.51)	
Nishiyama 2008	2.9	14.13	13	-3.1	18.25	15	27.2%	0.35 (-0.40, 1.10)	
Subtotal (95%CI)			54			52	100.0%	0.59 (0.20, 0.98)	

Heterogeneity: Chi²=0.55, df=2 (p=0.76); I²=0%
Test for overall effect: Z=2.97 (p=0.003)

(Dowman et al, 2014)[35]

ングも考慮したりする[図2-36]．また，重症例になるとリラクセーションや呼吸筋ストレッチ体操などのコンディショニングを適用する割合が大きくなるが，呼吸練習は，浅く速い呼吸パターンや乾性咳嗽のため，適応が現実的ではないことが多い．可能であれば楽に呼吸できる範囲での口すぼめ呼吸による呼吸調整が応用されるが，その有効性は明らかではない．

4 運動療法の注意点と日常の生活管理

- 症状が進行した症例への運動療法の導入やプログラムの遂行に難渋することが少なくないので，できるだけ早期に，かつ安定期からの介入が望ましい．
- 安静時に低酸素血症を認めない早期の段階でも，運動療法時に著明な低酸素血症を生じる症例も多いので，運動負荷時はパルスオキシメータによるSpO_2の観察が必要である．
- EIHが生じる場合には積極的に酸素投与を併用し，パルスオキシメータによるモニタリングを行う．

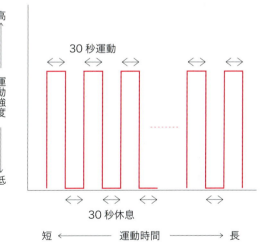

[図2-36] インターバルトレーニング

- COPDと同様のアプローチが困難で，運動療法の施行によってかえって肺高血圧や右心負荷を増悪させる可能性のある症例には，運動療法の適否を検討する必要がある．
- ADL時では息こらえにより低酸素血症が惹起されることから，息こらえをさせないように指導することを行っている．息こらえをさせないように，労作時の呼吸調節を目的とした口すぼめ呼吸は指導の価値がある．
- 実際のADLである食事，更衣，排泄，入浴，歩行，外出などでどの程度のEIHが生じるのか，また呼吸困難の程度と一致するのかを患者一人ひとりで確認することが勧められる．
- 実際のADLでの負担の軽減，休憩のタイミングは，呼吸困難の程度やEIHによって決め，1日の活動のスケジューリングや環境調整などの指導も必要である．

その他の疾患：気管支喘息，気管支拡張症，肺結核後遺症，神経筋疾患

1 病態と合併症

気管支喘息は，「気道の慢性炎症を本態とし，臨床症状として変動性をもった気道狭窄（喘鳴，呼吸困難）や咳で特徴づけられる疾患である」と定義されている．気道狭窄は，自然にあるいは治療により可逆性を示す．繰り返す気道炎症は，しばしば気道構造の変化（リモデリング）を起こし，気道過敏性の亢進をもたらす．

気管支拡張症は，「器質的な病変により気管支の異常な拡張が不可逆的にみられる状態」と定義されている．気道の感染や炎症を繰り返すことによって，気管支が非可逆的な拡張をきたし，気管支の周囲や末梢部には慢性炎症を伴い，さらに血痰や喀血も出現することがある．

肺結核後遺症とは，結核治癒後に続発する合併症が生じた状態で，呼吸機能障害と続発する肺性心（肺実質・肺血管病変あるいは肺機能障害により右心負荷が生じた結果，右心室に構造的・機能的障害が生じた状態）および肺真菌症が主な症状となる．その機序は，人工気胸術や外科療法（胸郭成形術や肺切除術）に由来するものが多い．

神経筋疾患とは，運動ニューロン，末梢神経，神経筋接合部，筋肉の病変によって運動障害をきたす疾患で，呼吸筋筋力低下や筋疲労によって拘束性換気障害をきたす．呼吸障害を呈する代表的な疾患として，筋疾患ではDuchenne型筋ジストロフィー（Duchenne muscular dystrophy；DMD），運動ニューロン疾患では筋萎縮性側索硬化症（amyotrophic lateral sclerosis；ALS）があげられる．

2 運動療法の効果

運動療法の効果は，COPDを主たる対象疾患として，エビデンスが蓄積されてきた．最近では，COPD以外の呼吸器関連疾患に対してもほとんどCOPDと同様に有効であると認められてきているが，効果の検証はまだまだ不十分である．しかしながら，気管支喘息，気管支拡張症，肺結核後遺症については，自覚症状の改善，運動耐容能の増加，QOLの向上は十分に期待できると考える．また，神経筋疾患については，延命効果やQOLの改善に寄与していると考える[37]．

3 運動療法の実際

呼吸器関連疾患における介入の推奨レベルを表2-14に示した[15]．気管支喘息には，全身持久力トレーニングの適応は有用である．気管支拡張症には，コンディショニング，全身持久力トレーニング，筋力トレーニングの適応がある．肺結核後遺症では，コンディショニング，

[表2-14] 呼吸器関連疾患における介入の推奨レベル

症　状	コンディショニング	全身持久力トレーニング	筋力（レジスタンス）トレーニング	ADLトレーニング
COPD	++	+++	+++	++
気管支喘息	+	+++		+
気管支拡張症	++	++	++	+
肺結核後遺症	++	++	++	++
神経筋疾患	++			+
間質性肺炎*	++	++	+	++
術前・術後の患者	+++	+++	++	+
気管切開下の患者	+	+	+	+

空欄：現段階で評価できず，＋：適応が考慮される，＋＋：適応である，＋＋＋：適応であり有用性を示すエビデンスが示されている．
*病型や重症度を考慮し介入する必要がある．　　（日本呼吸ケア・リハビリテーション学会・他，2012）[15]

全身持久力トレーニング，筋力トレーニング，およびADLトレーニングのすべてが適応となる．神経筋疾患に対してはコンディショニングが適応となるが，全身持久力トレーニングと筋力トレーニングの適応については現段階では評価されていない．

4 運動療法の注意点と日常の生活管理

- 自己管理という観点は，これらすべての疾患に必要であり，特に気管支喘息の患者と家族には正しい知識を提供するとともに自己管理の方法を教育・指導することが大切である．
- 喘息管理では，日常生活のなかでダニ抗原などの増悪因子の除去・回避を指導することも重要である．
- 気管支拡張症では排痰が必要となるが，ACBTやAcapella®などを利用した振動呼気陽圧療法を用いて，患者自ら能動的に喀痰を排出する方法を指導する．
- 最終的な排痰では，一般的には咳嗽が指導されるが，気管支拡張症は気道が不安定なため，咳によって気道が潰れてしまいうまくできないことがあるので，このような場合はハフィングを指導する．

---

column　呼吸理学療法の今昔（臨床研究の重要性）

1957年に結核予防会から出版された『肺機能訓練療法』と翻訳された書には，「胸膜炎の体位療法，下部胸郭の呼吸練習，術後の排痰介助，術前後の運動療法」などが写真入りで掲載されている．また説明も「胸膜炎の際に浸出液の溜まった側を下にして，側臥位を取ると横隔膜が挙上して，癒着が起こりやすい．健側を下にした側臥位では患側の横隔膜は下まで広がり，癒着が起こりにくい．無気肺は下葉に起こりやすいので，その際は健側を下にした側臥位をとる．呼吸法と排痰の練習として，呼気時には口笛を吹くようにし，時には強く咳として行い，痰の喀出に努める」などとなっている．これらの内容は，現在の呼吸理学療法とほぼ同様であり，遜色がない．しかしながら，これらの経験法則の探究や検証は十分してきたのかと考えると，筆者自身には反省がある．臨床研究を積み重ね，科学的根拠を適応していくことが大切である．

（髙橋　仁）

- 肺結核後遺症では，胸郭の可動域制限により吸気がうまく行えないので，胸郭の拡張性や柔軟性を目的とした胸郭へのアプローチが有効となる．
- 酸素投与やNPPVによって，酸素化および換気を補助することが行われる．ただし，安易な酸素吸入はCO_2ナルコーシスを招く恐れがあるため注意が必要である．
- 神経筋疾患に対する介入では，コンディショニングが大きな部分を占め，肺のコンプライアンスの維持，機器による肺胞換気の維持，気道の清浄化を目標として行われる．
- 肺のコンプライアンスの維持には，他動的な強制吸気後に息を溜める air stacking が，肺胞換気の維持にはNPPVが，気道の清浄化には，徒手による咳介助やMI-Eが行われる．

誤嚥性肺炎

1 病態と合併症

日本呼吸器学会の「成人院内肺炎診療ガイドライン」[38]では，「誤嚥性肺炎は嚥下障害を確認した患者に発症する肺炎で，それ以外の明らかな原因が考慮されない場合は誤嚥性肺炎と診断してよい．そこで，肺炎患者については嚥下障害の有無を評価する必要がある」といった基準を示している．また，明らかな誤嚥（顕性誤嚥）の確認，あるいは，誤嚥が強く疑われる病態の確認，または嚥下障害の存在と肺の炎症所見の確認によって診断される，としている．

誤嚥性肺炎は咳，発熱，呼吸困難を主症状とし，一旦発症すると難治性で，反復性を伴い，寝たきりにつながる疾患である．誤嚥性肺炎の原因としては，摂食嚥下障害を引き起こす病態の存在が考えられている[表2-15][38]．最も頻度が高いのは，陳旧性および急性の脳血管障害である．また，高齢者も危険因子である．高齢者では，嚥下機能障害が起こりやすく，特に70歳以上では夜間の微量な誤嚥は避けられず，誤嚥性肺炎のリスクが増加する．高齢者は摂食時以外でも不顕性誤嚥を繰り返すことが報告されており，誤嚥性肺炎が治癒しても，嚥下障害や全身状態が改善しなければ肺炎を繰り返すことになる．

2 運動療法の効果

高齢者では，肺炎治療期間が長くなるほど，廃用性の機能障害がみられるようになる．呼吸機能と全身機能の回復のためには，運動療法を併用することが必須要件となる．運動療法は，発症前のADLレベルに戻すことで早期に社会復帰するための手段となり得る．

誤嚥性肺炎は，肺炎が治っても嚥下障害が改善しないと，肺炎治療中も誤嚥を繰り返している可能性が高い．つまり，一度改善した肺炎が反復する誤嚥によって再度悪化することが考えられる．よって，嚥下機能に対するリハを並行することが勧められている[39]．

誤嚥性肺炎に対する口腔ケアはエビデンスがあり，行うことが推奨されている[39]．脳卒中患者や虚弱高齢者に対する口腔ケアは誤嚥性肺炎を有意に減少させ，また，人工呼吸器中の患者の挿管中，抜管後の口腔・嚥下ケアにより人工呼吸器関連肺炎の発症も有意に減少させることが可能である．

3 運動療法の実際

安静臥床は廃用性の機能障害を引き起こし，呼吸機能の低下はもちろん，全身機能

[表2-15] 嚥下機能障害の可能性をもつ病態

- 陳旧性および急性の脳血管障害
- 変性神経疾患と神経筋疾患
- 意識障害，認知症（痴呆）
- 胃食道逆流，胃切除後（特に胃全摘）
- 喉頭，咽頭腫瘍
- 気管切開，経鼻胃管

（日本呼吸器学会 呼吸器感染症に関するガイドライン作成委員会，2008）[38]

[表 2-16] 嚥下障害に対するリハビリテーション（間接訓練と直接訓練（摂食訓練））

I　間接訓練	II　間接および直接訓練	III　直接訓練
嚥下体操 頸部可動域訓練 口唇・舌・頬のマッサージ	息こらえ嚥下 頸部突出法 咳・ハフィング	嚥下の意識化 頸部回旋 交互嚥下
氷を用いた訓練（氷なめ） 舌前方保持嚥下訓練（Masako手技，舌前方保持嚥下訓練） チューブのみ訓練 頭部挙上訓練，嚥下おでこ体操	前頸皮膚用手刺激による嚥下反射促通手技 電気刺激法 努力嚥下	食品調整 スライス型ゼリー丸飲み法 一口量の調整 体幹角度調整
バルーン法（バルーン拡張法，バルーン訓練法） ブローイング訓練	軟口蓋挙上装置 バイオフィードバック	Chin down（頭部屈曲位・頸部屈曲位） 一側嚥下（健側傾斜姿勢と頸部回旋姿勢のコンビネーション）
プッシング・プリング訓練 冷圧刺激 のどのアイスマッサージ	メンデルソン手技 K-point 刺激	複数回嚥下　反復嚥下

（藤島，2015）[40]

の低下を招き，ADLを障害させる．よって，モビライゼーションを実施し，離床を進めることは重要となる．モビライゼーションは，呼吸機能の改善，気道内分泌物の移動促進，ADLの再獲得に有効な手段である．

体位変換とポジショニングは，誤嚥と気道内分泌物貯留を防ぎ，呼吸機能の改善が期待できる．特に脳血管障害患者の発症後では，45～60°程度の側臥位から開始し，前傾側臥位や頸部前屈位で30°ギャッジアップの姿勢で管理するのが有効である．また，排痰には，体位排痰法，咳嗽，ハフィングが行われるが，不顕性誤嚥の場合は下肺野に気道内分泌物が貯留していることが多いので，側臥位や前傾側臥位での排痰が効果的である．さらに咳嗽機能の改善のため呼吸筋トレーニングや声門の閉鎖トレーニングを行ったり，最大強制吸気量と徒手による咳介助や併用機械的咳介助機器を併用したりするのが有効である．また，口すぼめ呼吸や横隔膜呼吸による呼吸練習は，誤嚥に対する予防法として用いられ，頸部のリラクセーションやストレッチは，頸部の筋過緊張を低下させ，摂食嚥下運動の改善のために行われる．

この他，嚥下障害に対するリハ [表 2-16][40] や口腔ケアも重要となる．口腔ケアは，誤嚥性肺炎の予防に有効である．口腔内を潤すことで，気道内分泌物の加湿効果があり，排痰が行いやすくなる．また，舌・軟口蓋への刺激は，嚥下反射の改善に効果が期待できる．

4 運動療法の注意点と日常の生活管理

- 嚥下障害や全身状態が改善しないと，誤嚥性肺炎は繰り返されることになるため，嚥下反射の惹起性や嚥下筋の筋力や可動性を保ち，呼吸機能や咳反射を衰えさせないよう，普段の日常生活状態に十分気を配ることで，誤嚥性肺炎を予防することが大切である．
- うがいや食後の歯磨きを励行して，細菌を繁殖させないよう口腔ケアをしっかりと行い口腔内を清潔に保つことが重要である．また，入れ歯は洗浄液などでこまめに洗浄して清潔を保つ．
- 手指消毒や手洗いを習慣づけ，手指に付着した細菌が口腔内に入らないようにする．

- ベッド上で生活している患者でも，食事は少し起き上がった姿勢で食べるようにし，また，パサパサした食べ物はやわらかく煮込んだり，スープなど液体のものはとろみをつけたりして誤嚥を防ぐ．
- 胃食道逆流がある場合には，食後2時間ほど座位姿勢で逆流を防ぎ，睡眠中の逆流防止には，上半身を15～20°程度起こして寝るようにする．
- 嚥下機能の悪化は，栄養状態の悪化を招きやすいので，抵抗力の維持・増強に必要な蛋白質やビタミン，ミネラル類を十分に摂取し，栄養のバランスがとれた食生活をすることも大切である．

急性呼吸不全

1 病態と合併症

急性呼吸不全〔急性呼吸窮迫症候群（acute respiratory distress syndrome：ARDS）〕とは，血管透過性の亢進によって，血液の液性成分が肺の間質，肺胞腔内へ過剰に蓄積し，両側肺におけるガス交換が障害される結果，急性呼吸不全を呈する病態である．直接肺に作用する肺炎，特に誤嚥性肺炎や間接的に作用する重症の外傷，敗血症などに引き続いて起こる．肺の微小血管と肺胞上皮の透過性亢進によって生じる肺水腫であり，時間経過に伴い肺の線維化が起こってくる．肺胞が虚脱し，肺—毛細血管でのガス交換の障害（シャント）や肺コンプライアンスの低下から，低酸素血症をきたす．低酸素血症によって，傷つけられた肺細胞や白血球が産生する特定の蛋白質（サイトカイン）が血管内へ漏れ出すことによって，複数の臓器が機能不全に陥り，多臓器不全になることがある．

ARDSは1967年に疾患概念が報告され，1994年にAECC（American European Consensus Conference）により定義が示され，広く使われるようになった．そして，2012年に欧州集中治療医学会の主導で新しいベルリン定義が発表された［表2-17］[41]．

2 運動療法の効果

呼吸理学療法は，貯留した気道分泌物の排除，末梢気道の開存，肺胞換気の維持・改善，酸素化の改善を目的に実施される．人工呼吸器からの早期離脱，早期離床と入院期間短縮，ADLの改善など，患者の最終転帰の改善が目標となる．ALI/ARDS診療のためのガイドライン[42]

[表2-17] 急性呼吸窮迫症候群のベルリン定義

	軽度	中等度	重度
発症のタイミング	基礎疾患発症から1週間以内，急性，もしくは増悪する呼吸器症状		
胸部画像診断（胸部X線写真，もしくは胸部CT）	胸水，肺葉・肺の虚脱，もしくは結節では説明のつかない，両側浸潤影		
肺水腫の原因	心不全，輸液過剰では説明のつかない呼吸不全（リスクファクターが見当たらない場合，心エコーなどによる客観的評価が必要）		
酸素化（PEEP ≧ 5cmH$_2$O）	200mmHg < PaO$_2$/F$_I$O$_2$ ≦ 300mmHg	100mmHg < PaO$_2$/F$_I$O$_2$ ≦ 200mmHg	PaO$_2$/F$_I$O$_2$ ≦ 100mmHg

(ARDS Definition Task Force et al, 2012) [41]

で示されている効果の要約は以下のとおりである．

　人工呼吸中になるべく45°の半座位を保つことは，肺炎に対しては有効で行うことが推奨されているが，人工呼吸器関連肺炎（VAP）の予防に有効かどうかは結論が出ていない．左右の側臥位を自動的に繰り返す持続的体位変換は行わなくてよいとされ，腹臥位は一時的な酸素化能の改善が認められるなどの報告があるが，死亡率や在院日数などの予後に関する効果は示されず，また皮膚障害（褥瘡など）などの合併症も増えるため，ルーティンに行わなくてよいとされている．排痰手技を併用した体位排痰法も急性期のルーティンでの実施は控えたほうがよいが，無気肺や分泌物（もしくは血液）の貯留などある場合は有効であるとされている．急性呼吸不全における体位排痰法は，低酸素血症の増悪，心負荷の増大，酸素消費量の増加などの有害性が指摘されており，頭低位は推奨できないとされている．さらに，気道内分泌物に流動性があれば側臥位などのドレナージ体位のみでも分泌物を排出し得るとし，ARDSでは軽打法の併用は推奨できないとしている．その他，リラクセーション，呼吸練習，呼吸筋トレーニング，離床と運動療法などの手段があるが，ARDSの急性期呼吸管理においては推奨されていない．

3 運動療法の実際

　ARDSに対する呼吸理学療法は，体位変換と体位排痰法が主に行われる．前者は新たな肺合併症の予防が目的であり，後者は排痰手技を併用して貯留分泌物の排出を促進することが目的である．体位変換によって横隔膜背側の可動性や背側肺の虚脱を改善し，換気血流比を是正する．また，自発呼吸がある場合には最大吸気位を2～3秒保持するair stackingを行い末梢気道の再拡張を図るようにする．排痰手技を併用した体位排痰法は急性期のルーチンでの実施は控えたほうがよいとされており，適応を選んで応用する．

　ARDSの経過が長くなり，長期人工呼吸管理になると，栄養障害から免疫能や呼吸筋力の低下などが生じるが，あえて離脱を急がずに，人工呼吸管理下に座位，立位，歩行へと進める場合もある．亜急性期以降で循環状態が落ち着いている症例では，人工呼吸管理下に立位姿勢をとらせて，深呼吸やair stackingを行い，肺胞リクルートメントや換気の改善を図るとともに，体幹などの姿勢保持筋の活動を促すようにする．さらに慢性病態への移行に合わせて，呼吸筋トレーニング，筋力トレーニング，全身持久力トレーニングなどの運動療法を適応させる．

4 運動療法の注意点と日常の生活管理

- ARDSのような重症例には，さまざまなリスクが伴うので，他職種と密な連携をとりつつ，安全に実施できるようにすることが大切である．
- 体位変換時には，VAPを予防するために，口腔・鼻腔内の分泌物，カフ上に落ち込んだ唾液や分泌物の吸引を行い，挿管チューブが外れたりしないよう挿管チューブの固定に注意し，看護師を含めた複数のスタッフで行うことが必要である．
- 人工呼吸療法中は患者のモニタが不可欠であり，警報装置を適切に作動させる．また，機械だけに頼ることなく，呼吸パターンや基本的なバイタルサインをモニタする必要がある．
- 病態回復後は，スムーズなADLの再獲得，呼吸機能の回復を目的として，理学療法士が積極的にかかわることが重要である．
- ARDSからの生還者は，後遺症として，記憶障害・注意集中障害などの認知機能障害や，HR QOLの低下がみられることがあり，注意が必要である[42]．
- ARDSに対する決定的治療は確立されていないが，死亡率は過去10年間で30％前後か

ら20%前後まで低下している．これは，医師，看護師，理学療法士，管理栄養士，臨床工学技士など多職種の連携による改善の効果と考えられ，さらなる包括的な呼吸ケアチームの充実が望まれる．

外科手術後

1 病態と合併症

近年，低侵襲手術や術後管理の進歩により術後の早期離床が可能となり，術後合併症が減少し，在院日数の短縮化が図られてきている．しかし，一方で，ハイリスクな症例への手術が行われるようになり，術後に合併症が派生し重症化する症例も少なくない．外科手術後の経過や転帰は，手術そのものの成功・不成功よりも，術後合併症の存在によって決まるといえる．特に呼吸器系に影響する開胸・開腹手術の場合では，重症な患者ほど術後合併症を予防し，術後の早期回復に対応する必要がある．

全身麻酔下で行う開胸・開心・開腹術では，肺活量は手術当日に術前の半分程度まで低下し，回復するまでには1週間程度を必要とされる [図2-37][43]．術後早期の段階では，換気障害などにより無気肺や肺炎を併発しやすくなり，また挿管による虚血性の反回神経麻痺によって嚥下障害を起こし，誤嚥性肺炎を発症するリスクが高まる．さらに，気道分泌物の貯留，沈下から下側肺障害を引き起こし，四肢・体幹の二次的な廃用性の筋力低下や起立性調節障害は，寝たきりをつくる原因となる．

2 運動療法の効果

術後の長期臥床は呼吸機能ばかりでなく，全身の廃用性症候群，精神機能の低下などを助長し，ADL回復の遷延につながる．よって，循環動態に問題がなければ可及的早期にモビライゼーションによる介入を進めるべきである．モビライゼーションなどによる運動療法は，術後合併症を予防し，早期離床を図り，ADLを回復させ，早期退院に有効である．

術後における運動療法を中心とした呼吸リハの目的は，①呼吸機能低下を最小限に留め，換

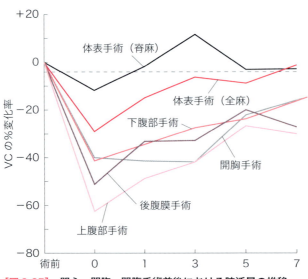

[図2-37] 開心・開胸・開腹手術前後における肺活量の推移

(Ali et al, 1974)[43]

気を増大させ，無気肺を予防すること，②気道内分泌物の貯留防止と除去すること，③呼吸器合併症の予防・改善すること，④不良な呼吸パターンを改善し，呼吸仕事量を減少させること，⑤胸郭や上肢の可動性を維持・改善すること，⑥廃用症候群を予防し，早期離床をさせること，⑦術前のADLレベルに早期回復させること，などである．

また，術後の介入を円滑に進めるためには，術前から十分なオリエンテーションをして，術後に行うメニューをしっかりと指導し，実際に行うのが有効で，術前の運動療法は，術後呼吸機能の維持，運動能力の改善，合併症発生率の減少，入院期間の短縮に効果がある[44,45]．

3 運動療法の実際

術前には，術後の緊張状態を緩和し，効率的な呼吸練習へと進めるためのリラクセーション法，インセンティブ・スパイロメトリーなどによる呼吸筋トレーニング，横隔膜呼吸と口すぼめ呼吸による呼吸練習，ハフィングや咳嗽法による排痰法，ベッドからの起き上がり法，などを指導し実施する．咳嗽法は創部痛を増強させるため，術前からしっかりと指導しておくことが必要である．疼痛は心身に与えるストレスが大きいので，いかに増強させずに行えるかがポイントとなる．身体機能低下例や慢性呼吸器疾患合併例などでは，離床遅延が予想されるため，術前の呼吸リハの期間を長めにするのがよい．

術後は，患者の状態によって異なるが，一般的には，体位管理（ポジショニング，体位変換），リラクセーション，呼吸練習による換気の改善，気道内分泌物の除去，早期離床，運動療法などが行われる．体位管理では，換気やガス交換の改善，気道内分泌物の排出促進を目的に行われる．リラクセーションは，術後の創部痛や精神的緊張による全身の筋緊張の軽減に用いられる．換気の改善を目的とした呼吸練習は，リラクセーション後に行うと効果的である．排痰による気道内分泌物の除去は，体位排痰法で痰の移動を促進させ，中枢気道に痰が移動してきたら，ハフィングや咳嗽などで喀出させる．早期離床は術後の全身状態が許す限り積極的に進める．ギャッジアップ，または側臥位から端座位へと進め，疼痛増強を誘発させないように行う．早期離床を実施する際には，循環動態のチェックをし安全に行う必要がある．さらに立位・歩行へと進め，下肢を中心とした筋力や全身持久力のトレーニングによる運動療法を実施する．

4 運動療法の注意点と日常の生活管理

- 術前から患者とコミュニケーションをとって信頼関係を築くことで，術後早期からの介入がスムーズになり，手術に対するモチベーションの向上が期待できる．
- 術前に，術後の状態（酸素カニューレ，末梢のルート，ドレーン挿入部位，膀胱バルーンカテーテル，各種モニター類など）や術後スケジュールについて説明する．
- 術後に予想される合併症などの可能性について説明し，その対策としての術前・術後リハの重要性と内容を理解してもらう．
- 術後の疼痛は心身に与えるストレスが大きいので，これを十分に把握し，硬膜外麻酔による鎮痛処置などを用い，疼痛を増強させずに介入することがポイントとなる．
- 外科手術後の呼吸リハは，術後の合併症対策が大切で，呼吸や全身状態に応じていかに予防的に行うかが重要となる．
- 術後管理が長期間にわたる重症例に対しては，離床ができない原因を患者に求めるのではなく，スタッフのかかわり方，ベッドやベッドサイドの環境にも配慮する必要がある．

（高橋仁美）

文献

1) 身体障害者福祉法施行規則（昭和25年4月6日厚生省令第15号）．
2) 厚生労働省：「身体障害者手帳に係る交付手続き及び医師の指定に関する取扱いについて」の一部改正について．厚生労働省社会・援護局障害保健福祉部長通知，障発0204第2号，平成28年2月4日．2016.
3) 厚生労働省：身体障害者障害程度等級表の解説（身体障害認定基準）について．厚生労働省社会・援護局障害保健福祉部企画課長通知，障企発0204第2号，平成28年2月4日．2016.
4) 厚生労働省：身体障害者障害程度等級表の解説（身体障害認定基準）について．厚生労働省社会・援護局障害保健福祉部長通知，障発第0110001号．平成15年1月10日．2003.
5) 日本呼吸管理学会，日本呼吸器学会：呼吸リハビリテーションに関するステートメント．日呼管誌 11：321-330, 2001.
6) Spruit MA et al：ATS/ERS Task Force on Pulmonary Rehabilitation：An official ATS/ERS statement：Key concepts and advances in pulmonary rehabilitation. *Am J Respir Crit Care Med* **188**：e13-e64, 2013.
7) Pulmonary rehabilitation：joint ACCP/AACVPR evidence-based guidelines. ACCP/AACVPR Pulmonary Rehabilitation Guidelines Panel. American College of Chest Physicians. American Association of Cardiovascular and Pulmonary Rehabilitation. *Chest* **112**：1363-1396, 1997.
8) Ries AL et al：Pulmonary Rehabilitation：Joint ACCP/AACVPR Evidence-Based Clinical Practice Guidelines. *Chest* **131**（5 Suppl）：4S-42S, 2007.
9) British Thoracic Society Standards of Care Subcommittee on Pulmonary Rehabilitation. Pulmonary rehabilitation. *Thorax* **56**：827-834, 2001.
10) Global Initiative for Chronic Obstructive Lung Disease. Global Strategy for the Diagnosis, Management, and Prevention of Chronic Obstructive Pulmonary Disease. NHLB/WHO workshop report. Bethesda, National Heart, Lung and Blood Institute, 2001；Update of the Management Sections, GOLD website（www.goldcopd.com）updated：2011, 2013.
11) 高橋仁美：呼吸理学療法の進歩 COPD患者に対する呼吸理学療法の進歩．PTジャーナル **47**（11）：963-972, 2013.
12) 日本呼吸ケア・リハビリテーション学会呼吸リハビリテーション委員会・他（編）：呼吸リハビリテーションマニュアル—患者教育の考えかたと実践，照林社，2007.
13) 本間生夫・他：呼吸筋のストレッチ体操 解説編，公害健康被害補償予防協会，2002.
14) 山田峰彦・他：慢性閉塞性肺疾患患者における呼吸筋ストレッチ体操の4週間の臨床効果．日胸疾会誌 **34**：646-652, 1996.
15) 日本呼吸ケア・リハビリテーション学会・他（編）：呼吸リハビリテーションマニュアル—運動療法，第2版，照林社，2012.
16) Mahler DA，福地義之助：COPD患者に対する運動療法の実際—呼吸困難感を指標とした運動療法．*COPD FRONT* **3**：51-62, 2004.
17) Lötters F et al：Effects of controlled inspiratory muscle training in patients with COPD：a meta-analysis. *Eur Respir J* **20**：570–576, 2002.
18) Gosselink R et al：Impact of inspiratory muscle training in patients with COPD：what is the evidence？ *Eur Respir J* **37**：416-425, 2011.
19) Langer D et al：Efficacy of a Novel Method for Inspiratory Muscle Training in People with Chronic Obstructive Pulmonary Disease. *Phys Ther* **95**：1264-1273, 2015.
20) 横山仁志：人工呼吸管理中の呼吸リハビリテーション．動画でわかる呼吸リハビリテーション，第4版（高橋仁美・他編），中山書店，2016, pp79-83.
21) Anderson A et al：Effects of ventilator vs manual hyperinflation in adults receiving mechanical ventilation：a systematic review of randomised clinical trials. *Physiotherapy* **101**：103-110, 2015.
22) Adler J, Malone D：Early mobilization in the intensive care unit：a systematic review. *Cardiopulm Phys Ther J* **23**：5-13, 2012.
23) Stiller K：Safety issues that should be considered when mobilizing critically ill patients. *Crit Care Clin* **23**：35-53, 2007.
24) 横山仁志：早期離床のための運動療法．呼吸器ケア **6**：180-188, 2008.
25) Boles JM et al：Weaning from mechanical ventilation. *Eur Respir J* **29**：1033-1056, 2007.
26) Vasilevskis EE et al：Reducing iatrogenic risks：ICU-acquired delirium and weakness-crossing the quality chasm. *Chest* **138**：1224-1233, 2010.
27) Report of the Medical Research Council Working Party：Long term domiciliary oxygen therapy in chronic hypoxic cor pulmonale complicating chronic bronchitis and emphysema. *Lancet* **1**：681-686, 1981.
28) Nocturnal Oxygen Therapy Trial Group：Continuous or nocturnal oxygen therapy in hypoxemic chronic obstructive lung disease：a clinical trial. *Ann Intern Med* **93**：391-398, 1980.

29）日本呼吸器学会COPDガイドライン第4版作成委員会：COPD（慢性閉塞性肺疾患）診断と治療のためのガイドライン，第4版，メディカルレビュー社，2013.
30）American Thoracic Society：Dyspnea. Mechanisms, assessment, and management：a consensus statement. *Am J Respir Crit Care Med* **159**：321-340, 1999.
31）Takahashi H et al：Effects of low-intensity exercise training（Chronic Obstructive Pulmonary Disease Sitting Calisthenics）in patients with stable Chronic Obstructive Pulmonary Disease. *Jpn J Compr Rehabil Sci* **2**：5-12, 2011.
32）Kim DS et al：Classification and natural history of the idiopathic interstitial pneumonias. *Proc Am Thorac Soc* **3**：285-292, 2006.
33）Coelho AC et al：Predictors of physical and mental health-related quality of life in patients with interstitial lung disease：a multifactorial analysis. *J Bras Pneumol* **36**：562-570, 2010.
34）Raghu G et al；ATS/ERS/JRS/ALAT Committee on Idiopathic Pulmonary Fibrosis：An official ATS/ERS/JRS/ALAT statement：idiopathic pulmonary fibrosis：evidence-based guidelines for diagnosis and management. *Am J Respir Crit Care Med* **183**：788-824, 2011.
35）Dowman L et al：Pulmonary rehabilitation for interstitial lung disease. *Cochrane Database Syst Rev* **10**：CD006322, 2014.
36）北川知佳・他：入院呼吸リハビリテーションが重症間質性肺炎患者の身体機能に及ぼす効果―COPDとの比較．日呼ケアリハ会誌 **23**（suppl）：148s, 2013.
37）花山耕三：神経筋疾患の呼吸リハビリテーションupdate. *Jpn J Rehabil Med* **50**：799-803, 2013.
38）日本呼吸器学会 呼吸器感染症に関するガイドライン作成委員会（編）：誤嚥性肺炎．成人院内肺炎診療ガイドライン，日本呼吸器学会，2008, pp60-65.
39）日本呼吸器学会 医療・介護関連肺炎（NHCAP）診療ガイドライン作成委員会（編）：医療・介護関連肺炎診療ガイドライン，日本呼吸器学会，2011, pp32-35.
40）藤島一郎：嚥下障害の評価と治療．神経治療学 **32**：113-118, 2015.
41）ARDS Definition Task Force, Ranieri VM et al：Acute respiratory distress syndrome：the Berlin Definition. *JAMA* **307**：2526-2533, 2012.
42）日本呼吸器学会ARDSガイドライン作成委員会（編）：ALI/ARDS診療のためのガイドライン，第2版，日本呼吸器学会，2010, pp64-66.
43）Ali J et al：Consequence of postoperative alteration in respiratory mechanics. *Am J Surg* **128**：376-382, 1974.
44）Nagarajan K et al：Is preoperative physiotherapy/pulmonary rehabilitation beneficial in lung resection patients？ *Interact Cardiovasc Thorac Surg* **13**：300-302, 2011.
45）Valkenet K et al：The effects of preoperative exercise therapy on postoperative outcome：a systematic review. *Clin Rehabil* **25**：99-111, 2011.

---

column

呼吸リハビリテーション：楽あれば苦あり，苦あれば楽あり

　COPD患者に対するリハ・運動療法の際の中止基準は，①胸痛，動悸，疲労，めまいなどの自覚症状の出現，②SpO_2が90％未満，③年齢別最大心拍数が85％以上，④呼吸困難感が修正Borg指数で7（とても強い）〜9（非常に強いの少し前），のいずれかである．すなわち，息切れが少しぐらい出てきても，SpO_2が90％以上を維持していれば，運動療法を中止しなくてもよい．この点は，他の疾患別リハ，すなわち心臓大血管リハ，運動器リハ，脳血管疾患等リハなどとは異なる．
　よく考えてみれば，症状（息切れ）のあるCOPD患者がリハの対象（適応）なので，これは当然のことであろう．しかし，患者はもちろん，リハ従事者に至るまで，このことを十分理解せずに患者が運動時に少し息切れが増したところで運動を中止してしまい，結局，ほとんど歩行運動やエルゴメータ運動ができないまま，口すぼめや腹式呼吸，胸郭可動域訓練のメニューだけでリハが終わってしまっていることがある．これはお粗末な呼吸リハである．なぜなら，COPD患者のリハでは，「下肢を中心とした運動療法」を行う比率をできるだけ高めるようにしないと，運動療法の効果をあまり期待できないからである．「楽あれば苦あり，苦あれば楽あり」なのである．

（上月）

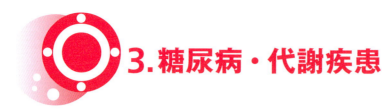

3. 糖尿病・代謝疾患

1 糖尿病

病態と合併症

　糖尿病とは，インスリン作用不足による慢性の高血糖状態を主徴とする代謝疾患群である[図3-1][1, 2]．糖尿病は成因に基づいて，1型，2型，その他の特定の機序・疾患によるもの，および妊娠糖尿病の4つの型に分類される（妊娠糖尿病は成因分類として独立させるかどうかの議論もあるが，本書では臨床上の重要性，特別の配慮の必要性により一項目として取り扱う）．1型糖尿病ではインスリンを合成・分泌する膵ランゲルハンス島β細胞の破壊・消失がインスリン作用不足の主要な原因である．2型糖尿病は，インスリン分泌低下やインスリン抵抗性をきたす素因を含む複数の遺伝因子に，過食（特に高脂肪食），運動不足，肥満，ストレスなどの環境因子および加齢が加わり発症する[1]．持続する中等度以上の高血糖により，特徴のある症状（口渇，多飲，多尿，体重減少，易疲労感）を呈するが，それ以外の場合は自覚症状に乏しく，患者は病識をもたない場合が多いことが特徴である．慢性的に続く高血糖や代謝異常により，糖尿病特有の合併症を発症させ，それを増悪させる．

　糖尿病合併症は，急性合併症と慢性合併症に大別され，前者は糖尿病ケトアシドーシス，高血糖高浸透圧症候群，感染症に分類される．低血糖は糖尿病治療中にみられる頻度の高い緊急事態であり，急性合併症ではない．また，糖尿病患者が治療中に発熱，下痢・嘔吐をきたし，または食欲不振のため食事ができないことをシックデイとよぶが，これは運動療法の実際でその対策とともに述べる．後者は糖尿病網膜症（diabetic retinopathy；DR），糖尿病腎症（diabetic nephropathy），糖尿病神経障害（diabetic neuropathy；DPN），動脈硬化性疾患〔冠動脈疾患，脳血管障害，末梢動脈疾患（peripheral arterial disease；PAD）〕，糖尿病足病変（diabetic foot），手の病変，認知症に分類される[1]．

　DRは後天性失明原因の第2位であり，血圧の上昇はDRを悪化させることからバルサルバ型の運動は禁忌となる[2]．糖尿病腎症は新規透析導入原因の第1位であり[3]，日本糖尿病学会が定める生活指導基準においては，糖尿病腎症病期分類第5期（透析療法期）では原則として軽運動で過激な運動は不可である[1]．一方，腎臓リハの立場からは透析中にも積極的な運動療法を行う施設が増えており，現状では施設の方針によるのが実情である[4]．DPNと糖尿病足病変は関連が深く，糖尿病特有ではないがPADもふまえて下肢切断の主原因となり[2]，糖尿病性の切断では，クリニカルパスどおりにリハが進行する患者は多くない[5]．糖尿病では心筋梗塞を起こすリスクは健常者の3倍以上，脳血管障害も非糖尿病者の2～4倍高頻度になる[1]．東北大学病院の調査では，脳卒中回復期リハ患者の76％に耐糖能異常，その24％に糖尿病を認め，特に歩行困難例において耐糖能異常の割合が高かったことが明らかにされている[6]．また，糖尿病では運動器に直接影響を及ぼし，筋力低下，バランス障害や歩行障害など

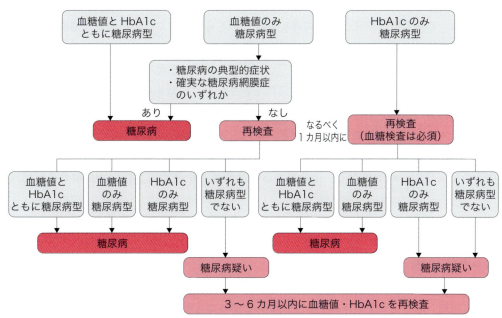

[図 3-1] **糖尿病の臨床診断のフローチャート**
別の日に行った検査で糖尿病型が 2 回以上認められれば，糖尿病と診断できる．ただし，HbA1c のみの反復検査による診断は不可とする．また，血糖値と HbA1c が同一採血で糖尿病型を示すことが確認されれば，1 回の検査だけでも糖尿病と診断する[2]．HbA1c については，過去，日本では日本糖尿病学会（JDS, Japan Diabetes Society）値が用いられてきたが，2012 年 4 月 1 日より NGSP 値が採用されることになった．JDS 値におおよそ 0.4％加算すると NGSP 値となる．特定健康診査・特定保健指導においては，2013 年 3 月 31 日まで JDS 値が用いられた．小児においてブドウ糖負荷を行う際は，実際の体重 ×1.75g（最大 75g）のブドウ糖を負荷する．
（日本糖尿病学会，2012）[1]

の運動障害を呈することが近年の研究で明らかとなっている[7]．

運動療法の効果

糖尿病治療としての運動療法の効果を以下に列記する[1]．
① 運動の急性効果として，ブドウ糖，脂肪酸の利用が促進され血糖値が低下する．
② 運動の慢性効果として，インスリン抵抗性が改善する．
③ エネルギー摂取量と消費量のバランスが改善され，減量効果がある．
④ 加齢や運動不足による筋萎縮や，骨粗鬆症の予防に有効である．
⑤ 高血圧や脂質異常症の改善に有効である．
⑥ 心肺機能をよくする．
⑦ 運動能力が向上する．
⑧ 爽快感，活動気分など日常生活の QOL を高める効果も期待できる．

1 型糖尿病では，進行した合併症がなく，血糖コントロールが良好であれば，インスリン療法や補食を調整することにより，いかなる運動も可能である．運動の長期的な血糖コントロー

ルへの効果は不明であるが，心血管系疾患のリスク因子を低下させ，生活の質を改善させる[2]．

　2型糖尿病では，運動により前述した心肺機能の改善，血糖コントロールの改善，脂質代謝の改善，血圧低下，インスリン感受性の増加が認められる[2]．2型糖尿病患者において心肺機能の低下は，心血管障害や死亡率に関連があると考えられている．いわゆる「運動療法」のみならず，日常生活において身体活動量を増加させることも効果的であると考えられている．

　妊娠糖尿病では，現在の妊娠が正常で，かつ既往の妊娠に早産や反復する流産がない場合など，母児の条件が良好，原則として12週以降で妊娠経過に異常がなければ運動は可能である[2]．一方，妊娠初期の血糖コントロールの不良により流産の頻度が増加し，糖尿病腎症が進行すれば早産のリスクが高まる可能性があるなど，糖代謝異常妊娠の母児合併症として流産・早産症があげられる．肥満妊娠糖尿病妊婦において軽い運動が勧められる場合があるが，一般的な運動療法の効果は明らかではなく，現段階では運動療法を糖代謝異常妊婦に推奨する根拠はない[2, 8]．

運動療法の実際

1 シックデイ対策（シックデイ・ルール）

　シックデイの状態では，インスリン非依存状態の患者で血糖コントロールが良好な場合でも，著しい高血糖が起こったり，ケトアシドーシスに陥ることがある．インスリン依存状態の患者ではさらに起こりやすく，特別の注意が必要であり，患者にシックデイの対応の原則について十分に指導しておくことが必要である[1]．以下にシックデイ対応の原則を示す[1]．

① シックデイのときには主治医に連絡し指示を受ける．
② インスリン治療中の患者に対しては，食事がとれなくても自己判断でインスリン注射を中断させない．
③ 発熱，消化器症状が強いときは，必ず医療機関を受診させる．
④ 十分に水分を摂取させ脱水を防ぐ．
⑤ 食欲のないときは，日頃食べ慣れていて口当たりがよく消化の良い食物を選び，できるだけ摂取，特に炭水化物の摂取を優先する．
⑥ 自己血糖測定により血糖値の動きを3～4時間に1回ずつ測定する．
⑦ 血糖値200mg/dLを超えてさらに上昇の傾向がみられたら，その都度，速効型または超速効型インスリンを2～4単位追加する．
⑧ 来院時（受診時）に必ずケトン体の測定を行う．

　嘔吐，下痢が止まらず食物摂取不能のとき，高熱が続き尿ケトン体陽性または血中ケトン体高値（3mM以上），血糖値が350mg/dL以上のときは，入院加療が早急に必要である．

2 成人糖尿病

　運動の種類は，有酸素運動とレジスタンス運動に大別される．

　表3-1[1, 9-14]に有酸素運動に関する国内外の学協会の勧告を示す．有酸素運動においては，頻度，運動強度，持続時間を考慮することが必要であり，日本糖尿病学会の勧告を中心として概説する．有酸素運動の頻度としては，毎日であり，少なくとも1週間に3日以上である．インスリン感受性の点からは2日以上連続して休まないようにさせることが必要であり，1週間のうち運動療法を実施する日を分散させる[15]（月曜日・火曜日・水曜日に実施ではなく，月

[表 3-1] 糖尿病患者に対する有酸素運動に関する国内外の学協会の勧告

	JDS[1]	IDF[9]	ADA[10]	ACSM[11]	ACSM & ADA[12]	CDA[13]	GHK[14]
頻度	毎日, 少なくとも1週間に3日以上	週に3〜5日, あるいは合計150分/週	1週間に少なくとも5日間, あるいは合計150分/週	3〜7日/週	2日間以上連続して休まずに, 少なくとも1週間に3日間, 最少で合計150分/週	最少で合計150分/週	2日間以上連続して休まずに, 1週間に少なくとも3日間, 合計150分/週
運動強度	中等度強度（最大酸素摂取量の50%前後）	中等度強度（最大心拍数の50〜70%）	中等度強度（会話のできる程度だが歌えるほどではない）から高強度強度（運動中息を止めることはないが, 多くをしゃべることはできない）	酸素摂取予備能あるいは心拍数予備能の50〜80%. 自覚的運動強度（RPE）の6〜20点のスケールにおいて12〜16点に相当	少なくとも中等度（最大酸素摂取量の40〜60%）. 運動の恩恵をさらに得るために高強度（最大酸素摂取量の60%以上）も推奨	中等度強度（最大心拍数の50〜70%）から高強度（最大心拍数の70%以上）	少なくとも中等度強度（最大酸素摂取量の40〜60%）. 運動の恩恵をさらに得るために高強度（最大酸素摂取量の60%以上）も推奨
持続時間	歩行運動では1回15〜30分間, 1日2回	1回に30〜45分	30分, もしくは10分かそれ以上でバラバラに行ってもよい	中等度強度の運動を連続あるいは10分以上ずつ何回かに分けて（20〜60分）/日, 150分/週, さらに効果を得るためには300分/週あるいはそれ以上	連続して少なくとも10分以上	リズミカルに繰り返しの大きな筋を使った全身の運動を連続して少なくとも10分以上	20〜60分/日. 少なくとも連続で10分以上を間欠的に行ってもよい
種類	歩行, ジョギング, 水泳などの全身運動		速歩, 水泳や水中運動, テニス, ジョギング, 階段利用（昇り）など	リズミカルで, 連続的な形式で大筋群を使用する活動を重点的に行う	大きな筋群を使用した運動, 速歩など	速歩, ダンス, 水泳や水中運動, ジョギング, ホッケー, バスケットボール, 落ち葉拾いなど	速歩, 水泳やサイクリングなど
備考	食後1時間が望ましいが, 実生活のなかで実施可能な時間のいつでもよい	禁忌がない場合, 週に3回のレジスタンス運動を推奨	減量および体重の減少を維持するには, 1日に60分の有酸素運動が望ましい	1週間のうちに2日連続して運動しない日がないようにすべき	体重の減少とその維持には1週間に7時間の運動を推奨	座りっきりの時間を減らすように指導	

JDS；Japan diabetes Society（日本糖尿病学会）, IDF；International Diabetes Federation（国際糖尿病連合）, ADA；American Diabetes Association（アメリカ糖尿病学会）, ACSM；American College of Sports Medicine（アメリカスポーツ医学協会）, CDA；Canadian Diabetes Association（カナダ糖尿病学会）, GHK；the Government of the Hong Kong Special Administrative Region（中華人民共和国香港特別行政区政府）.

[表 3-2] アメリカ糖尿病学会（ADA）によるウォーキングの始め方の勧告

週	ゆっくりとした歩行		速歩		ゆっくりとした歩行		1日の合計	
	時間（分）	歩数（歩）	時間（分）	歩数（歩）	時間（分）	歩数（歩）	時間（分）	歩数（歩）
1週目	5	500	0	0	5	500	10	〜1,000
2週目	5	500	5〜8	500〜800	5	500	15〜18	1,500〜1,800
3週目	5	500	8〜11	800〜1,100	5	500	18〜21	1,800〜2,100
4週目	5	500	11〜14	1,100〜1,400	5	500	21〜24	2,100〜2,400
5週目	5	500	14〜17	1,400〜1,700	5	500	24〜27	2,400〜2,700
6週目	5	500	17〜20	1,700〜2,000	5	500	27〜30	2,700〜3,000
7週目	5	500	20〜25	2,000〜2,500	5	500	30〜35	3,000〜3,500
8週目	5	500	25〜30	2,500〜3,000	5	500	35〜40	3,500〜4,000
9週目	5	500	30〜35	3,000〜3,500	5	500	40〜45	4,000〜4,500
10週目	5	500	35〜45	3,500〜4,500	5	500	45〜55	4,500〜5,500
11週目	5	500	45〜55	4,500〜5,500	5	500	55〜65	5,500〜6,500
12週目	5	500	時間と歩数を維持，向上させ継続		5	500	時間と歩数を維持，向上させ継続	

(Colberg；AHA & ACSM，2010)[12]

曜日・水曜日・土曜日で実施させるなど）．運動強度としては，中等度の強度が推奨され，これは最大酸素摂取量の50％前後にあたる[1]．臨床的にはKarvonen法による心拍数での強度設定，Borg指数などでの自覚的運動強度を指標として，運動強度を調節する[15]．持続時間としては，歩行運動では1回15〜30分間で，1日2回実施する．アメリカ糖尿病学会（American Diabetes Association；ADA）では，10分以上でバラバラに行ってもよく，計30分以上行うことを推奨している．実施時間帯については，食後の血糖上昇を抑制する点などからは，食後1時間頃が望ましいとされているが，実生活のなかでは実施可能な時間帯に実施すればよい[1]．これら糖尿病治療としての有酸素運動を実施するうえでの原則（頻度，運動強度，持続時間・実施時間帯）を達成するのに，最も簡便なプログラムがウォーキングである．表3-2[12]にADAの推奨するウォーキングの始め方を示す．始めの1週目は，ゆっくりとした歩行で1日の合計1,000歩程度を目標として，2週目から速歩を加え徐々に歩数を増加させ，12週目には5,500歩以上の歩数を維持することを目標とする．日本糖尿病学会で推奨する1日の運動量は1万歩であり，これを一応の目標とすればよい（消費エネルギーとしては，160〜240kcal程度となる）．

[表 3-3] 糖尿病患者に対するレジスタンス運動に関する諸外国の学協会の勧告

	ADA[10]	ACSM[11]	ACSM & ADA[12]	CDA[13]	GHK[14]
頻度	有酸素運動に加えて，1週間に少なくとも2回	次の運動との間に48時間以上の間隔を空けて2～3日/週	有酸素運動に加えて，非連続的に，少なくとも1週間に2回	有酸素運動に加えて，1週間に3回	有酸素運動に加えて，非連続的に，少なくとも1週間に2回，理想的には3回
運動強度		60～80%・1RMの強度で1セットにつき8～12回を2～3セット	中等度強度（1RMの50%）あるいは高強度（1RMの75～80%）	適切なやり方で，15～20RMから開始，10～15RMに強度を増強，最終的に8RMへ強度を増強しそれを維持	中等度強度から高強度
持続時間		1回のセッション中にすべての大筋群を使用した8～10の多関節運動	上肢，下肢，体幹の5～10種類の運動，8～10回・3～4セット	上記の強度をふまえ，1セットから開始，ついで1セットから2セットへ，最終的に3セットに増やし，それを維持	8～10種類の運動で8～10回・3セット
種類	ジムでのマシンあるいはフリーウエイトでの運動，レジスタンスバンドを利用しての運動，自宅でペットボトルやさまざまなグッズ（軽量物）をもってのリフト運動，自重を用いての運動（腕立て伏せ，立ち座りやスクワットなど）など	握り続ける，静的作業，バルサルバ手技の時間を最小限にすることを含めて適切な方法で実施	機器，ダンベルやバーベルを用いての運動など	機器，ウエイトや抵抗バンドの使用を含む短い時間の運動	大きな筋群を使用，ベンチプレス，レッグエクステンション，ラテラル・プルダウン，スタンディング・レッグカール（アンクルバンド），ダンベルでのショルダープレス，バイセプスカールやアブドミナルカールなど
備考			1週間に3回，8～10種類の運動を8～10RMで3セット実施することを目標とする	ヨガのようなレジスタンス運動と柔軟運動の効果が得られる運動も指導	中等強度は，1RMの50%未満．高強度は，1RMの75～80%

表 3-3[10-14]にレジスタンス運動に関する諸外国の学協会の勧告を示す．国内外の学協会のガイドラインの勧告においてレジスタンス運動は，有酸素運動に加えて行うことが推奨されている．その内容は，有酸素運動に加えて，週に2～3回のレジスタンス運動を行うことが推奨される．レジスタンス運動の方法論としては，大きな筋群を使用して1RM（repetition maximum）の50%程度（中等度強度）から80%程度（高強度）で，それを8～10回程度行うようにする［1RMとは1回に運動が可能な最大の負荷量（重量）のことである］．高強度のレジスタンス運動は，虚血性心疾患などの合併症患者では不適切であり，高齢者においても有効性を示すエビデンスはあるが実際に行うことが困難であり，最低限必要な強度と量に関する

[表 3-4] 有酸素運動およびレジスタンス運動以外の運動に関する諸外国の学協会の勧告

学協会	型	場所	詳細
ADA[10]	ストレッチ運動		静的ストレッチ，動的ストレッチ，ヨガ，ピラティス，太極拳など
			注意点：ストレッチにより飛び跳ねない・急に動かさない，息を止めないなど
	バランス運動		後ろ歩き，横歩き，直線歩行（つぎ足歩行），片脚立ち，座位からの立ち上がり，体幹下部のコアマッスルの運動など
	身体活動	職場	職場や駐車場などで，エレベーターの代わりに階段を使う．休み時間などを利用して職場の周辺を1時間歩く．デスクで立ち上がり，ストレッチをする．昼食をとる際，レストランへ歩いて行く．公共交通機関で職場に通う，少し遠回りして歩く．電話での応対の際，携帯電話か固定電話のスピーカーを使用して歩く．椅子に座ってできる運動を実践する．（状況に応じて）足や身体を動かす
		自宅	散歩に犬を連れて行く．芝生を刈るなど，庭の手入れをする．掃除機をもっての掃除や皿洗いなど，家をきれいに掃除する．フリスビーなど，子どもと一緒に身体を動かして遊ぶ．テレビ番組のコマーシャルの間，歩く．電話をする間，歩く
		その他	ショッピングセンターや店への駐車は，できるだけ遠くにする．食料品店のあらゆる通路を歩く．空港で飛行機を待つ間，ターミナルの中を歩く．車での移動の際，数時間（数十分）ごとに車をとめて，ストレッチをしたり，歩く
ACSM&ADA[12]			ヨガや太極拳など，ケガの予防のためにも柔軟運動を行うことは有用．しかしながら，有酸素運動やレジスタンス運動の代わりとして柔軟運動が行われてはならない
			非運動性熱産生（non-exercise activity thermogenesis；NEAT）を高めることが重要．日常の構造化されていない身体活動を高めることが重要

検討は今後の検討課題である[2]．臨床的には，合併症の有無を確認し，合併症を有している場合はその重症度に応じて，レジスタンス運動の適応を考慮する．

表 3-4 [10, 12] に有酸素運動およびレジスタンス運動以外の運動に関する諸外国の学協会の勧告を示す．有酸素運動およびレジスタンス運動以外の運動には，ストレッチ運動やバランス運動があるが，これらが有酸素運動およびレジスタンス運動の代わりとされてはならない．日常的に構造化されていない身体活動を高めることが重要であり，患者の日常生活すべてを考慮することが必要である．運動に生活活動を含めた身体活動量を把握し，指導に生かすための評価票を本節「6 メタボリックシンドローム」の表 3-14 に示す．

3 小児糖尿病

運動療法と食事療法は，小児の2型糖尿病においても治療の基本である．運動療法は，できれば毎日30分以上，あるいは週150分以上で少なくとも2日に1回は行い，最低でも1日摂取エネルギーの10％以上を運動で消費させる[16]．年齢が若ければ運動療法は狭義の「運動」

の形態をとらず，「遊び」のなかに含め，発達の視点から考える必要がある．幼児にとって，遊びは生活そのものである．肥満を伴って発症した2型糖尿病では指導した運動療法を実行させ，それを継続させることは容易ではない．運動療法は，何か運動を実行させれば完結するのではなく，日常生活をいかに活動的に過ごすようにさせるが重要である[16]．さまざまなエネルギー消費量を求めるのに，運動強度（METs）を利用した換算が有用であり，本節「6 メタボリックシンドローム」でそれを解説する．

　小児糖尿病における運動療法，食事療法については，本人のみならず，家族全体の生活習慣の見直しによってうまくいく場合が多い．また，小児には稀であるが，合併症を有する場合は，成人と同様に個々の病態に応じた運動療法の適応が必要である．

運動療法の注意点と日常の生活管理

1 習慣化

- 運動療法は，糖尿病の基本治療のなかで，最も実行度が低い（食事療法が40〜60％，運動療法は40％）[15]．
- 食事療法と運動療法の実行度の相関性は低く，運動療法の実行度を向上させるには，運動療法に関する患者教育・指導が必要不可欠である．
- 行動の変化ステージを判断し，時期に応じた心理行動理論に沿った支援や心理的配慮が求められる[2]．
- 運動療法の継続性を高めるために，行動変容の技法（行動療法など）の導入が必要である．

2 合併症

- 糖尿病合併症（糖尿病網膜症，糖尿病腎症，糖尿病神経障害や糖尿病足病変）を併発した患者では，それぞれの合併症に応じた対応が必要になる[17,18]．
- 糖尿病網膜症において，眼圧上昇・網膜出血を予防するために，低頭位での運動，コンタクト系のスポーツは行わない方がよい．
- 糖尿病腎症においては，日本糖尿病学会が定める生活指導基準があるが[1]，最新の腎臓リハの知見も参考にして施設の方針に合わせて検討する[4]．
- 糖尿病患者だけでなく，リハを必要とし糖尿病を合併するすべての患者において，糖尿病足病変のリスクが高い場合，フットケアの観点に立ったリハが必要不可欠である[2,19]．

3 食事

- 運動による消費エネルギーはそれほど大きくなく，運動で消費したエネルギー分だけ食事を増やせるという考え方は間違いである[1]．
- 性，年齢，肥満度，身体活動量，血糖値，合併症の有無などを考慮し，エネルギー摂取量を決定する[1]．
- エネルギー摂取量の算出方法は，「標準体重×身体活動量」で求められ，男性では1,400kcal〜2,000kcal，女性では1,200kcal〜1,800kcalの範囲にある[1]．
- 患者および患者家族への食事療法の指導には，糖尿病食事療法のための食品交換表が使用される[20]．

4 薬物

- 糖尿病の治療薬は，おおまかにインスリン分泌促進薬，インスリン抵抗性改善薬，糖の排

泄・吸収調節薬，インスリン製剤，インクレチン関連薬の5つに分類される．
- 医師に指示されたとおりに服用（注射の場合は打つ）するように指導し，前述したシックデイの際はシックデイ・ルールに従って対処する．

5 インスリン療法
- 特にインスリン療法を行っている患者では，運動誘発性の低血糖を起こすリスクがあるため，インスリン投与法，運動の時間帯，持続時間，運動量の調整が必要である[2]．
- リスク管理として運動前・中・後の血糖自己測定が有効である．補食やインスリン量の調整により低血糖を予防するが，この決定にあたっては主治医の判断が必要不可欠である．
- インスリン投与量の調整の標準化は難しく，患者自身の経験も重要である．
- インスリンの注射部位は原則として四肢を避け，腹壁へ注射する[1]．

2 脂質異常症

病態と合併症

脂質異常症 [表 3-5][21] は，他の基礎疾患の関与を否定できる原発性（一次性）高脂血症と，他の基礎疾患に基づいて生じる続発性（二次性）高脂血症に分けられる[22]．高脂血症の病態はリポ蛋白の増加状態による分類され，Ⅰ型はカイロミクロン，Ⅱa型はlow density lipoprotein（LDL），Ⅱb型はvery LDL（VLDL）とLDL，Ⅲ型はレムナント，Ⅳ型はVLDL，Ⅴ型はカイロミクロンとVLDLが増加した病態である．LDL，レムナントなどは粥状動脈硬化を進展させるリポ蛋白であり，high density lipoprotein（HDL）は粥状動脈硬化の発症・進展を抑制するリポ蛋白である．高Triglyceride（TG）血症では，レムナントの増加や低HDL-Cholesterol（HDL-C）血症を合併することが多く，粥状動脈硬化を促進させる可能性がある．

LDL-Cholesterol（LDL-C）に影響を与える食事の主要な因子は，摂取した脂肪の量と質（飽和脂肪酸，多価不飽和脂肪酸，トランス脂肪酸など），コレステロールならびに食物繊維の摂取量である[22]．TGに影響を与える食事の主要な因子は，摂取エネルギー量，アルコールや炭水化物，脂肪の量と質である．HDL-Cを低下させる因子は，肥満，運動不足や喫煙である．LDL-C，Total Cholesterol（TC），non HDL-C，TGが高いほど，また，HDL-Cが低いほど，冠動脈疾患の発症率が高いことが欧米のみならず，日本においても疫学

[表 3-5] 脂質異常症の診断基準

LDL-C	140mg/dL 以上	高 LDL-C 血症
	120〜130mg/dL	境界域高 LDL-C 血症
HDL-C	40mg/dL 未満	低 LDL-C 血症
TG	150mg/dL 以上	高 TG 血症

LDL-C；LDL-Cholesterol，HDL-C；HDL-Cholesterol，TG；Triglyceride．

脂質異常症の診断基準値は，スクリーニングのためのものであり，薬物療法を開始するための値ではない．採血は空腹時採血を原則（10〜12時間以上の絶食，水やお茶などのカロリーのない水分の摂取は可）とする．LDL-CはFriedewaldの式（TC−HDL-C−TG/5）を用いて算出する（この式はTGが400mg未満の場合に用いる）．TGが400mg/dL以上でFriedewaldの式を用いることができない場合や食後採血では，LDL-Cの代わりにnon HDL-C（TC−HDL-C）を用いて評価する．non HDL-Cの基準値はLDL-Cに30mg/dLを加えた値とする[21]．小児ではLDL-C≧140mg/dL，TG≧140 mg/dL，HDL-C＜40mg/dLを医学的に管理が必要な脂質異常症の診断基準とする．成人に比べ遺伝性の脂質異常症の割合が高いのが小児の特徴であり，異常値を示す児がいた場合，両親を含めた家族解析が必要である．

調査で示されている[23].

運動療法の効果

脂質代謝の改善には有酸素運動が有効である[24, 25]．運動の血清脂質に対する最もよく観察される効果はHDL-Cの増加である[26, 27]．8週間以上実施された有酸素運動の効果を25の無作為化比較試験（RCT）のメタ解析で明らかにした検討では，HDL-Cの上昇は運動時間と正相関を示し，週に121分以上の運動でHDL-Cが有意に増加することを明らかにしている[26]．また，わが国で行われた10週～24か月間実施された有酸素運動の4つのRCTのメタ解析においても，HDL-Cの有意な増加を認めることを報告している[27].

運動療法の実際

脂質異常症患者に対する日本動脈硬化学会（Japan Arteriosclerosis Society；JAS），アメリカスポーツ医学協会（American College of Sports Medicine；ACSM）の勧告を**表3-6**[11, 22]に示す．他に併存症を有しない脂質異常症患者のための運動処方は，健常成人とほぼ同様である[11]．JASでは，大腿筋や大殿筋などの大きな筋をダイナミックに動かす有酸素運動を推奨している[22]．頻度としては，最低週3回以上，できれば毎日行う．運動強度としては，最大酸素摂取量の約50%とし，自覚的運動強度はBorg指数で11「楽である」～13「ややきつい」とする．持続時間は，短時間の運動を数回に分けて行ってもよく，1日30分以上行うことが推奨される．

JASが示す運動療法を実施するうえでの注意点を以下に示す[22]．なお，糖尿病など他疾患を合併している場合は，本節の他項の「運動療法の実際」を参照されたい．

・元気であると感じるときにだけ運動する．
・発熱・不眠などの体調不良，平常時の心拍数より20回/分以上高い場合などはその日の運動は中止する．
・食直後を避け，食前または食後2時間以降に行う．
・座りがちな生活を送っている患者では，運動を開始する前に徐々に身体活動レベルを上げるようにする．
・運動開始と終了5分間はウォーミングアップとクーリングダウンを行う．

> **column　糖尿病による運動障害に注意せよ**
>
> 筋力を維持することはADLを維持するうえで重要である．81～89歳の高齢者を対象に筋力と日常生活の自立度を調査した研究において，ADL自立に必要な膝伸展筋力の下限値は2.8 N/kgであることが報告されている（Clin Rehabil 22, 2008）．70～79歳までの2型糖尿病患者485名と，非糖尿病者2,133名を対象に握力および膝伸展筋力の筋肉量に対する筋力の比（muscle quality）を検討した研究では，対照と比較し糖尿病患者ではmuscle qualityが低下することが明白にされている（Diabetes 55, 2006）．さらに，糖尿病患者では対照と比較し，3年後の筋力，筋肉量およびmuscle qualityが，より減少することが証明されている（Diabetes Care 30, 2007）．高齢者人口の増加に伴い介護が必要な者は増加し，現在，要介護（要支援）認定者数は607.7万人で（厚生労働省，平成27年4月，介護保険事業報告の概要），今後も増加することが予測されている．糖尿病患者においては，糖尿病治療としての運動療法はもちろんのこと，介護予防の面からも運動療法が重要である．
>
> （野村）

[表 3-6] 脂質異常症患者に対する日本動脈硬化学会(JAS)およびアメリカスポーツ医学協会(ACSM)の勧告

	JAS[22]	ACSM[11]	
	有酸素運動	有酸素運動	レジスタンス運動
頻度	最低週3回以上（できれば毎日）	カロリー消費を最大にするために5日/週以上	総消費カロリー目標に貢献しないので，レジスタンス運動や柔軟性運動は主に有酸素運動に負荷されたもの バランスのとれたプログラムという観点から，レジスタンス運動が取り入れられるべき
運動強度	中等度強度（最大酸素摂取量の約50％）	酸素摂取予備能あるいは心拍予備能の40〜75％	
持続時間	1日30分以上，合計で週180分以上	30〜60分/日，減量を促進・維持するためには50〜60分/日以上の運動を推奨．最低10分の運動を何回か行って合計の運動時間を満たすことは，1回の運動を持続的に行うことの代わりとして効果がある	
種類	速歩，スロージョギング，社交ダンス，水泳，サイクリング，ベンチステップ運動など	主たる様式は大筋群を使用	

JAS；Japan Arteriosclerosis Society（日本動脈硬化学会）．

- 冠動脈疾患を合併する患者では早朝の運動は避ける．
- 暑い日は十分に水分を摂る．
- 気温の低い季節は服装に気をつけ，準備運動は室内で行う．
- 猛暑，厳冬期は外の運動を控える．
- 運動は過度にならないように注意する．

運動の種類としては，速歩，スロージョギング，社交ダンス，水泳，サイクリング，ベンチステップ運動があげられる．ウォーキングの進め方については，本節「1 糖尿病」の表3-2に示す．図3-2[22]にベンチステップ運動の進め方を示す．台高20cmで下記の昇降回数を目安として，心拍数やBorg指数で昇降回数を調整する．台高20cmの上り下りが不可能な場合は台高10cmで15回/分とする．

超低体力者，後期高齢者	10回/分［およそ平地通常歩行（3METsに相当）］
低体力者，前期高齢者	15回/分［およそ通勤歩行（4METsに相当）］
中年	20回/分［およそ速歩（5METsに相当）］

また，日常生活のなかで身体活動度をあげることが有用である．運動に生活活動を含めた身体活動量を把握し，指導に生かすための評価票を本節「6 メタボリックシンドローム」の表3-14に示す．

運動療法の注意点と日常の生活管理

1 生活習慣全般

- 標準体重と日常生活活動量を基に，総摂取エネルギー量を適正化し，適正体重を維持する．
- 肥満の場合は，まず5％の体重減少を目標とする[22]．

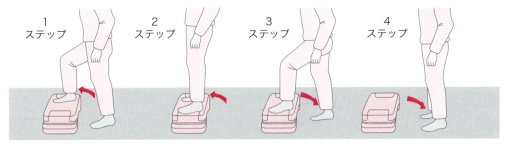

[図 3-2] ベンチステップ運動
右足から開始する場合のステップの方法である．最初に右足からステップを開始したときは，2回目は左足からと交互に行う．1・2でステップに上がり，3・4で下りる．上がった足から下りるようにする．膝に痛みを感じたら中止する．
(日本動脈硬化学会，2013)[22]

- 就寝前2時間は摂食しない．
- ゴルフなどの競技性が高く，緊張・興奮しやすい種目は十分に注意して行う．
- 動脈硬化性疾患予防のために，禁煙，受動喫煙を回避する．
- アルコールの過剰摂取を控える．

2 食事

- 肉の脂身，乳製品，卵黄の摂取を抑え，バランスよく，魚類，大豆・大豆製品，野菜，果物，未精製穀類，海藻の割合を増やす．
- 食事のエネルギー配分は，脂肪を20～25％，炭水化物を50～60％とする．
- 飽和脂肪酸の多い食事を摂りすぎない（エネルギー比率として4.5％以上7％未満）．
- n-3系多価不飽和脂肪酸の摂取を増やす．
- トランス脂肪酸の多い食品を摂りすぎない．
- グリセミックインデックス（GI）※，グリセミックロード（GL）の低い食事が望ましい．
- 食物繊維はできるだけ多くとる（1日25g以上を目安とする）．
- ショ糖，単糖類，特に果糖の過剰摂取に注意する．
- 食塩摂取を6g/日未満にする．

※ GIとは食事として摂取された炭水化物が糖に変化して血糖値を上昇させる能力の指標で，ブドウ糖または白パン（精白した小麦を使ったパン）を100とした場合の相対値で表す．GLはGIで考慮した炭水化物摂取量である[22]．

3 薬物

- 薬物療法は，原則として生活習慣の改善を十分に行っても，リスクに応じた脂質管理目標値が達成できない場合に初めて考慮する．
- LDL-Cの低下，TGの低下，HDL-Cの上昇を指標とした薬剤選択が必要であり，LDL-Cの低下が最も重要である．
- 高LDL-C血症に対する第一選択薬はHMG-CoA還元酵素阻害薬（スタチン）であり，本薬剤が動脈硬化性疾患予防のエビデンスが最も豊富である．
- スタチンの他に脂質異常症治療薬は，陰イオン交換樹脂，小腸コレステロールトランスポーター阻害薬，フィブラート系薬，ニコチン酸誘導体，プロブコール，多価不飽和脂肪酸の7つに分類される．

3 肥満症

病態と合併症

　肥満症とは，肥満に起因ないしは関連する健康障害を合併し，医学的に減量を必要とする病態をいい，疾患として取り扱う [表3-7，表3-8]^{28, 29)}[28, 29]．すなわち，肥満のなかから肥満症を取り出すことにより健康障害を伴わない肥満と，健康障害を伴う肥満を区別する．健康障害を伴う肥満症は，減量によって合併している健康障害の改善が期待できることから，治療医学の適応となる．健康障害を伴わない肥満も，将来起こり得るさまざまな疾病のリスクファクターとなるため，予防医学の対象となる[30]．

[表3-7] 成人の肥満症の診断

BMI	日本肥満学会[28]		WHO[28]
18.5kg/m² 未満	低体重		Underweight
18.5〜24.9kg/m²	普通体重		Normal range
25.0〜29.9kg/m²	肥満（1度）	BMI 25kg/m² 以上は医学的に減量を要する状態とは限らない	Pre-obese
30.0〜34.9kg/m²	肥満（2度）		Obese class Ⅰ
35.0〜39.9kg/m²	肥満（3度）	BMI 35kg/m² 以上を高度肥満と定義する	Obese class Ⅱ
40.0kg/m² 以上	肥満（4度）		Obese class Ⅲ

肥満に起因ないし関連し，減量を要する健康障害

肥満症の診断基準に必須な合併症

1. 耐糖能障害（2型糖尿病・耐糖能異常など）
2. 脂質異常症
3. 高血圧
4. 高尿酸血症・痛風
5. 冠動脈疾患：心筋梗塞・狭心症
6. 脳梗塞：脳血栓症・一過性脳虚血発作（transient ischemic attacks；TIA）
7. 脂肪肝［非アルコール性脂肪性肝疾患（nonalcoholic fatty liver disease；NAFLD）］
8. 月経異常および妊娠合併症（妊娠高血圧症候群，妊娠糖尿病，難産）
9. 睡眠時無呼吸症候群（sleep apnea syndrome；SAS）・肥満低換気症候群
10. 整形外科的疾患：変形性関節症（膝，股関節）・変形性脊椎症，腰痛症
11. 肥満関連腎臓病

診断基準には含めないが，肥満に関連する疾患

1. 良性疾患：胆石症，静脈血栓症・肺塞栓症，気管支喘息，皮膚疾患（偽性黒色表皮腫，摩擦疹，汗疹）
2. 悪性疾患：胆道癌，大腸癌，乳癌，子宮内膜癌

BMI 25kg/m² 以上（肥満と判定）のうち，以下の1），2）のいずれかの条件を満たすものを肥満症と診断する．1）肥満に起因ないし関連し，減量を要する（減量により改善する，または進展が防止される）健康障害を有するもの．2）健康障害を伴いやすいハイリスク肥満（ウエスト周囲長のスクリーニングにより内臓脂肪蓄積を疑われ，腹部CT検査によって確定診断された内臓脂肪型肥満）[28]．

[表 3-8] 小児の肥満の判定，小児肥満に伴う健康障害

	肥満度	判定	備考
幼児	+15%≦肥満度 <+20% +20%≦肥満度 <+30% 肥満度 +30%以上	太り気味 やや太り過ぎ 太り過ぎ	外国では，BMI パーセンタイル値が小児肥満の判定に汎用されている．85th 以上 95th 未満を過体重，95th 以上を肥満とする．国際比較の際には BMI パーセンタイル値による判定も考慮され得る
6〜17歳	+20%≦肥満度 <+30% +30%≦肥満度 <+50% 肥満度 +30%以上	軽度肥満 中等度肥満 高度肥満	

小児肥満に伴う健康障害
1. 耐糖能障害　　　　　　　　7. 動脈硬化 2. 高血圧　　　　　　　　　　8. 肥満関連腎臓病 3. 脂質異常症　　　　　　　　9. 運動器障害 4. 呼吸障害　　　　　　　　　10. その他身体的異常 5. NAFLD　　　　　　　　　　11. 精神・心理的な問題点 6. 高尿酸血症

日本において，小児の肥満の判定には，肥満度を用いる．肥満度 =｛(実測体重 − 標準体重) / 標準体重｝× 100 (%) で算出される．標準体重は，性別・年齢別・身長別の標準体重を用いる[29]．

肥満の判定は日本肥満学会（Japan Society for the Study of Obesity；JASSO）により，BMI 25kg/m² 以上を肥満と判定するが，前述したように BMI 25kg/m² 以上のすべてを減量介入の対象にするという意味ではない[30]．肥満に起因ないし関連し，減量を要する健康障害として，肥満症の診断基準に必須な合併症は，①耐糖能障害，②脂質異常症，③高血圧，④高尿酸血症・痛風，⑤冠動脈疾患，⑥脳梗塞，⑦脂肪肝，⑧月経異常および妊娠合併症，⑨睡眠時無呼吸症候群・肥満低換気症候群，⑩整形外科的疾患，⑪肥満関連腎臓病がある[28]．診断基準には含めないが，肥満に関連する疾患としては，良性疾患，悪性疾患に大別される．これら肥満に伴う健康障害への医療費を試算すると，肥満にかかる総医療費は 1 兆円以上に達する[31]．

運動療法の効果

運動療法の継続は肥満症患者のインスリン抵抗性を改善する．個体のインスリン感受性改善度と 1 日の歩数とは正相関するが，運動療法によるインスリン感受性の改善効果は 3 日以内に低下し，1 週間で消失する[31]．耐糖能障害（impaired glucose tolerance；IGT）のある肥満症患者が食事・運動療法の併用で体重を減少すると糖尿病への発症率が 58% 抑制され，体重減少や食事習慣の改善が優れているほど，糖尿病の発症率が低下することが報告されている[32]．IGT 肥満患者 3,234 名を生活習慣改善群，薬物療法群，対照群の 3 群に分け，平均 2.8 年の経過観察を行い，食事療法と運動療法主体の生活習慣改善は糖代謝を改善し，薬物療法群よりも糖尿病発症率が低いことが報告されている[33]．

JASSO では，肥満症患者に対する運動療法の強度としては，中等度強度から軽度の運動強度を選択するように勧告している[31]．高強度の運動では，インスリン拮抗ホルモン分泌による血糖上昇を，さらに過激な運動は血中過酸化脂質による臓器障害や加齢性変性の促進を招く可能性がある[31]．中等度強度以下の運動強度であれば，糖質と脂質の両者が ATP 産生のための両者がエネルギー源として利用され，脂質の利用効率も高いので[34]，肥満症予防・治療のための運動療法の強度として中等度強度以下が推奨される[31]．最大酸素摂取量に影響を及ぼさない

軽度の運動でも長期間継続させれば，体重減少を伴わなくともインスリン感受性が改善し[35]，週2時間の中等強度運動でも筋内脂肪酸の酸化を促進することが明らかにされている[36]．

運動療法の実際

1 成人肥満症

過体重および肥満症患者に対するJASSOおよびACSMの勧告を**表3-9**[11,31]に示す．運動の種類としては，脂肪組織の中性脂肪を分解させ，遊離脂肪酸（free fatty acid；FFA）が産生され，筋においてFFAはβ酸化を経てアセチルCoAとなり，TCA回路で代謝されるので，有酸素運動が原則となる[31]．

JASSOが推奨する有酸素運動の頻度は週に3〜5日以上，運動強度は運動中に会話のできる程度で最大強度の50%程度の中等度強度（一般に60歳未満では心拍数120回/分，60〜70歳代では心拍数100回/分），持続時間は1回に10〜30分・できれば1日に2〜3回行うことを推奨している[31]．肥満症患者には，下肢関節に負担の少ないプログラムが適しており，水中運動療法や自転車エルゴメータ（いわゆる「股ずれ」を防止するために工夫が必要）などがあげられる．日常的な身体活動量を増加させることも重要であり，患者個々の生活習慣に応じた指導を行うことが必要である．

運動療法や食事療法を含めたあらゆる減量のための治療において，行動療法は欠かせないものである[31]．行動療法は，セルフモニタリング，ストレス管理，先行刺激のコントロール，

[表3-9] 過体重および肥満症患者に対する日本肥満学会（JASSO）およびアメリカスポーツ医学協会（ACSM）の勧告

	JASSO[31]	ACSM[11]	
		有酸素運動	レジスタンス運動
頻度	3〜5日以上/週	カロリー消費を最大にするために5日/週以上	バランスのとれたプログラムという観点から，レジスタンス運動が取り入れられるべきである
運動強度	通常は中等度強度以下（運動中に会話のできる程度）	中等度強度（酸素摂取予備能あるいは心拍予備能の40〜60%）〜高強度（酸素摂取予備能あるいは心拍予備能の50〜75%）	
持続時間	1回に10〜30分/日（できれば1日に2〜3回）	中等度強度の運動を30〜60分/日・計150分/週から開始し，300分/週まで増加させる．高強度運動で150分あるいは等量になるように中等度強度および高強度の運動を併用する．10分以上の間欠的運動を複数回行って推奨される時間に蓄積することは継続的運動の代わりとして効果がある	
種類	全身の筋肉を用いる散歩，ジョギングなど	主たる様式は大筋群を使用	
備考	高齢者ではレジスタンス運動も併用		

JASSO；Japan Society for the Study of Obesity（日本肥満学会）．

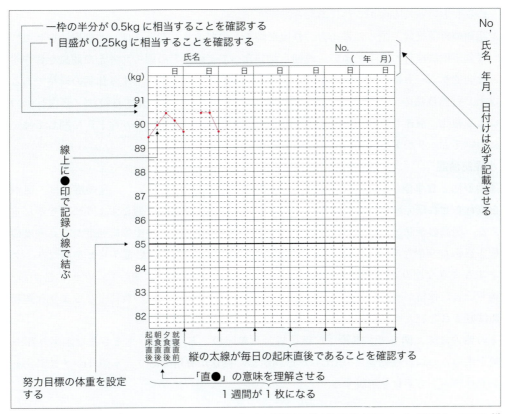

[図 3-3] グラフ化体重日記　　　　　　　　　　（日本肥満学会肥満症治療ガイドライン作成委員会, 2006）[31]

問題点の抽出と解決, 修復行動の報酬による強化, 認知の再構築, 社会的サポートの7項目にまとめられる. 以下にそれぞれの概要を解説する.

- セルフモニタリングは, 体重, 運動, 食事や日常の生活行動の自己記録である. セルフモニタリングは, 体重の増減を引き起こす原因に患者自身が気づき, どのように対処すれば減量に結びつくかを体得させるのが目的である. 図 3-3 [31] に体重のセルフモニタリングを行うためのグラフ化体重日記を示す. 運動に生活活動を含めた身体活動量を把握し, 指導に生かすための評価票を本節「6 メタボリックシンドローム」の表 3-14 に示す.
- ストレス管理は, まず, ストレスの有無やその内容を十分に把握する. ついで, そのストレスがどのような段階を経て誘発されているのかを確認する. 最終的にはストレス対処法を患者とともに探り, 解消法を工夫する.
- 先行刺激のコントロールは, 身体活動を減少させる刺激（リモコン類が手元に置かれているなど）, 身体活動を増加させる刺激（運動選手のポスターを貼るなど）を調整することである. 身体活動を推進するための社会環境整備は, 厚生労働省の健康づくり施策でも重視されている[37].
- 問題点の抽出と解決は, 減量にとって効果的と考えられる要因を抽出し, 患者とともに実施可能な解決策を見出していくことである. 解決策は具体的なほどよく, 患者が興味をもつように工夫する.
- 修復行動の報酬による強化は, たとえば, 患者がウォーキングを行った際, 治療者が「褒

める」といったものがこれにあたる．
- 認知の再構築は，誤った考え方の修復を図るものである．たとえば，運動療法をしていれば食事療法は行わなくてよい，運動した分食べてよいなどの誤った考えや認識を修復する．
- 社会的サポートは，家族や友人などによる肥満症治療をサポートする体制の構築である．

以上，行動療法の7つの技法について概要を述べた．本項で紹介する技法（修復行動の報酬による強化，前述したセルフモニタリングや先行刺激のコントロールなど）に関しては，臨床においても，リハを効果的に進めるために有効である[38]．

2 小児肥満症

運動療法と食事療法は，小児肥満症においても治療の基本である[29]．運動療法は，何か運動を実行させれば完結するのではなく，日常生活をいかに活動的に過ごすようにさせるが重要である．肥満の予防・治療を含め，具体的なエビデンスは少ないが中等度強度から高強度の運動を1日あたり少なくとも合計して60分は行う．また，日中においてテレビをみたり，ゲームをするような座りがちな時間を1日あたり120分未満にする．楽しく，ゲーム性があり，肥満といった体格が有利になるような運動の種類を好み，逆に体重が負荷となるような運動の種類は好まれないため，プログラムの選択にはこれらの点を注意する．

その他の詳細に関して，本節「1 糖尿病」を参照のこと．また，さまざまなエネルギー消費量を求めるのに，運動強度（METs）を利用した換算が有用であり，本節「6 メタボリックシンドローム」でそれを解説する．

運動療法の注意点と日常の生活管理

1 ウエイトサイクリング
- 運動療法の継続性は良好でないので，中断や脱落が起こりやすく，リバウンド，ウエイトサイクリング（リバウンドの繰り返し）に注意する必要がある[31]．
- 体重が減少し，体脂肪，ことに内臓脂肪が選択的に減少していることをCTなどで確認する．
- ウエスト周囲長が男性で85cm以下，女性で90cm以下がそのスクリーニングになる．

2 習慣化
- 日本人において，運動習慣のある者の割合は，男性31.2％，女性25.1％であり，この10年間の大きな変化はなく，年齢別では男性では30歳代，女性では20歳代で最も低い[39]．
- それぞれのライフスタイルに合わせた指導が必要である．たとえばエレベーターの代わりに階段を使用する．通勤時にバスを1駅手前で降りて歩くなどである．
- 身体活動量を具体的に把握できる歩数計などの使用が有効である．
- 運動療法の継続性を高めるために，行動変容の技法（行動療法など）の導入が必要である．

3 合併症
- 過体重の患者では下肢関節の障害を招きやすく，適切なフットウェアの適合を行ったうえで運動療法を実施させる．

4 食事
- 運動による消費エネルギーはそれほど大きくなく，必ず食事療法も並行して指導する．
- 基本は，摂取エネルギー量を制限し（既存の食事量を減らす），内臓脂肪を減少させることにある．

- 体重の 5 〜 10％減少を目指して治療食を選択する[31]．
- 脂肪細胞の量的異常による肥満症（BMI ≧ 30kg/m^2 の肥満症）では食事療法による減量を優先させる．
- 運動によるフリーラジカルの上昇を防止する目的で野菜，果物を摂取させ，ビタミン C，E を必要に応じて補填する．もちろんこの指導においては，医師の判断を仰ぐ[30]．

5 薬物
- 現存の肥満症治療薬に高度肥満を標準体重まで減少させるような効果を望むことはできない．
- 薬物療法の目的は，確実に減量を達成し，それを維持するためであり，あくまでも運動療法・食事療法の補助である．

4　高血圧

病態と合併症

　わが国を含めた世界のガイドラインのいずれにおいても，収縮期血圧 140mmHg 以上，拡張期血圧 90mmHg 以上を高血圧とすることは共通である［表 3-10］[40]．高血圧は，心血管疾患（脳卒中および心疾患）の最大の危険因子であるというエビデンスが多くの研究によって明らかにされている[40]．血圧水準と心血管病リスクの間には段階的，連続的な正の関連があり，75 〜 89 歳の後期高齢者でも血圧水準とともに心血管病死亡リスクは高くなる傾向にあり，この関連は全脳卒中死亡，脳梗塞死亡，脳出血死亡，冠動脈疾患死亡を個別にみても同様に認められる[41]．CIRCUS 研究では，重症高血圧患者の減少により，脳卒中の過剰罹患者数の中心が重症高血圧患者から軽症高血圧患者に移りつつあり[42]，正常高値や I 度高血圧（収縮期血圧 140 〜 159mmHg かつ / または拡張期血圧 90 〜 99mmHg）における生活習慣修正や高血圧発症予防がさらに重要になっている．

　また，高血圧は慢性腎臓病（chronic kidney disease；CKD），さらには末期腎臓障害の発症リスクを上昇させる[40]．久山町研究では，高血圧，特に中年期の高血圧が高年齢期の血管性認知症の発症リスクを上昇させることが明らかにされている[43]．さらに，中年期の高血圧は，将来の日常生活動作（ADL）を障害するリスクを上昇させることも報告されている[44]．

運動療法の効果

　有酸素運動は高血圧症患者において安静時血圧を 5 〜 7mmHg 低下させるなど[45]，有酸素運動による降圧効果は確立しており[46]，高血圧患者では生活習慣の修正の一つとして運動が推奨される[40]．運動強度が高強度であれば高血圧患者においては運動中の血圧上昇が顕著であり[47]，正常血圧者と異なり予後が悪い[48]という報告もあるので，運動強度の選択については慎重に行われるべきである．

運動療法の実際

　運動療法の対象は，II 度高血圧以下の血圧値で心血管病のない高血圧患者である[40]．III 度

[表 3-10] 成人における血圧値の分類（上）および小児の年代別・性別高血圧基準（下）

		収縮期血圧		拡張期血圧
正常域血圧				
	至適血圧	120mmHg 未満	かつ	80mmHg 未満
	正常血圧	120～129mmHg	かつ/または	80～84mmHg
	正常高値血圧	130～139mmHg	かつ/または	85～89mmHg
高血圧				
	Ⅰ度高血圧	140～159mmHg	かつ/または	90～99mmHg
	Ⅱ度高血圧	160～179mmHg	かつ/または	100～109mmHg
	Ⅲ度高血圧	180mmHg 以上	かつ/または	110mmHg 以上
	（孤立性）収縮期高血圧	140mmHg 以上	かつ	90mmHg 未満

		収縮期血圧	拡張期血圧
幼児		≧120mmHg	≧70mmHg
小学校	低学年	≧130mmHg	≧80mmHg
	高学年	≧135mmHg	≧80mmHg
中学校	男子	≧140mmHg	≧85mmHg
	女子	≧135mmHg	≧80mmHg
高等学校		≧140mmHg	≧85mmHg

診察室血圧測定はカフを心臓の高さに保ち，安静座位の状態で測定する．1～2 分の間隔をおいて複数回測定し，安定した値（測定値の差が 5mmHg 未満を目安）を示した 2 回の平均値を血圧値とする．診察室血圧に基づく高血圧の診断は，少なくとも 2 回以上の異なる機会における血圧値によって行う[40]．通常，小学校低学年以下は，高血圧症を診断しない．年齢が低いほど，また血圧が高いほど二次性高血圧を考える．

高血圧を超える血圧の患者では，運動療法は降圧後に実施する必要がある．

1 成人高血圧

高血圧症患者に対する ACSM とアメリカ心臓協会（American Heart Association：AHA）の勧告を表 3-11 [11, 49] に示す．運動プログラムは有酸素運動が基本である．日本高血圧学会（Japanese Society of Hypertension：JSH）においては，ACSM や AHA の勧告を参考に運動療法の頻度は，できれば毎日 30 分以上，運動強度は最大酸素摂取量の 50%程度（自覚的に「ややきつい」と感じる程度），持続時間は少なくとも 10 分以上を推奨している[40]．ウォーキングの進め方については，本節「1 糖尿病」の表 3-2 に示す．

レジスタンス運動による降圧効果も示されていることから[50]，有酸素運動に加えて，レジスタンス運動やストレッチ運動を行うことも降圧に有用である．高血圧患者においても日常生活のなかで身体活動度をあげることが有用である．運動に生活活動を含めた身体活動量を把握し，指導に生かすための評価票を本節「6 メタボリックシンドローム」の表 3-14 に示す．

2 小児高血圧

血圧健診を行うと，小学校高学年から高校生の約 1～3%に高血圧が認められる（肥満を認める者では 3～5%）[40]．JSH によれば通常，小学校低学年以下は，高血圧症と診断しない．小児の本態性高血圧は，成人の本態性高血圧に移行しやすいので，小児期のうちに改善することが重要である．小児期における高血圧の一次予防には運動（療法）と食事（療法）の生活習

[表3-11] 高血圧症患者に対するACSMおよびACSM/アメリカ心臓協会（AHA）の勧告

	ACSM[11]		ACSM / AHA[49]	
	有酸素運動	レジスタンス運動	有酸素運動	レジスタンス運動
頻度	ほぼ毎日	2〜3日/週	最低限，週に5日（中等度強度），あるいは週に3日（高強度）	毎週あるいは最低2日/週（非連続的）
運動強度	中等度強度（酸素摂取予備能の40〜60%）	1RMの60〜80%	中等度強度〜高強度	各々の運動で8〜12RM
持続時間	連続的あるいは間欠的に30〜60分/日，間欠的に行う場合は1回10分以上の運動曝露で計30〜60分/日	8〜12回の反復運動を1セット以上	中等度強度運動は最低30分/日，高強度運動は最低20分/日	自覚的に疲れを感じるまで
種類	ウォーキング，ジョギング，サイクリング，水泳など	大筋群を対象とした8〜10種類の異なる運動を選択する．機械重量あるいはフリーウエイトを使用	ウォーキング，ジョギングなど	大筋群を使用．進行的なウエイトトレーニングプログラム，階段の昇り，抵抗運動など
備考	柔軟性運動は，十分な準備運動後および整理運動中に行われるべき			

慣改善が有効であり，運動は楽しく継続できるプログラムが望まれる．また，血圧上昇の予防日は日常生活における身体活動量を高めることが有効である[40]．

運動療法の注意点と日常の生活管理

1 生活習慣全般

- BMI 25kg/m² 未満が目標である．目標に達しなくとも，約4kgの減量で有意の降圧が得られる．
- 節酒が原則である．
- 禁煙ならびに受動喫煙の防止を図る．
- 防寒，情動ストレスの管理を図る．
- 患者によっては睡眠の改善が降圧に効果的な場合もあると考えられている．
- 入浴に関しては熱すぎない風呂がよい．
- 便秘に伴う排泄時のいきみは血圧を上昇させるので，便秘の予防を行う．
- 複合的な生活習慣の改善が降圧に効果的である．

2 食事

- 減塩目標は食塩6g/日未満である．
- 野菜，果物を積極的に摂取し，コレステロールや不飽和脂肪酸の摂取を控える．
- 魚（魚油）の積極的摂取も推奨される．
- わが国ではエビデンスに乏しいが，アメリカではDASH食（飽和脂肪酸とコレステロールが少なく，Ca，K，Mg，食物繊維が多い）が推奨されている．
- 食事療法の指導には，食事バランスガイドが参考となる[51]．

- 特定保健用食品の摂取に際しては，表示されている「1日あたりの摂取目安量」を順守し，妊婦や腎障害を有する場合には注意喚起する[52]．

3 薬物

- 心血管病の抑制効果証明されている薬剤には，Ca 拮抗薬，ARB（アンジオテンシンⅡ受容体拮抗薬），ACE 阻害薬（アンジオテンシン変換酵素阻害薬），利尿薬，β遮断薬（含αβ遮断薬）がある．
- 第一選択薬は，Ca 拮抗薬，ARB，ACE 阻害薬，少量の利尿薬である．
- 血圧には季節変動があり，季節により降圧薬の減量等が行われる場合もあり，医師から処方されたどおりに服用しているかを確認する．

5 高尿酸血症

病態と合併症

　高尿酸血症［図 3-4］[53, 54]は，尿酸塩沈着症（痛風関節炎，腎障害など）の病因であり，性別・年齢を問わず，血清尿酸値（体液中で溶解度を超える血清尿酸の濃度）が 7.0mg/dL を超えるものと定義される．女性においては，血清尿酸値が 7.0mg/dL 以下であっても，血清尿酸値の上昇とともに生活習慣病のリスクが高くなり，潜在する疾患の検査と生活指導が行われるが，尿酸降下薬の適応ではない．

　高尿酸血症が持続して尿酸塩結晶が沈着した結果として起こる病態として，痛風関節炎・痛風結節がある．血清尿酸値が 7.0mg/dL を超えて，高くなるに従って痛風関節炎の発症リスクがより高まり[55]，高尿酸血症の期間が長く，また高度であるほど痛風結節はできやすい[56]．

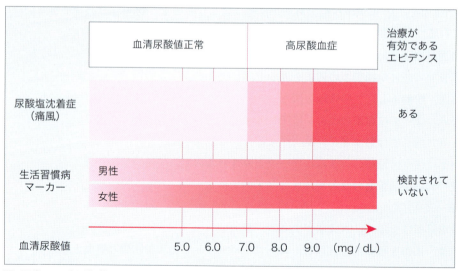

□：正常，■：生活指導，■：高血圧・虚血性心疾患・糖尿病・メタボリックシンドロームなどでは状況に応じて薬物治療を考慮，■：薬物治療

[図 3-4] 高尿酸血症の定義
性別・年齢を問わず，血清尿酸値が 7.0mg/dL を超えるものが「高尿酸血症」と定義される[54]．
（日本痛風・核酸代謝学会ガイドライン改訂委員会，2010）[54]

一般集団において高尿酸血症は腎不全の危険因子であり[57]，血清尿酸値はCKDの発症や進展と関係する[58]．

運動療法の効果

過度な運動，無酸素運動ではプリンヌクレオチドの分解が亢進し尿酸産生が増加，血清尿酸値の上昇を招くため，避けたほうがよい．肥満例に関しては適正な体重（BMI < 25kg/m^2）を目標にして，週に3回程度の運動を継続して行うことが好ましいが，有酸素運動についても血清尿酸値の改善に対して直接的に影響はしない[54]．運動の継続により，体脂肪の減少に伴って，インスリン抵抗性が改善し，血圧値の低下，TGの低下，HDL-Cの上昇，耐糖能の改善など，高尿酸血症・痛風患者に合併しやすいメタボリックシンドロームの種々の病態を改善させる．よって，身体活動は，メタボリックシンドロームの種々の病態を改善するために奨励される[54]．

運動療法の実際

運動療法の実際については，合併症の有無をふまえて本節の他項を参照されたい．特に肥満を合併している例では，本節「3 肥満症」を参照されたい．ウォーキングの進め方については，本節「1 糖尿病」の**表 3-2**に示す．日常生活のなかで身体活動度をあげることが有用である．運動に生活活動を含めた身体活動量を把握し，指導に生かすための評価票を本節「6 メタボリックシンドローム」の**表 3-14**に示す．

運動療法の注意点と日常の生活管理

1 生活習慣全般

- アルコール摂取量の増加と血清尿酸値の上昇は関連し，特にビールが痛風のリスクと強く関連する．
- 血清尿酸値への影響を最低限に保つアルコールの1日の目安量としては，日本酒1合，ビール500ml，またはウイスキー60ml程度である．
- 高尿酸血症・痛風患者に対して，厳格なエネルギー制限，プリン体制限，飲酒制限などを行うと，一定期間はそれに従うが，多くの例で反動を招きやすい[54]．
- 運動療法，食事療法については，習慣化への支援が必要であり，本節の他項を参照されたい．

2 食事

- 100gあたりプリン体を200mg以上含むものを高プリン食とよぶ．
- 食事療法の基本は，高プリン食を極力摂らない（低プリン食）ことである．
- プリン体として，1日の摂取量が400mgを超えないようにする．
- プリン体が極めて多い（300mg以上）食品（100gあたり）として，鶏レバー，マイワシ干物，イサキ白子，あんこう肝酒蒸しなどがある[54]．
- 動物の内臓，魚の干物にプリン体が多く含まれる．

3 薬物

- 尿酸降下薬は作用機序の違いによって，尿酸排泄促進薬と尿酸生成抑制薬に分類される．
- 現在，わが国で使用できる尿酸排泄促進薬は3種類（プロベネシド，ブコローム，ベン

ズブロマロン），尿酸生成抑制薬は1種類（アロプリノール）のみである．
- 腎機能障害を合併する例を除くと，いずれの薬剤で治療しても満足できる血清尿酸値の減少効果が得られる[54]．

6　メタボリックシンドローム

病態と合併症

　内臓脂肪の蓄積を上流に捉え，ウエスト周囲長を必須項目として，それに加えて，①耐糖能異常，②高中性脂肪血症かつ／または低HDL血症，③高血圧，の3項目のうち，2項目以上を満たすものがメタボリックシンドローム（metabolic syndrome；MS）である [表3-12][59]．内臓脂肪蓄積を基盤に発症してくる疾患群の特徴は一個人に糖代謝異常，脂質代謝異常，血圧上昇などが重積して発症し，マルチプルリスクファクター症候群としての病態を保有するため，最終的には動脈硬化性疾患を発症させる元凶になる[31]．このような特性に留意し，個々の疾患群を個別に治療対象にするのではなく，一連の病態に対し内臓脂肪蓄積を基盤にして捉える疾患概念が必須になり，MSはこのような経緯の下に生まれている．

　わが国での診断基準は2005年に策定されたが，国際的には，2008年3月にMS診断基準

[表3-12]　メタボリックシンドロームの成人の診断基準（上）と小児（6〜15歳）の診断基準（下）

必須項目	ウエスト周囲長 *	男性　85cm 以上 女性　90cm 以上
選択項目 3項目のうち 2項目以上	1. 高TG血症かつ／または低HDL-C血症	150mg/dL 以上 40mg/dL 未満
	2. 収縮期血圧かつ／または拡張期血圧	130mmHg 以上 85mmHg 以上
	3. 空腹時高血糖	110mg/dL 以上
必須項目	ウエスト周囲長	小学生　75cm 以上 中学生　80cm 以上 もしくは ウエスト周囲径 (cm) ÷ 身長 (cm) = 0.5 以上
選択項目 3項目のうち 2項目以上	1. TG 120mg/dL 以上かつ／またはHDL-C 40mg/dL 未満	
	2. 収縮期（最大）血圧 125mmHg 以上かつ／または拡張期（最小）血圧 70mmHg 以上	
	3. 空腹時血糖 100mg/dL 以上	

TG；Triglyceride，HDL-C；HDL-Cholesterol．

成人のウエスト周囲長とは内臓脂肪面積が男女とも100cm^{2}以上に相当する周囲径である．ウエスト周囲長は立位，軽呼気時，臍レベルで測定する．脂肪蓄積が著明で臍が下方に偏位している場合は肋骨下縁と前上腸骨棘の中点の高さで測定する[59]．小児のメタボリックシンドロームの診断基準については，厚生労働省の研究班の発表を参照のこと．
http://www.e-healthnet.mhlw.go.jp/information/metabolic/m-06-001.html

コンセンサス会議が開催され，2000年に米国で策定されたNCEP-ATP3基準に統一する新しいMSの国際統一基準が発表された[60]．MSの新しい国際統一基準では，①耐糖能異常，②高中性脂肪血症，③低HDL血症，④高血圧という4項目の心血管リスクと並列される形で，内臓脂肪蓄積の指標としてのウエスト周囲長を5項目目に加え，どのような組み合わせであれ，5項目のうち3項目を満たすものをMSとして診断するものである．しかし，同じMSの診断がなされても，新しいMSの国際基準では個々の心血管リスクに対する個別の介入となり，本来のMSへの内臓脂肪を減らす介入とは明らかに介入方法が異なることになってしまった[61]．

わが国では，2008年4月から国際的にも例のない予防医学的事業である特定健康診査・特定保健指導（特定健診・保健指導）が開始され，MSの有病者，予備軍を抽出し，リスクに応じて階層化された保健指導が行われている[62]．新しいMSの国際基準ではMSの病態概念が曖昧になり，MSと診断された際の介入方法に混乱を招きかねず，わが国が新しいMSの国際基準に追従する必要はないとされる[61]．

運動療法の効果

内臓脂肪は代謝回転が速く，中性脂肪の合成や活性が高いので，身体トレーニングは内臓脂肪を選択的に減少させる[31]．多くの疫学的調査によって，食事の適正化と身体活動の継続はインスリン感受性を改善することが明らかになっており，その主因は内臓脂肪の軽減にあるので，肥満症だけでなくMS，さらには死の四重奏（肥満，高血圧，高血糖，脂質異常）といった病態の予防や改善に有効である[31]．ドイツ人の中高年男女1,653名を対象にしたKORA surveyでは，定期的運動とMSの関連を検討しており，MS有病へのオッズ比は，男性および女性それぞれ，週1時間の運動を実践していれば0.70，0.74，週2時間の運動を実践していれば0.62，0.59であった[63]．一方，運動療法はインスリン抵抗性を改善し，インスリン抵抗性とBMI減少との間には正相関関係があるが，運動療法の単独実施では効果は認められず，食事療法との併用が必要不可欠との報告もある[64]．

運動療法の実際

メタボリックシンドロームの予防・改善に対する厚生労働省，ACSMの勧告を表3-13[11, 65, 66]に示す．わが国では，身体活動・運動分野における国民の健康づくりのための取り組みにおいて，2006年に「健康づくりのための運動基準2006」および「健康づくりのための運動指針2006＜エクササイズガイド2006＞」[65]を策定し，健康日本21に係る取り組み，特定健診・保健指導等において，これらの基準等を活用して身体活動・運動に関する普及啓発・保健指導が行われてきた．本項では，「エクササイズガイド2006」の活用の実際を示す．

「エクササイズガイド2006」の概要とその活用

まず，エクササイズ（Ex）とは，身体活動の量を表す単位である[65]．一般的に身体活動の量を表す単位としては，カロリー（kcal）が使用されるが，同じ身体活動でも50kgの人と80kgの人では，同じ運動強度・時間でもカロリーには大きな差が生じることになる．よって，個人の体重に関係なく身体活動の量を示すために，エクササイズという単位が使用されている．「エクササイズガイド2006」では，身体活動，運動，生活活動を以下のように定義している．

[表 3-13] メタボリックシンドロームの予防・改善に対する厚生労働省，ACSM の勧告

	概要
厚生労働省[65,66]	**健康づくりのための運動指針２００６＜エクササイズガイド２００６＞** 1週間に週23エクササイズの活発な身体活動（運動・生活活動），そのうち4エクササイズは活発な運動を行うことを目標とする．エクササイズとは身体活動の強度（METs）に身体活動の実施時間（時）を乗じたものである．ここでいう活発な身体活動とは，3METs以上の身体活動であり，座って安静にしているような状態（1MET）は含まない． **健康づくりのための身体活動指針（アクティブガイド）** 今より10分多く，毎日体を動かすこと「いつでもどこでも＋10（プラス・テン）」を推奨している．18〜64歳までの目標は1日合計40分，65歳以上では1日合計40分を目標とする．
ACSM[11]	最小限の運動量は，150分/週あるいは1週間のほとんど毎日に30分の運動をいう．約300分/週あるいは5日/週で50〜60分/日まで，適切なときに運動レベルを徐々に増加させる．この運動療法は，少なくとも10分間の多数回の運動曝露あるいは中等度強度の他の生活活動を増やすことで，蓄積してもよい．

- 身体活動：安静にしている状態より多くのエネルギーを消費するすべての動きのこと
- 運動：身体活動のうち，体力の維持・向上を目的として計画的・意図的に実施するもの
- 生活活動：身体活動のうち，運動以外のもの

　計画的・意図的に行う運動だけではなく，通勤時の歩行や家事など，いわゆる運動以外のすべての身体活動を含めて，評価・指導を行うのが特徴である．「エクササイズ量」は，身体活動の強度（METs）に身体活動の実施時間（時）を乗じることにより求められる．より強い身体活動の強度ほど短い時間で1Exとなる．3METsの強度の身体活動を1時間行った場合は，3METs×1時間＝3Exとなる．6METsの身体活動を30分行った場合においても，6METs×1/2時間＝3Exと，エクササイズ量は同等となる．表3-14に，エクササイズ量の把握と身体活動指導を目的とした評価票を示す．METsに関しては，身体活動の種類別の詳細が発表されており，ほとんどの身体活動のMETsを引用し，エクササイズ量を求めることが可能である[66]．さらに，エクササイズを活用すれば，身体活動によるエネルギー消費量（kcal）を求めることも可能である[65]．

エネルギー消費量（kcal）の換算式 = 1.05 × エクササイズ × 体重（kg）

　「健康づくりのための運動基準2006」「健康づくりのための運動指針2006＜エクササイズガイド2006＞」における健康づくりのための身体活動量の目標は，活発（3METs以上）な身体活動を週23Ex以上行うことであり，そのうち4Ex以上は活発な運動（息が弾み汗をかく程度）を行うことが目標とされる[65]．表3-15には，表3-14で示した評価票の活用事例を示す．対象者の現状の身体活動内容を問診し，表の上段に身体活動量をエクササイズで把握する．この対象者の現状の身体活動量は，週に15Exである．エクササイズで身体活動の量を把握することにより，性別，年齢，体重など個人の特性を特段に考慮する必要がなく簡便である．ついで，対象者とともにスモールステップ，実現可能な範囲で目標を設定することが基本であるが，週に23Exを一応の目標として，新たに追加もしくは変更する身体活動の内容を下段に記載する．新たに追加する身体活動量を加算して，この対象の1週間の身体活動量の目標は23Exとなる．

　「健康づくりのための運動基準2006」および「エクササイズガイド2006」の策定後，身体

[表 3-14] 身体活動量（エクササイズ量）の把握と身体活動指導のための評価票

現状の身体活動			
曜日	身体活動	詳細	Ex 量
月曜	運動		Ex
	生活活動		Ex
火曜	運動		Ex
	生活活動		Ex
水曜	運動		Ex
	生活活動		Ex
木曜	運動		Ex
	生活活動		Ex
金曜	運動		Ex
	生活活動		Ex
土曜	運動		Ex
	生活活動		Ex
日曜	運動		Ex
	生活活動		Ex
		合計 Ex	Ex

新たに追加・変更する内容	
運動	
生活活動	

現状の身体活動量（Ex 量）		追加する身体活動量（Ex 量）		目標とする身体活動量
Ex	+	Ex	=	Ex

[表 3-15] 身体活動量（エクササイズ量）の把握と身体活動指導のための評価票の活用事例

現状の身体活動				
曜日	身体活動	詳細	Ex量	
月曜	運動			Ex
	生活活動	通勤時の歩行（3METs）・往復40分	2	Ex
火曜	運動			Ex
	生活活動	通勤時の歩行（3METs）・往復40分	2	Ex
水曜	運動			Ex
	生活活動	通勤時の歩行（3METs）・往復40分	2	Ex
木曜	運動			Ex
	生活活動	通勤時の歩行（3METs）・往復40分	2	Ex
金曜	運動			Ex
	生活活動	通勤時の歩行（3METs）・往復40分	2	Ex
土曜	運動			Ex
	生活活動			Ex
日曜	運動			Ex
	生活活動	子どもとの遊び（5METs）・60分	5	Ex
			合計Ex　15	Ex

新たに追加・変更する内容	
運動	ゴルフの練習（3.0METs）・60分・週に1回＝3Ex
生活活動	家事の手伝い（2.5METs）・30分・週に2回＝2.5Ex 勤務中の歩行（3METs）・5分・週に4回＝1Ex 勤務中の階段の上り下り（3.5METs）・5分・週に5回＝1.5Ex

現状の身体活動量（Ex量）　15 Ex　＋　追加する身体活動量（Ex量）　8 Ex　＝　目標とする身体活動量　23 Ex

活動に関する科学的知見が蓄積され，2013年から健康日本21（第二次）が開始されたことから，基準等は新たな科学的知見に基づき改訂が行われている．現在，「健康づくりのための身体活動基準2013」および「健康づくりのための身体活動指針（アクティブガイド）」として取りまとめられ，公表されている[37]．運動だけでなく，生活活動を含めた身体活動全体に着目させる観点から，従来の「運動基準」から「身体活動基準」に名称が改められている．「健康づくりのための身体活動基準2013」では，こどもから高齢者までの基準が設定された．検診結果が基準範囲内の場合の基準を以下に示す．

　65歳以上：強度を問わず，身体活動を毎日40分（＝10METs・時/週）．

　18～64歳：3METs以上の強度の身体活動を毎日60分（＝23METs・時/週）．〔3METs以上の強度の運動を毎週60分（＝4METs・時/週）〕．

　18歳未満：（参考：幼児期運動指針）毎日60分以上，楽しく身体を動かすことが望ましい．

身体活動を行ううえでのリスクがない18～64歳の者については，週に23METs以上の身体活動を目標とすることは共通である．国民向けパンフレットである「健康づくりのための身体活動指針（アクティブガイド）」では，国民全般に身体活動の必要性・重要性が理解され，身体活動向上への取り組みが実践されるように，世代共通の方向性として，今より10分多く毎日身体を動かす（プラス・テン）ことが示されている[37]．

運動療法の注意点と日常の生活管理

1 ウエイトサイクリング
- 運動療法の継続性は良好でないので，中断や脱落が起こりやすく，リバウンド，ウエイトサイクリング（リバウンドの繰り返し）に注意する必要がある[31]．

2 習慣化
- 日本人において，運動習慣のある者の割合は，男性31.2％，女性25.1％であり，この10年間に大きな変化はなく，年齢別では男性では30歳代，女性では20歳代で最も低い[39]．
- それぞれのライフスタイルに合わせた指導が必要である．たとえばエレベーターの代わりに階段を使用する．通勤時にバスを1駅手前で降りていくなどである．
- 身体活動量を具体的に把握できる歩数計などの使用が有効である．

---

column

理学療法士の専門性を高めるためには

　2013年4月，日本理学療法士協会は協会内に日本理学療法士学会ならびにその下部機関となる12の分科学会を設立した（内部障害関連の分科学会として，日本呼吸理学療法学会，日本心血管理学療法学会，日本糖尿病理学療法学会の3つがある）．分科学会は，理学療法に必要な専門領域の学術（academy）を重視し，理学療法を基盤として発展させるグループである．特に，一般演題やプロジェクト研究の発表や意見交換を本質とした学術交流（conference）を積極的に展開することが目標である．理学療法の専門性を高めるためには，これら分科学会への登録ならびに学術集会に参加することが必要である．また，協会入会後，新人教育プログラムの単位をすべて履修し，専門理学療法士・認定理学療法士の認定資格取得を目指すことも専門性の向上，他職種からも可視化された専門性の確立に有用である．さらに，患者中心の医療のため，そして多様な指導内容と評価の活用に，連携を保つことを前提としての専門性を生かしたチーム医療が必要であり，多職種参加型の学術集会等への参加・交流が重要である．　　　　（野村）

- 運動療法の継続性を高めるために，行動変容の技法（行動療法など）の導入が有効である．

3 合併症
- 過体重の患者では下肢関節の障害を招きやすく，適切なフットウェアの適合を行ったうえで運動療法を実施させる．

4 食事
- 運動による消費エネルギーはそれほど大きくなく，必ず食事療法も並行して指導する．
- 食事療法の概要については，保有するリスクに応じて本節の他項を参照されたい．
- 運動によるフリーラジカルの上昇を防止する目的で野菜，果物を摂取させ，ビタミンCやEを必要に応じて補填する．もちろんこの指導においては，医師の判断を仰ぐ[31]．

（野村卓生）

文献
1) 日本糖尿病学会（編）：糖尿病治療ガイド 2014-2015，文光堂，2014.
2) 日本糖尿病学会（編）：科学的根拠に基づいた糖尿病診療ガイドライン 2013，文光堂，2013.
3) 日本透析医学会：わが国の慢性透析療法の現況．日本透析医学会ホームページ；http://docs.jsdt.or.jp/overview/（2016年1月18日アクセス）．
4) 上月正博（編）：腎臓リハビリテーション，医歯薬出版，2012.
5) 豊永敏宏，河津隆三：下肢切断のクリニカルパス．総合リハ 33：223-229，2005.
6) 上月正博：脳卒中とリハビリテーション．臨床リハ 18：970-979，2009.
7) Andersen H：Motor dysfunction in diabetes. *Diabetes Metab Res Rev* 28（Suppl 1）：89-92，2012.
8) 日本糖尿病・妊娠学会編：妊婦の糖代謝異常 診療・管理マニュアル，メジカルビュー社，2015.
9) International Diabetes Federation：Global Guideline for Type 2 Diabetes，2012.
10) American Diabetes Association：What We Recommended：Two types of physical activity are most important for managing diabetes: aerobic exercise and strength training，2015.
11) American Diabetes Association（日本体力医学会体力科学編集委員会監訳）：運動処方の指針 運動負荷試験と運動プログラム，原著第8版，南江堂，2011.
12) Colberg SR et al：American College of Sports Medicine, American Diabetes Association：Exercise and type 2 diabetes: American College of Sports Medicine and the American Diabetes Association: joint position statement. Exercise and type 2 diabetes. *Med Sci Sports Exerc* 42（12）：2282-2303，2010.
13) Canadian Diabetes Association：Clinical Practice Guidelines Expert Committee：Physical Activity and Diabetes.
14) The Government of the Hong Kong Special Administrative Region：Hong Kong reference framework for diabetes care for adults in primary care settings 2013，2013.
15) 日本糖尿病療養指導士認定機構（編）：糖尿病療養指導ガイドブック 2015，メディカルレビュー社，2015.
16) 日本糖尿病学会，日本小児内分泌学会（編）：小児・思春期糖尿病管理の手びき 改訂第3版 コンセンサスガイドライン，南江堂，2011.
17) 野村卓生：糖尿病治療における理学療法 戦略と実践，文光堂，2015.
18) 大平雅美・他（編）：糖尿病の理学療法，メジカルビュー社，2015.
19) 糖尿病足病変に関する国際ワーキンググループ（編）：インターナショナル・コンセンサス糖尿病足病変，医歯薬出版，2000.
20) 日本糖尿病学会（編著）：糖尿病食事療法のための食品交換表，第7版，文光堂，2013.
21) 日本動脈硬化学会（編），日本医師会（協力）：動脈硬化性疾患予防のための脂質異常症治療のエッセンス，2014
22) 日本動脈硬化学会（編）：動脈硬化性疾患予防のための脂質異常症治療ガイド 2013年版，杏林舎，2013.
23) 日本動脈硬化学会（編）：動脈硬化性疾患予防ガイドライン 2012年版，第2版，杏林舎，2013.
24) Kelley GA et al：Walking, lipids, and lipoproteins：a meta-analysis of randomized controlled trials. *Prev Med* 38：651-661，2004.
25) Kelley GA et al：Aerobic exercise and lipids and lipoproteins in men：a meta-analysis of randomized controlled trials. *J Mens Health Gend* 3：61-70，2006.

26) Kodama S et al：Effect of aerobic exercise training on serum levels of high-density lipoprotein cholesterol：a meta-analysis. *Arch Intern Med* **167**：999-1008，2007.
27) Koba S et al：Physical activity in the Japan population：association with blood lipid levels and effects in reducing cardiovascular and all-cause mortality. *J Atheroscler Thromb* **18**：833-845，2011.
28) 日本肥満学会肥満症診断基準検討委員会：肥満症診断基準 2011．肥満研究 臨増 **17**：1-78，2011.
29) 日本肥満学会小児肥満症検討委員会：小児肥満症ガイドライン 2014．肥満研究 **20**：i-xxvi，2014.
30) The 8th Asia-Oceania Conference on Obesity（AOCO 2015），Nagoya Declaration 2015． http://www.jasso.or.jp/data/data/pdf/nagoya2015.pdf（2016 年 1 月 18 日アクセス）
31) 日本肥満学会肥満症治療ガイドライン作成委員会：肥満症治療ガイドライン 2006．肥満研究 臨増 **12**：1-91，2006.
32) Tuomilehto J et al：Prevention of type 2 diabetes mellitus by changes in lifestyle among subjects with impaired glucose tolerance. *N Engl J Med* **344**：1343-1350，2001.
33) Knowler WC et al：Reduction in the incidence of type 2 diabetes with lifestyle intervention or metformin. *N Engl J Med* **46**：393-403，2002.
34) 野村卓生・他：運動と代謝．内部障害理学療法学テキスト，改訂第 2 版（山﨑裕司・他編），南江堂，2012，pp285-294.
35) Oshida Y et al：Long-term mild jogging increases insulin action despite no influence on body mass index or VO_2 max. *J Appl Physiol* **66**：2206-2210，1989.
36) Schrauwen P et al：The effect of a 3-month low-intensity endurance training program on fat oxidation and acetyl-CoA carboxylase-2 expression. *Diabetes* **51**：2220-2226，2002.
37) 厚生労働省：「健康づくりのための身体活動基準 2013」及び「健康づくりのための身体活動指針（アクティブガイド）」について：http://www.mhlw.go.jp/stf/houdou/2r9852000002xple.html（2016 年 1 月 18 日アクセス）
38) 山﨑裕司・他（編）：リハビリテーション効果を最大限に引き出すコツ 応用行動分析で運動療法を ADL 訓練は変わる．三輪書店，2012.
39) 厚生労働省：国民健康・栄養調査結果の概要：http://www.mhlw.go.jp/file/04-Houdouhappyou-10904750-Kenkoukyoku-Gantaisakukenkouzoushinka/0000106547.pdf（2016 年 1 月 18 日アクセス）
40) 日本高血圧学会高血圧治療ガイドライン作成委員会（編）：高血圧治療ガイドライン 2014，ライフサイエンス出版，2014.
41) Fujiyoshi A et al：Blood pressure categories and long-term risk of cardiovascular disease according to age group in Japanese men and women. *Hypertens Res* **35**：947-953，2012.
42) Imano H et al：Trends for blood pressure and its contribution to stroke incidence in the middle-aged Japanese population：the Circulatory Risk in Communities Study（CIRCS）．*Stroke* **40**：1571-1577，2009.
43) Ninomiya T et al：Midlife and late-life blood pressure and dementia in Japanese elderly：the Hisayama study. *Hypertension* **58**：22-28，2011.
44) Hozawa A et al：High blood pressure in middle age is associated with a future decline in activities of daily living. NIPPON DATA80．*J Hum Hypertens* **23**：546-552，2009.
45) Pescatello LS et al：American College of Sports Medicine position stand．Exercise and hypertension. *Med Sci Sports Exerc* **36**：533-553，2004.
46) Dickinson HO et al：Lifestyle interventions to reduce raised blood pressure：a systematic review of randomized controlled trials. *J Hypertens* **24**：215-233，2006.
47) Tashiro E et al：Crossover comparison between the depressor effects of low and high work-rate exercise in mild hypertension. *Clin Exp Pharmacol Physiol* **20**：689-696，1993.
48) Shaper AG et al：Physical activity，hypertension and risk of heart attack in men without evidence of ischaemic heart disease. *J Hum Hypertens* **8**：3-10，1994.
49) Nelson ME et al；American College of Sports Medicine，American Heart Association：Physical activity and public health in older adults：recommendation from the American College of Sports Medicine and the American Heart Association. *Circulation* **116**（9）：1094-1105，2007.
50) Cornelissen VA et al：Impact of resistance training on blood pressure and other cardiovascular risk factors：a meta-analysis of randomized，controlled trials. *Hypertension* **58**：950-958，2011.
51) 厚生労働省・農林水産省：食事バランスガイド，第一出版，2005.
52) 国立健康・栄養研究所：https://hfnet.nih.go.jp/contents/sp_health.php（2016 年 1 月 18 日アクセス）
53) 日本痛風・核酸代謝学会ガイドライン改訂委員会（編）：高尿酸血症・痛風の治療ガイドライン，第 2 版，2012 年追補ダイジェスト版，メディカルレビュー社，2012.
54) 日本痛風・核酸代謝学会ガイドライン改訂委員会（編）：高尿酸血症・痛風の治療ガイドライン，第 2 版，メディカルレビュー社，2010.
55) Shoji A et al：A retrospective study of the relationship between serum urate level and recurrent attacks of gouty arthritis：evidence for reduction of recurrent gouty arthritis with antihyperuricemic

56) Holland NW et al：Finger pad tophi in gout．*J Rheumatol* **23**：690-692，1996．
57) Tomita M et al：Does hyperuricemia affect mortality? A prospective cohort study of Japanese male workers．*J Epidemiol* **10**：403-409，2000．
58) Chonchol M et al：Relationship of uric acid with progression of kidney disease．*Am J Kidney Dis* **50**：239-247，2007．
59) メタボリックシンドローム診断基準検討委員会：メタボリックシンドロームの定義と診断基準．日内会誌 **94**：794-809，2005．
60) Alberti KG et al：Harmonizing the metabolic syndrome：a joint interim statement of the International Diabetes Federation Task Force on Epidemiology and Prevention；National Heart, Lung, and Blood Institute；American Heart Association；World Heart Federation；International Atherosclerosis Society；and International Association for the Study of Obesity．*Circulation* **120**：1640-1645，2009．
61) 門脇 孝：メタボリックシンドロームの診断基準，とくに腹囲の位置づけについて考える．肥満研究 **17**：76-77，2011．
62) 日本肥満学会（編）：生活習慣病改善指導士ハンドブック．日本肥満学会，2015．
63) Hahn V et al：Physical activity and the metabolic syndrome in elderly German men and women：results from the population-based KORA survey．*Diabetes Care* **32**：511-513，2009．
64) Torjesen PA et al：Lifestyle changes may reverse development of the insulin resistance syndrome. The Oslo Diet and Exercise Study：a randomized trial．*Diabetes Care* **20**：26-31，1997．
65) 厚生労働省：健康づくりのための運動指針2006：http://www.mhlw.go.jp/shingi/2006/07/dl/s0719-3c.pdf（2016年1月18日アクセス）
66) 田畑 泉・他：新しい運動基準・運動指針「身体活動のメッツ（METs）表」：http://www0.nih.go.jp/eiken/programs/pdf/mets_n.pdf（2016年1月18日アクセス）

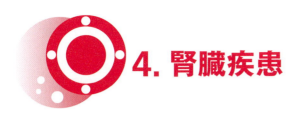

4. 腎臓疾患

1　腎臓の構造と腎機能

腎臓の構造

　腎臓は人体の左右に1対あり，泌尿器系を構成する主な器官である．長さが約11～12cm，幅が約5～6cm，厚さが約3～4cm，そして重さが約100～150gあり，ソラマメのような形をしている．第12胸椎から第3腰椎の高さの後腹膜腔内にあるが，右側には肝臓があるため右腎が左腎よりわずかに低く位置している．

　腎臓の断面を図4-1に示す．腎臓の内側縁は中央部がややくぼんでいて，この部分を腎門とよぶ．尿管，脈管（動脈，静脈，リンパ管），および神経は腎門から出入りする．腎臓の実質は皮質と髄質からできており，皮質は表層を占め，髄質は腎門を中心に放射状に配列している十数個の腎錐体から成る．腎錐体は皮質と同一構造である腎柱によって互いに隔てられている．腎錐体とその周囲の皮質を合わせて腎葉といい，腎臓の肉眼的な構造単位である．腎錐体の先端を腎乳頭とよび，腎杯によって鞘上に取り巻かれている．腎杯が集まって腎盂をつくり，腎盂は尿管へ移行し，膀胱へつながる．膀胱に蓄えられた尿は尿道を通り，尿道口から体外へ排出される．

　腎臓における尿生成の機能的な構造単位をネフロンとよぶ [図4-2]．ネフロンは，尿の原

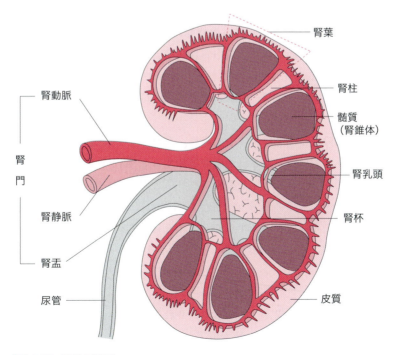

[図4-1]　腎臓の断面

料である原尿を生成する腎小体（糸球体，ボウマン嚢）と原尿の成分を調節する尿細管から構成されている．尿細管は近位尿細管（曲部，直部），ヘンレループ（ヘンレ係蹄），および遠位尿細管（直部，曲部）の3つの部分に分けられ，数個のネフロンの尿細管が一本の集合管へとつながる．

腎臓の働き

腎臓の役割は，体内の老廃物を尿として体外へ排出することによって，体液の恒常性を維持することである．呼吸や代謝によって生じた老廃物や代謝産物は血流によって腎臓へ運ばれ，濾過，再吸収，および分泌の過程を経て，体外へ排出される．

腎臓の栄養血管は腎動脈であり，腎動脈—葉間動脈—弓状動脈—小葉間動脈—輸入細動脈—糸球体—輸出細動脈とつながって

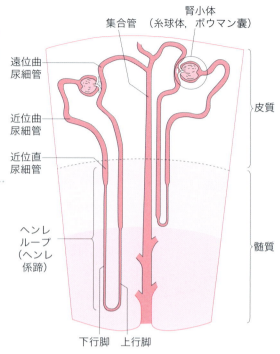

[図 4-2] ネフロンの全体像

いる．血液が糸球体に流れ込むと，蛋白質や血球のような高分子物質を血液中に残したうえで，血漿成分がボウマン嚢内へ濾過されて原尿が生成される．原尿が尿細管を通過する間には，水，各種イオン，グルコース，アミノ酸，および代謝産物の再吸収と分泌が行われる．1日に約150l もの原尿がつくられるが，その99％以上が再吸収されて，最終的に尿となるのは1日あたり1,000〜1,500mlである．

また，腎臓は排泄機能だけではなく代謝機能も持ち合わせており，その主な働きは，①水，電解質の調節，②酸塩基平衡の調節，③蛋白質代謝産物，外来異物（薬物）の排出，④ホルモンの代謝，分泌，⑤糖新生の5つに分類される．腎臓が機能不全に陥ると，これら5つの働きが悪化してさまざまな病態を呈し，全身に悪影響を及ぼす [表 4-1] [1]．

1 水，電解質の調節

腎臓は，体液浸透圧の恒常性を維持するために，血漿よりも浸透圧の高い高張尿を生成することで水を体内へ還元している．血漿浸透圧が増加すると，脳下垂体後葉からバソプレシン（抗利尿ホルモン）が分泌され，腎臓で尿が濃縮される．また，副腎皮質から分泌されるアルドステロンは，集合管でのナトリウムイオン（Na^+）の再吸収とカリウムイオン（K^+）の排泄を促し，それに伴って水の再吸収が増加することで体液量を維持・増加させる．一方，心房性ナトリウム利尿ペプチドは，腎臓における Na^+ の再吸収を抑えることで体液量を減少させる働きがある．

2 酸塩基平衡の調節

血液中に溶存している二酸化炭素は肺から排出されるが，大部分の二酸化炭素は水と反応して水素イオン（H^+）を生じることでpHが低下（酸性化）する．H^+ は血漿中の重炭酸イオン（HCO_3^-）を消費することから，血漿のpHを正常域に維持するために，腎臓は HCO_3^- を生

[表 4-1] 腎臓の体液調節能

	機能		機能不全
1	水，電解質の調節	量的バランス	体液の貯留（浮腫，高血圧，心不全，肺水腫）
		濃度	低 Na^+ 血症，低 K^+ 血症，高 K^+ 血症，低 Ca^{2+} 血症
2	酸塩基平衡の調節		代謝性アシドーシス（糖尿病性ケトアシドーシス，サリチル酸中毒）
3	蛋白質代謝産物，外来異物（薬物）の排出		高窒素血症，尿毒症，薬物血中濃度上昇
4	ホルモンの代謝，分泌		過剰：レニン分泌による高血圧 不足：エリスロポエチン性の貧血，活性型ビタミン D_3 不足による骨の脆弱化
5	糖新生		低血糖

（坂井・他，2012）[1]

成することで酸塩基平衡を調節する．一方で，蛋白質代謝から生じた硝酸イオン（NO_3^-）や硫酸イオン（SO_4^{2-}）などの不揮発性酸は，肺から排出することができないため，すべて腎臓から尿中へ排出される．

3 蛋白質代謝産物，外来異物（薬物）の排出

蛋白質やアミノ酸の代謝過程で生じたアンモニアは，主に肝臓で毒性の低い尿素に変化し，腎臓から排出される．尿素は，糸球体で濾過されたうちの約半分が尿細管で再吸収され，髄質において尿を濃縮する際に利用される．

4 ホルモンの代謝，分泌

腎臓は各種のホルモンを産生する．レニン-アンジオテンシン系およびレニン-アンジオテンシン-アルドステロン系は血圧と体液量を，エリスロポエチンは赤血球数を，そして活性型ビタミン D_3 は骨量を調節している．その他に，局所的に作用するホルモン（サイトカイン）として，エンドセリン，プロスタグランジン，カリクレイン，および一酸化窒素がある．

5 糖新生

糖新生は肝臓と腎臓で行われる．絶食による飢餓状態が長期間続くと，腎臓における糖新生が重要な役割を果たす．

腎機能の評価

腎機能の評価には，尿検査，血液生化学検査，画像検査，および腎生検が用いられる．そのなかでも，尿検査と血液生化学検査は日常診療で広く行われているため入手しやすく，有用な情報である．

1 尿検査

腎障害の重要な所見としては，検尿の異常，特に蛋白尿の存在があげられる．わが国の日常診療では，試験紙法によって蛋白尿と血尿の有無がスクリーニングされており，安価で正確性も高い．蛋白尿が陽性の場合には蛋白の定量を行う．糖尿病性腎症の早期発見には，アルブミン尿の検査が重要である．

[表 4-2] 日本人における糸球体濾過量の推算式

【男性】
eGFR (ml/分/1.73m²) =194× 血清 Cr 値 (mg/dl)$^{-1.094}$× 年齢 (歳)$^{-0.287}$
【女性】
eGFR (ml/分/1.73m²) =194× 血清 Cr 値 (mg/dl)$^{-1.094}$× 年齢 (歳)$^{-0.287}$×0.739

Cr；creatinine（クレアチニン），eGFR；estimated glomerular filtration rate（推算糸球体濾過量）．
（日本腎臓学会, 2012）[2]を参考に作成

2 血液生化学検査

　クレアチニン（creatinine；Cr）は糸球体で濾過され，そのほとんどが再吸収されることなく腎臓から尿中へ排泄されるため，血清 Cr 値は腎機能の指標として頻用される．一方で，血清 Cr は腎機能の他にも筋量の影響を受けるため，腎機能を正確に評価するためには糸球体濾過量（glomerular filtration rate；GFR）を測定する必要がある．

　GFR 測定のゴールドスタンダードはイヌリンクリアランスである．正確な GFR を求めるためには，イヌリンクリアランスやクレアチニンクリアランスを評価することが望ましいものの，それらの測定は手順が煩雑であり，日常診療では測定が困難である場合が多い．そのため，18 歳以上の成人では，血清 Cr 値（酵素法で測定した値），年齢および性別から GFR 推算式 [表 4-2][2]を用いて推算 GFR（estimated GFR；eGFR）を算出することが広く行われている[2,3]．また，血中尿素窒素（blood urea nitrogen；BUN），尿酸，BUN/Cr 比なども腎機能の指標として用いられている．

3 画像検査

　腹部単純撮影，超音波検査，CT（computed tomography），MRI（magnetic resonance imaging），排泄性尿路造影，および腎シンチグラフィなどを用いて，腎臓の形態異常を検査する．

4 腎生検

　経皮的腎生検，開放腎生検，および腹腔鏡下腎生検などを用いて腎臓を病理組織学的に精査し，腎障害をきたしている疾患の確定診断，腎障害の程度の評価，治療方針の決定，そして予後予測を行う．

腎機能障害

　腎機能障害を惹起する腎疾患は，病変部位ごとに糸球体疾患，尿細管・間質性疾患，および腎血管系の疾患に大別される．また，原因が明らかでなく腎臓に病変が限局している一次性（原発性，特発性）と，腎臓以外の原因に伴って腎障害が生じる二次性（続発性）に分類することもある．主な腎疾患には，糖尿病性腎症，慢性糸球体腎炎，腎硬化症，多発性嚢胞腎，および IgA 腎症があり，それらの他にもさまざまな疾患が存在する．

　近年になって，腎機能低下が急速に進行する急性腎障害（acute kidney injury；AKI）と慢性に経過する慢性腎臓病（chronic kidney disease；CKD）とよばれる概念が提唱されている．これらは，腎臓の原疾患を問わずに腎機能障害を診断でき，単純明快な基準であるため，腎臓専門医以外でも利用しやすいことが特長である．さらに，それらの重症度に基づいた予後予測や適切な治療法についての検討が盛んに行われていることから，AKI や CKD の概念は世界中で広く受け入れられるようになっている．

1 急性腎障害（AKI）

　何らかの原因によって腎機能が急速に低下した状態を以前は急性腎不全と総称していたが，近年では，その状態だけでなく腎不全に先行した比較的軽度の腎機能障害までを含めたAKIという概念が広まっている．AKIの原因は多様であり，腎前性，腎性，および腎後性に分けることができる．AKIは尿量減少と血清Cr値の上昇に基づいて診断され，RIFLE基準（2004年）[4]やAKIN基準（2007年）[5]，そしてRIFLE基準とAKIN基準を組み合わせたKDIGO基準（2012年）[6]が用いられている．

　AKIを発症すると必ずしもCKDへ移行するわけではないが，AKIが一過性であったとしても長期的にはCKDへ進展しやすく，生命予後は不良である．また，CKDのステージが進行しているほどAKIの発症リスクも増大する．つまり，AKIとCKDは双方が互いのリスクとなり，生命予後を悪化させる[7]．外来診療で遭遇するAKIの大部分は腎前性であり，脱水症状の評価や内服薬の確認が重要となる．また，集中治療領域で発症するAKIの多くは腎性であり，多臓器不全の一症状として出現しやすい．

　AKI患者の運動療法については，本稿では割愛するため，他書を参照されたい．

2 慢性腎臓病（CKD）

　米国腎臓財団のKidney Disease Outcomes Quality Initiative（K/DOQI）は，2002年にCKDという概念を提唱した[8, 9]．CKDは，従来からある狭義の腎疾患だけではなく，さらに広い病態や症候を含んでおり，**表4-3**のように定義される[2]．当初のCKDステージ分類では，腎障害の所見があるとCKDのステージ1もしくはステージ2に分類され，GFRが60 ml/分/1.73m^{2}未満になるとその値に応じてCKDのステージ3からステージ5に分類された．2012年から用いられているCKDの重症度分類では，CKDの各重症度に応じてより適切な治療をするために，原疾患（cause：C），腎機能（GFR：G），および蛋白尿（アルブミン尿：A）のCGA分類で評価することになった**［図4-3］**[2]．具体的には，CKDの原疾患が糖尿病で，GFRが40 ml/分/1.73m^2，および微量アルブミン尿を認める患者では，「糖尿病G3bA2」のように表記する．また，透析患者では「D（dialysis）」，腎移植患者では「T（transplantation）」を併記する．

　腎機能がある程度低下した後に起こる慢性的な腎障害の進行は，原疾患にかかわら

[表4-3]　**慢性腎臓病の定義**

① 尿異常，画像診断，血液，病理で腎障害の存在が明らか．特に0.15g/gCr以上の蛋白尿（30mg/gCr以上のアルブミン尿）の存在が重要
② GFR＜60ml/分/1.73m^2

①，②のいずれか，または両方が3カ月以上持続する

（日本腎臓学会，2012）[2]

---

column　身体障害者福祉法における腎機能障害

　わが国の身体障害者福祉法において，「腎臓機能障害（じん臓機能障害）」は「心臓機能障害」や「呼吸器機能障害」などとともに「内部障害」のなかに含有されている．身体障害者は障害の程度に応じて1～7級に区分されるが，腎臓機能障害はそのうちの1級，3級，4級に該当する．障害の等級は，腎機能（クレアチニンクリアランスもしくは血清Cr値），日常生活活動の制限の程度，腎不全に基づく臨床症状ならびに治療状況によって認定される．腎機能障害者数は心臓機能障害者に次いで内部障害者のなかで2番目に多く，2006年で約23万人となっている（厚生労働省ホームページより）．

（忽那，松永）

原疾患	蛋白尿区分		A1	A2	A3
糖尿病	尿アルブミン定量 (mg/日) 尿アルブミン/Cr 比 (mg/gCr)		正常	微量アルブミン尿	顕性アルブミン尿
			30 未満	30〜299	300 以上
高血圧 腎炎 多発性嚢胞腎 移植腎 不明 その他	尿蛋白定量 (g/日) 尿蛋白/Cr 比 (g/gCr)		正常	軽度蛋白尿	高度蛋白尿
			0.15 未満	0.15〜0.49	0.50 以上
GFR 区分 (ml/分/1.73m^2)	G1	正常または高値	≥90		
	G2	正常または軽度低下	60〜89		
	G3a	軽度〜中等度低下	45〜59		
	G3b	中等度〜高度低下	30〜44		
	G4	高度低下	15〜29		
	G5	末期腎不全 (ESKD)	<15		

重症度は原疾患・GFR 区分・蛋白尿区分を合わせたステージにより評価する．CKD の重症度は死亡，末期腎不全，心血管死亡発症のリスクを ▢ のステージを基準に，▢，▢，▢ の順にステージが上昇するほどリスクは上昇する．(KDIGO CKD guideline 2012 を日本人用に改変)

[図 4-3] 慢性腎臓病の重症度分類 （日本腎臓学会，2012）[2]

ず共通の機序で不可逆的に進むと考えられており，今までは慢性腎不全あるいは保存期腎不全として一括されていた．CKD の概念は，その予備軍から腎代替療法へ至るまで慢性に経過する腎疾患に対して切れ目のない対策を講じていくうえで有用であることから，ここ数年間で急速に受け入れられ世界中で広がりをみせている．CKD の進行に伴い腎機能が不可逆的に著しく低下すると，末期腎不全（end-stage kidney disease；ESKD）となる．ESKD になると尿毒症とよばれる全身の臓器障害を生じ，体液貯留，体液異常，消化器症状，循環器症状，神経症状，血液異常，および視力障害といった多様な臨床症状を呈することで，腎代替療法である透析治療や腎移植の導入が検討される．

2 腎臓リハビリテーションの定義と効果

腎臓リハビリテーションの定義

腎臓リハビリテーション（renal rehabilitation）（以下腎リハ）という用語は 1970 年代から散見されるようになり，1977 年には Jetté らによって透析患者の運動療法に関する世界初の症例報告がなされた[10]．1990 年代に入ると，米国において透析患者の職業復帰や社会参加の必要性が声高に叫ばれるようになり，それを促進する手段として腎リハに関心が集まるようになった．1993 年には Life Options Rehabilitation Advisory Council（LORAC）が，励まし（encouragement），教育（education），運動療法（exercise），雇用（employment），および評価

（evaluation）といった5つの原則（5 E's）に基づいて腎リハを体系化した[11]．LORACは医師，看護師，ソーシャルワーカー，理学療法士，栄養士，および職業リハの専門家などの多職種，そして研究者や患者などで構成されており，腎疾患患者に対する包括的なリハの必要性を示している．LORACの歴史や活動については，ホームページ（URL：http://lifeoptions.org/）で閲覧することができる．

一方，上月は著書のなかで「腎臓リハビリテーションは，腎疾患や透析医療に基づく身体的・精神的影響を軽減させ，症状を調整し，生命予後を改善し，心理社会的ならびに職業的な状況を改善することを目的として，運動療法，食事療法と水分管理，薬物療法，教育，精神・心理的サポートなどを行う，長期にわたる包括的なプログラムである」と定義している[12]．すなわち，腎リハの対象者が健康寿命を延長し，さらにリハの本質である社会的統合ならびに全人間的復権を達成するためには，多職種による専門的で多面的な介入が効果的である．そのなかでも運動療法がCKD患者への介入手段として重要な役割を果たすのは間違いない．

腎臓リハビリテーションの効果

透析医療技術の進歩に伴う高齢化や併存疾患の重症化によって，透析患者の身体機能や日常生活活動（activities of daily living；ADL）能力，ならびに生活の質（quality of life；QOL）は著しく低下しており，大きな社会問題となっている．その対策として，血液透析患者に対する運動療法について数多くの研究がなされるようになり，その有効性が確立されている．Johansenは，CKD患者が身体不活動であることの弊害と運動療法の効果の関係を図式化した**［図4-4］**[13]．この図は，身体不活動によって生じる身体機能の低下と腎疾患の病態は互いに関連性をもっており，一般に広く知られている運動療法の効果はこれら負の連鎖を断ち切る可能性があることを示している．また，上月は透析患者に対する運動療法の効果について**表4-4**のようにまとめており[12]，その効果は非常に多岐に渡っていることが分かる．

このように，血液透析患者の運動療法についてはその効果が確立されてきているものの，腹

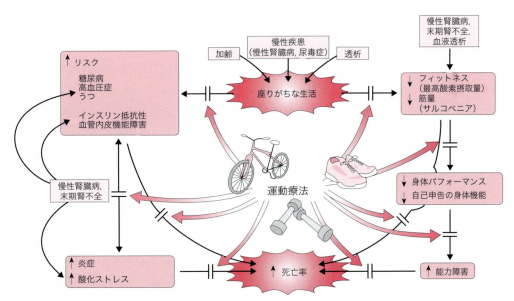

［図4-4］ 慢性腎臓病患者における身体不活動の弊害と運動療法の効果　　　（Johansen, 2007）[13] を改変

膜透析や腎移植を受けている患者に対する運動療法の効果については報告が少なく，その方法論が確立しているとは言い難い．一方，CKD という新たな概念の登場によって，腎リハの適応は ESKD 患者に留まらず，腎機能が低下している，もしくはその予備軍へと広がりをみせている．現状において，腎リハはいまだ発展途上の分野といえるが，CKD 患者の運動療法に関する研究の進歩は目覚しく，予防医学的な観点からもその発展が大きく期待されている．

[表 4-4] 透析患者における運動療法の効果

- 最大酸素摂取量の増加
- 左心室収縮能の亢進（安静時・運動時）
- 心臓副交感神経系の活性化
- 心臓交感神経過緊張の改善
- MIA（低栄養・炎症・動脈硬化複合）症候群の改善
- 貧血の改善
- 睡眠の質の改善
- 不安・うつ・QOL の改善
- ADL の改善
- 前腕静脈サイズの増加（特に等張性運動による）
- 透析効率の改善
- 死亡率の低下

MIA；malnutrition inflammation atherosclerosis

（上月，2012）[12]

3 病態と合併症

保存期慢性腎臓病

　高齢であるほど GFR は低値を示し，CKD の保有率が上昇する．また，2010 年時点において全世界で実に 5 億人もの成人が CKD であると推計されており[14]，わが国でも成人人口の約 13％にあたる 1,330 万人に CKD が認められると報告されている[15]．つまり，CKD は日常診療において頻繁に遭遇する common disease であり，リハを必要としている高齢者は CKD を併存している可能性が高いことを念頭において対応すべきであるといえる．

　CKD 発症の危険因子としては，高齢，血尿，蛋白尿，高血圧症，耐糖能異常，糖尿病，脂質異常症，肥満，および喫煙などがあげられている[16]．これらは，CKD に特有な危険因子というわけではなく，他器官の障害も引き起こす共通の要因である．一方，CKD 患者の主要な死因は心血管疾患であり，心血管疾患を有する者の生命予後は腎機能から強く影響を受けていることが多くの研究で明らかにされており，心腎連関という概念で注目されている．または，心腎連関の関係性に脳血管疾患を加えて，脳・心・腎連関という用語が使われることもある．さらに，骨ミネラル代謝異常を生じる CKD 患者も多く，CKD は骨関節障害も惹起する引き金となる．つまり，人体のさまざまな器官は互いに密接に関連し合っており，CKD は単なる腎臓の問題には留まらず，他器官の機能までも悪化させ得る．そのため，腎代替療法には至らない保存期 CKD 患者において，生活習慣の是正，食事療法，および併存疾患に対しての薬物療法などの多角的な治療が非常に重要となる．

末期腎不全

　CKD が進行し ESKD に対する治療として腎代替療法が導入されると，その病態は著しく変化する．ESKD 患者が透析治療を導入すると尿毒症の症状が改善する一方で，CKD の保存期から併存していた疾患に加えて透析患者に特有な合併症も生じるようになる [表 4-5][17]．そのため，透析治療を導入してからの経過が長い患者の多くは，複数の併存疾患や合併症を有する多疾患有病者となる．特に心不全を含めた心血管障害は多くの透析患者が呈しているため，

[表 4-5] 透析患者が運動療法を行ううえで考慮すべき合併症

心血管障害	心外膜炎（尿毒症性心外膜炎，透析関連心外膜炎） 虚血性心疾患（狭心症，心筋梗塞） 心不全 高血圧症および透析中の低血圧 動脈硬化症
透析アミロイドーシス	手根管症候群 アミロイド骨関節症 破壊性脊椎関節症
筋障害・筋力低下	尿毒症性ミオパチー 慢性腎不全の基礎疾患に伴う筋力低下（糖尿病，膠原病など） 薬物に関連する筋力低下（ステロイドなど） 慢性腎不全の病態に起因する筋力低下（電解質異常，アシドーシスなど） 廃用性筋力低下
骨関節障害	腎性骨異栄養症（線維性骨炎，骨軟化症，混合型腎性骨病変，無形成骨） 関節病変（異所性石灰化，結晶沈着性関節炎）
代謝障害	電解質，酸塩基平衡の異常 ビタミンDおよびカルシウム・リン代謝の異常 糖，脂質および蛋白質・アミノ酸代謝の異常 微量元素の異常（亜鉛欠乏，アルミニウム過剰） そのほかの代謝異常（プリン代謝異常，ビタミン代謝異常，血小板・凝固・線溶系の異常）
神経障害	中枢神経系の障害（脳血管障害，透析脳症，頸髄病変） 末梢神経系の障害（尿毒症性ニューロパチー，多発性単神経炎，自律神経障害）

（菅野・他，2000）[17] を参考に作成

運動療法を実施する際にリスクの層別化をするうえでまず考慮すべきといえる．また，透析患者に特有な合併症である透析アミロイドーシスは，骨関節障害や末梢神経障害を惹起するため，その部位や重症度の把握が重要となる．

　ESKDに対する腎代替療法には，大きく分けて血液透析，腹膜透析，および腎移植の3つがある．これらは互いに相反するものではなく相補的な役割を担っており，患者の病態やライフスタイルに適した方法を選択することが望ましいとされる．わが国では欧米と比較して腎移植の実施件数が少なく，ESKD患者の多くが透析治療を受けている．わが国で透析治療を受けているESKD患者は年々増加しており，2013年末には31万人を超えているが，そのうちの97％は血液透析であり，腹膜透析は3％程度である[18]．また，わが国の腎移植件数は年々増加しているものの，2013年は約1,600件の実施にとどまっている[19]．

　以下に，腎代替療法の各治療法について概要を示す．

1 血液透析

　血液透析は，患者のバスキュラーアクセスに注射針を穿刺し，血液を体外の機器で循環させ血液を浄化した後に再びその血液を体内へ戻す方法である．血液透析の他に，血液濾過や血液濾過透析という方法が用いられることもある．血液中の老廃物や代謝産物を除去するのと同時に，身体へ過剰に貯留した水分も除去することができる．通常，バスキュラーアクセスには内シャント（自家動脈と静脈の吻合，人工血管の吻合）を用いるが，患者の状態によっては動脈

表在化法や長期植え込み型カテーテルが使用されることもある．

血液透析の長所は，ダイアライザーの使用により低分子物質の除去や除水効率が優れていることである．また，透析時間や血流量を調節することで透析量の変更が可能であり，除水設定も容易に調節できるため，計画的な血液浄化や体液管理を行うことができる．一方で，週3日透析施設へ通院して，1日4～5時間の透析治療を受けるのがわが国の標準治療であるため，時間的な制約が大きいことが難点である．

2 腹膜透析

腹膜透析は，腹腔内に透析液を一定時間貯留させて，腹膜を介して血液の老廃物と過剰な水分を除去する方法である．したがって，透析液を注入・排出するために，腹腔内にカテーテルを留置する必要がある．1回の透析では，まずカテーテルに透析液ツインバッグを接続し，腹腔内に6～8時間程度貯留した透析液を廃液バッグへ廃液する．次に，新しい透析液を腹腔内に貯留させ，透析液バッグを取り外して終了となる．腹膜透析では持続携行式腹膜透析という方法が頻用されており，透析液の1回の交換は20～30分，それを1日に3～4回行う．また，夜間の就寝中に透析液交換装置を用いて自動的に腹膜透析を行うことで，日中の透析液の交換を減らす方法が用いられることもある．

通院は月1～2回程度であり，ライフスタイルに合わせた治療が可能なのが長所である．血液透析とは違い，バスキュラーアクセスからの心負荷がないことから，循環動態への影響が少ないことも特長である．さらに，腹膜透析は血液透析よりも患者の生命予後に大きく関連する残存腎機能の維持に優れていることから，最初の腎代替療法として積極的に腹膜透析を活用するPDファーストという考え方がある．一方で，カテーテルからの感染や腹膜炎を予防するために，カテーテルケアに関する一定の手技を習得する必要がある．

3 腎移植

腎移植はESKDにおける唯一の根治治療であり，原則としてすべてのESKD患者に移植の適応があるとされる．移植する腎臓は1つだが，腎機能を健常者の5～6割程度まで回復させることが可能であり，日常生活には全く支障を生じないほどである．また，腎移植患者は健常者と比較してもほとんど生活を制限されることがないため，完全な社会復帰も可能となる．そのため，腎移植はQOLや生命予後の改善といった面において透析治療よりも優れるとされている．

腎移植には，腎臓を提供するドナーが家族・身内である生体腎移植と，脳死後もしくは心停止後の身体から腎臓が提供される献腎移植の2つがあり，わが国で施行されている腎移植の約90％が生体腎移植である[19]．腎移植後は健常者とほぼ同様の生活が可能であるものの，移植された腎臓の機能を保つために，健康的で規則正しい生活を送る必要がある．近年のわが国における腎移植の成績は以前よりも改善しており，2014年の報告では5年生着率が生体腎移植で92.8％，献腎移植で83.9％となっている[19]．

腎移植後は拒絶反応の対策のために免疫抑制剤を服用する必要があり，特に術後早期は免疫抑制剤の量が多く副作用の出現頻度が高い．術後の数カ月は1～2週に1回，1年後以降は1～2カ月に1回程度の外来受診が必要となる．提供された腎臓を守るためには，移植後の拒絶反応，感染症，生活習慣病，および免疫抑制剤の副作用を避けることが重要となる．

身体機能，日常生活活動能力の低下

前述したように，腎機能障害は他器官の機能障害を惹起するが，それと同時に身体機能やADL能力をも低下させる．これらの低下は日常診療のなかでは見逃されがちであるが，CKD患者が今までどおりの生活を継続していくうえでは注目すべき大事な視点である．

JohansenらはCKD患者の運動療法に関する総説のなかで，ESKDに至らない早期のステージからCKD患者の身体機能は低下しており，最高酸素摂取量は健常成人の50～80％，そして四肢の筋力ならびに立ち座りや歩行などの身体パフォーマンスにおいても健常成人の70～90％と明らかに低下していることを指摘している[20]．また，CKD患者の腎機能が低下するほど，身体機能がさらに低下していくことも知られている．CKD患者における身体機能低下の原因としては，身体活動量の低下，低栄養，炎症，および尿毒症などによる蛋白異化が考えられている．

ESKD患者において尿毒症の症状が透析治療によって改善したとしても，身体不活動やさまざまな合併症を生じることでさらなる身体機能の低下が惹起される．透析患者の最高酸素摂取量は健常成人の60％程度であり，他の身体パフォーマンスについても著しく低下していることが多くの報告で示されている[21]．さらに近年の報告では，CKD患者における下肢機能の低下やフレイルは生命予後を悪化させること[22,23]，透析患者においても下肢筋力や歩行速度と生命予後が関連していることが示されている[24,25]．

身体機能の低下がADL能力の低下や介助量の増大につながることは論を待たず，CKD患者においても同様である．Kurella Tamuraらは，施設入所中のESKD患者を対象とした調査で，透析治療の導入そのものがADL能力を著しく低下させ，死亡リスクを増加させることを報告した[26]．さらに，多国間の共同研究においても，ADL能力の低下と死亡リスクの増大が関係していることが明らかとされている[27]．つまり，CKD患者（特に高齢者）の診療にかかわる医療者にとって，身体機能やADL能力の低下は単なる年齢の問題として片づけることはできず，CKDの病態の一つとして考慮すべきといえるだろう．

4 運動療法の効果

運動が腎機能へ与える影響

ヒトが運動すると運動強度に合わせて心拍出量は増加するが，血液は各臓器へ均等に配分されるわけではなく，心拍出量の増加分のほとんどが骨格筋へ配分される．また，運動中の腎臓への血流量やGFRは安静時よりも低下し，特に高強度の運動では一過性に著しい低下を認める．CKD患者でも同様で，運動により一時的に蛋白尿の増加やGFRの低下を認めるため[28,29]，腎機能を悪化させてしまうという懸念から積極的な運動療法は推奨されてこなかった．しかし，中等度以下の強度の運動では腎機能へ長期的な悪影響を認めず，近年ではむしろ改善するというような報告もなされている[30-33]．

そこで近年では，今まで長い間常識とされてきたCKD患者への活動制限は身体機能や心理社会的側面への弊害が大きいことから，CKD患者に対して一律に安静を強制したり運動を制限したりすべきではないと考えられるようになってきた．なお，腎機能が廃絶し透析治療が開

始されたESKD患者においては，運動療法による腎機能悪化のリスクについては考慮しなくてもよいため，積極的な運動療法が可能となる．

一方，CKD患者の運動療法に関する過去の報告では，処方された運動強度のほとんどが低強度から中等度であることから，高強度の運動が腎機能に与える影響に関する安全性は保証されていない．そのため，CKD患者が運動療法を行う際の運動強度は中等度までに留めることが勧められる．

運動療法のエビデンス

2010年以降，血液透析患者を中心としたCKD患者の運動療法に関するメタアナリシスがいくつか発表されており，運動耐容能の改善を主として一定の効果が示されている[34-38]．HeiweらはCochrane Database of Systematic Reviewsのなかで，CKD患者が定期的な運動を行うことで体力，歩行能力，心血管系要素（血圧，心拍数など），一部の栄養パラメーターおよび健康関連QOLが改善することを示した[34]．ただし，先行研究における対象の多くは，平均年齢が30～50歳代と若く，身体機能やADLが比較的良好に保たれている透析患者である．そのため，私たちが日常診療において運動療法を提供しているような高齢で併存疾患を複数有している患者におけるエビデンスが極めて少ないことは知っておくべきである．

一方で，腹膜透析患者や腎移植患者に対する運動療法が運動耐容能やQOLの改善に対して有効という報告はいくつか存在するもののその数が少ないため，信頼性の高い十分なエビデンスが蓄積されるには至っていない．

日常の身体活動と生命予後

近年では，CKD患者の身体不活動に注目が集まっており，身体不活動が生命予後を悪化させるか否かに関する検討が盛んに行われている．CKD患者において，高い身体活動量は腎機能の低下を遅らせること[39]，身体不活動は死亡リスクを増大すること[40]，ならびに低強度の身体活動が死亡リスクを減少すること[41]が報告されている．さらに，透析患者においては複数の大規模な臨床試験が行われており，身体不活動は生命予後の悪化と有意に関連することが明らかとなっている[42-46]．また，加速度計付き歩数計を用いて身体活動量を実測したわが国の研究においても，透析患者の予後予測因子を考慮したうえで，低い身体活動量は死亡リスクを増大させることが示されている[47]．

つまり，身体活動に関する生活指導がCKD患者の生命予後を改善させるための有効な手段になる可能性がある．ただし，これまでの研究はすべて観察研究であることから，身体活動量を増加させることで生命予後が改善するかを証明するためには，今後さらなる質の高い介入研究が必要である．

5　運動療法の実際

十分なコンセンサスが得られていてCKD患者の運動療法に特化したガイドラインは国内外を見渡してもいまだ存在していない．CKDは国民病と言っても過言ではなく早急な対策が必

要であるため，CKD 患者の病態を踏まえたうえで，医療者のみならず一般でも広く利用できるようなガイドラインの策定が待たれている．

本項では，現状で参照できるいくつかのガイドラインを示したうえで，日常診療で出会うことの多い身体機能や ADL 能力が低下した CKD 患者への対応について述べる．

運動療法の適応

日本腎臓学会が発刊している「エビデンスに基づく CKD 診療ガイドライン 2009」[48]や「CKD 診療ガイド 2012」[2]には運動に関する項目が盛り込まれており，CKD 患者においても身体活動や運動療法の重要性が提唱されている [表 4-6]．CKD 診療ガイドラインは 2013 年に改訂されているが，CKD 患者の運動に関して「運動が CKD の発症・進展に影響を与えるか，明らかではない」と記されており[49]，2009 年版のような運動療法を推奨するような内容の記述ではない．これは運動療法の効果指標が CKD の発症・進展となった一方で，そのエビデンスが十分に蓄積されていなかったためであり，運動療法の重要性が否定されたわけではないことに注意したい．

これらのガイドラインを読むと，保存期 CKD 患者に対する運動療法の役割は，生活習慣病を中心とした腎機能低下を惹起する危険因子の管理であると解釈することができる．また，すべての CKD 患者がやみくもに運動療法を行うことを勧めているわけではなく，個々の病態や全身状態に基づいて慎重に運動療法を実施すべきであるとしている点が重要である．つまり，一口に CKD 患者といっても腎機能や併存疾患によって病態が大きく違うため，各ステージにおいてその病期に運動療法で何をすべきか明確な意図をもって介入する必要がある．保存期 CKD であっても，腎機能の急性増悪期や併存疾患の病態が変化している時期には，運動療法は行わずに医学的治療を優先すべきである．

K/DOQI Workgroup が 2005 年に発表した心血管疾患の臨床ガイドラインのなかでは，すべての透析患者に定期的な身体機能の測定や運動の実施が勧められており[50]，病態が安定した透析患者や腎移植患者は，個人の病態や能力に配慮したうえで積極的な運動療法の適応となる．

[表 4-6] 日本腎臓学会の各種ガイドラインにおける運動に関する記述

エビデンスに基づく CKD 診療ガイドライン 2009[48]	身体活動度の維持	CKD 患者に安静・運動制限を一律に行うべきではなく，肥満の是正，糖尿病新規発症の予防，高血圧の治療，CVD 予防のために身体活動度を維持すべきである．
	運動強度	運動疲労を起こさない程度の運動（5METs 前後）が安定した CKD を悪化させるという根拠はなく，合併症などの身体状況が許す限り，定期的施行が推奨される．
CKD 診療ガイド 2012[2]	運動・休養	・CKD の各ステージを通して，過労を避けた十分な睡眠や休養は重要であるが，安静を強いる必要はない． ・個々の患者では，血圧，尿蛋白，腎機能などを慎重にみながら運動量を調節する必要がある．

CVD；cardiovascular disease（心血管疾患），METs；metabolic equivalents（代謝当量）．

[表 4-7] 運動療法を実施するにあたり収集すべき情報

頻度	評価項目
介入開始時	・年齢，透析期間，リハへのニーズ・ホープ ・既往症・併存疾患（脳・心血管疾患，末梢神経障害，代謝障害，透析アミロイドーシス） ・生活習慣，運動習慣，社会的サポート，職業 ・病態（透析治療）の理解度，生活管理能力
3カ月に一度 （必要に応じて適宜）	・血液データ（貧血，栄養，電解質，腎機能，糖代謝，脂質代謝） ・投薬内容 ・心機能（単純X線，心電図，心エコー） ・運動機能（柔軟性，筋力，バランス機能，運動耐容能，歩行機能） ・日常生活活動（自立度，困難感） ・身体活動量
毎回	・透析治療の管理状況（体重，ドライウエイト，浮腫） ・バイタルサイン（血圧，脈拍数，呼吸） ・自覚症状（動悸，息切れ，呼吸困難，疲労感）

(忽那・他，2015)[51]

リスク管理

CKD 患者に適切な運動療法を処方するためには，あらかじめ病態や治療状況，そして身体機能や ADL 能力について多角的な視点で評価するのが重要である．表 4-7 [51] に透析患者が運動療法を行うにあたり収集すべき情報について示すが，保存期 CKD 患者においても同様にさまざまな情報を収集するべきであり，それがリスク管理や効果的な介入へとつながる．

CKD 患者は病態や身体機能に個人差が大きいため，運動処方をする際にはリスクの層別化とモニタリング内容を具体的に設定して，運動の負荷や頻度を個別に設定する必要がある．運動療法を開始する前には，まず運動療法を行う目的を明確にしたうえで，運動療法を実施するうえでの禁忌にあたらないかを確認する．そしてどのような状態になったら運動の負荷を調節するのか，もしくは運動自体を中止するのかをあらかじめ決めておくべきである．そのためには，運動療法を行う前のフィジカルアセスメントで異常を早期発見することが肝心となる．保存期 CKD 患者や透析患者に特有な運動療法の禁忌やモニタリング項目については確立されていないため，現状においては，心不全患者や虚血性心疾患患者における運動療法の禁忌やモニタリング項目，およびフィジカルアセスメントの方法（pp67-68，71-74，79-82 参照）を参考にするとよい．

運動療法の具体的な方法

具体的な運動処方については，アメリカスポーツ医学会（American College of Sports Medicine；ACSM）や Exercise & Sports Science Australia（ESSA）の指針が参考になる．ACSM は 2009 年に「Guidelines for Exercise Testing and Prescription 8th Edition」のなかで，CKD 患者に対する運動処方の指針を示した [表 4-8] [52, 53]．本指針は，CKD 患者のための理想的な運動処方が十分に確立されていないことを受けて，一般向けの勧告をもとにして作成されている．運動開始時の運動強度を低強度から中等度とし，患者の能力に応じて徐々に強度を修正していくことを推奨している．また，ESSA は 2013 年に ESKD 患者に対する有酸素運動とレ

[表 4-8] 慢性腎臓病患者のための運動勧告

頻度	有酸素運動：3～5日/週． レジスタンストレーニング：2～3日/週．
強度	有酸素運動：中等度強度［すなわち酸素摂取予備能の40～60％，RPE 6～20点（15点法）の11～13点］． レジスタンストレーニング：1RMの60～75％．
時間	有酸素運動：持続的な有酸素運動で20～60分/日，しかしこの時間が耐えられないのであれば，10分間の間欠的運動曝露で計20～60分/日． レジスタンストレーニング：10～15回反復で1セット．患者の耐容能と時間に応じて，何セット行ってもよい．
種類	有酸素運動：ウォーキングやサイクリング． レジスタンストレーニング：マシーンあるいはフリーウエイトを使用する．大筋群を動かすための8～10種類の異なる運動を選ぶ．
特別な配慮	＜血液透析を受けている患者＞ トレーニングは透析直後に行うべきでないが，透析をしない日には実施してもよい．もしもトレーニングが透析中に行われるのであれば，低血圧反応を避けるために，その運動は治療の前半中に試みられるべきである． 心拍数は運動強度の指標としての信頼性は低いので，RPEを使用する． 患者の動静脈接合部に直接体重をかけない限りは，動静脈接合部のある腕で運動を行う． ＜腹膜透析を受けている患者＞ 持続的携帯型腹膜透析中の患者は，腹腔内に透析液があるうちに運動を試みるかもしれないが，この結果が思わしくない場合には，患者は体液を除去することが勧められる． ＜腎移植後患者＞ 拒絶の期間中は，運動の強度と時間は減少されるべきであるが，運動は継続して実施してよい．

1RM；1 repetition maximum（最大1回反復重量），RPE；rating of perceived exertion（自覚的運動強度）．
（日本体力医学会体力科学編集委員会，2011）[53]を参考に作成

ジスタンストレーニングの運動処方に関する指針を発表した[54]．本指針では，透析患者と非透析患者それぞれについて有酸素運動とレジスタンストレーニングの具体的な方法について記しており，転倒リスクのある患者に対してはバランストレーニングの実施も勧めている．

運動療法を開始する際には運動負荷試験の実施が勧められており，心肺運動負荷試験（CPX）を実際に行うことができるCKD患者においてはCPXを行ったうえで適切な負荷を設定すべきである．しかし，身体機能やADL能力が著しく低下しているCKD患者（特に血液透析患者に多い）にとっては，CPXの実施自体が非現実的であることは少なくない．そのような患者では，ADLのなかで維持すべき，または獲得すべき動作を行う際のバイタルサインを注意深く観察したうえで，それを運動負荷試験の代用として動作練習を行うということも実際には広く行われているのが現状である．いずれにせよ，運動の負荷は，疲労の残らない強度で短時間，少ない回数から導入し，心拍数（脈拍数）や自覚症状に基づいて徐々に強度や時間，回数を増加させるようにするのが適切である．

血液透析患者が運動療法を行う際には，運動する時間帯を考慮する必要がある．それぞれの時間帯の利点と欠点を考慮したうえで，患者が運動を行う目的やライフスタイルに応じて適切な時間帯を選択するようにする[表 4-9][55]．近年では透析治療中に行う運動療法が注目され

[表 4-9] 血液透析患者が運動療法を行う時間帯の利点と欠点

	利点	欠点
透析前 または 透析後	医療者の監視下で行える． 集団で行える． 透析前後の時間が活用できる．	心循環動態が不安定である． 透析前：体液量が過剰で血圧が高い． 透析後：倦怠感などの自覚症状が強く出現する．低血圧や不整脈が生じやすい．
透析中	医療者の監視下で行える． 透析施行中の時間が活用できる． 運動継続率が高い．	透析施行中のため運動姿勢が制限される． 使用できる運動機器が限定される．
非透析日	バイタルサインが安定しやすい． 自覚症状の出現が少ない． 比較的強い強度で運動しやすい． 運動の種類が限定されない．	運動継続率が低い． 運動のための時間を割く必要がある．

(忽那, 2014)[55]

ているが，運動中のバイタルサインが不安定で監視が必要な患者，身体機能低下のためベッド上でしか運動できない患者，および時間がなくて普段は運動できない患者がよい適応である．

1 有酸素運動

有酸素運動は，週3日以上の実施を目安として，自転車エルゴメータやトレッドミルを使用した運動を処方する．機器がない場合には，平地でのウォーキングを指導する．負荷を設定する目安は，予測最大心拍数もしくは最高心拍数の50〜70％，Karvonen法[目標心拍数＝(最高心拍数－安静時心拍数)×運動強度(k)＋安静時心拍数]を用いる場合は$k = 0.3〜0.5$に設定する．CPXの結果が得られるならば，運動の強度は最高酸素摂取量の40〜60％もしくは無酸素性作業閾値以下とする．また，心拍数と同時に自覚的運動強度（Borg指数）が「楽である」から「ややきつい」の11〜13になるような強度の運動を処方することも有効である．運動の持続時間は，10分程度の短い時間から開始し，30〜60分を目標に進めるとよい．

2 レジスタンストレーニング

レジスタンストレーニングは，週2〜3日の実施を目安として，自重もしくは重錘，ゴムチューブ，ウエイトマシンなどの器具を用いた運動を処方する [図 4-5]．全身の筋をまんべんなくトレーニングすることが望ましい．運動の負荷を決定する際に1RM（repetition maximum）を用いることは，骨関節系や心血管系への負担が大きくなりリスクが高いため避けるべきである．運動の負荷は一つの動作を10〜15回反復可能な強度を設定したうえで，1セット10〜15回，1日1〜3セットを行う．レジスタンストレーニングの強度を設定する際にも，有酸素運動と同様にBorg指数の11〜13を目安にすることができる．特に高齢者や筋障害・骨関節障害を有している患者では，運動が過負荷にならないように十分留意する必要がある．

3 バランストレーニング

バランストレーニングは，週3日以上の実施を目安にして行うと効果的である．課題の難易度は，支持基底面の調節，不安定板などを用いた外乱，および開眼・閉眼の視覚情報の変化によって調節することができる [図 4-6]．難易度は患者のバランス能力よりもやや難しく設

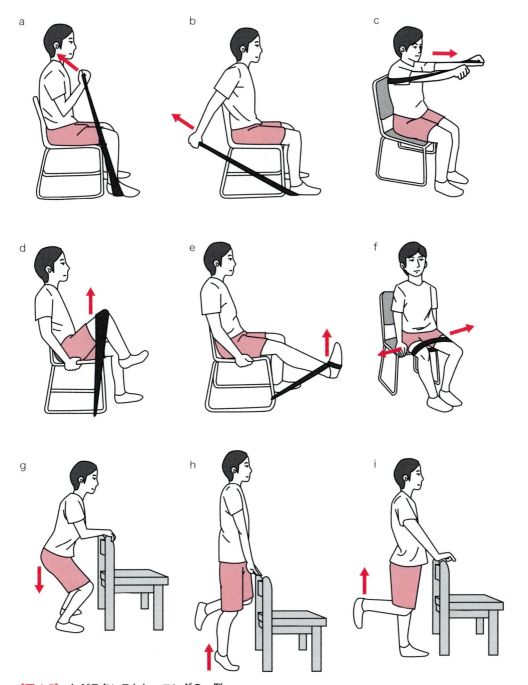

[図 4-5] レジスタンストレーニングの一例
図にはゴムチューブと自重を用いたレジスタンストレーニングの例を示す．
動作名（主な対象筋） a：biceps curl（上腕二頭筋），b：seated row（広背筋・上腕三頭筋），c：chest press（大胸筋・三角筋），d：hip flexion（腸腰筋），e：leg extension（大腿四頭筋），f：hip abduction（外転筋），g：squat（大腿四頭筋，大殿筋），h：calf raise（下腿三頭筋），i：leg curl（ハムストリングス）．

定し，静的トレーニングの場合には一つの姿勢を 20〜60 秒程度保持すると効果的である．身体機能の低下している患者では転倒のリスクが高いため，必ず固定された物につかまることができる環境で行うようにする．

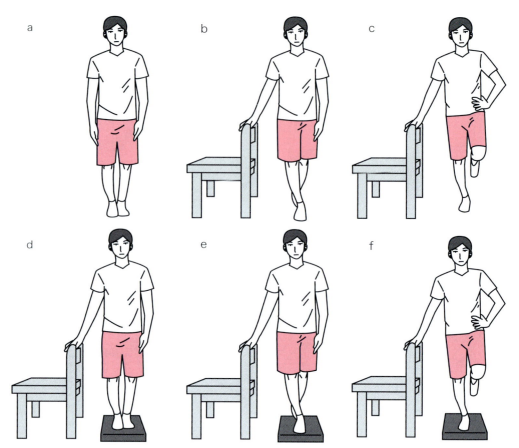

[図 4-6] バランストレーニングの一例
a, d：閉脚立位，b, e：タンデム立位，c, f：片脚立位．
課題は a → b → c の順に難しくなる．d～f は不安定板上で a～c を実施することで，難易度を a～c よりも高くしている．

疾患管理としての運動療法

　CKD は慢性に経過する病態であるため，運動療法の目的を単なる身体機能や ADL 能力の向上とするのではなく，疾患を管理するための治療の一環として位置付ける視点が非常に重要である．筆者らの研究室の検討において，透析患者における四肢の筋力や身体活動量の低下は，ADL 能力の低下や生命予後の悪化と強く関連することが示されている[25, 47, 56-58]．そのため，筋力や歩行速度といった身体機能や身体活動量を定期的に測定し，それらを基に生活指導や運動指導を行うことは，透析患者の疾患管理において極めて有用だと考えられる．

　具体的な疾患管理の方法としては，CKD 患者のなかでも専門的に運動療法を介入すべき患者と運動を自己管理する患者を選別したうえで，生活指導を行うことを筆者らは推奨している [図 4-7][59]．たとえば，筆者らは歩行動作以上の強度の身体活動を 1 日あたり 50 分以上行っている透析患者はそうでない患者と比べて歩行能力が高く，長期的な生命予後がよいという報告[47, 56]を基にして，身体活動時間の目標値を 1 日あたり 50 分に設定している．身体活動時間が 1 日 50 分以上である場合には，身体活動量を維持もしくは増やすように指導し，経過観察とする．身体活動時間が 1 日 50 分未満である場合には，フローチャートに沿って身体活動量が低い原因を検索したうえで，その原因に応じた運動療法の介入方法を検討することが必要

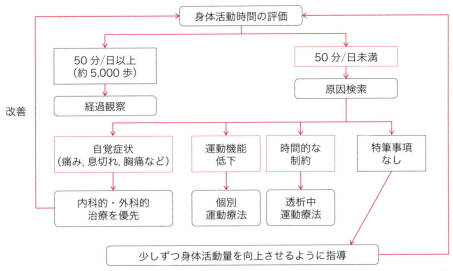

[図 4-7] 透析患者に対する生活指導，運動療法のかかわり方の一例　　（松永，2012）[59]

となる．

6　運動療法の注意点と日常の生活管理

運動・身体活動

- 保存期CKD患者では，腎機能が低下していないかを適宜チェックしたうえで運動指導を行い，尿毒症の症状の出現や増悪に注意を払う．
- 血液透析患者では，運動中にバスキュラーアクセスを圧迫しないように姿勢や器具の使用方法を工夫する．特に内シャントのある肢では血圧測定をしないようにする．
- 血液透析患者が出血した際には抗凝固薬の影響で大量出血となり得るため，特に透析中や透析後の運動では注意を要する．また，透析後に運動する場合には，自覚症状の出現や抜針後の止血不良に留意する．
- 血液透析患者が運動する際には，腎性貧血の症状（ヘモグロビン値），心不全の程度（体重，心胸郭比，脳性ナトリウム利尿ペプチド値），および透析困難症の有無（血圧低下，悪心，嘔吐，筋痙攣，胸痛など）に配慮が必要である．
- 腹膜透析患者では，過度の腹圧がかかったり，カテーテル出口部に負担がかかったりするような体幹トレーニングは避ける．
- 腎移植患者では，腹部の移植腎に物理的な傷害を与えるような格闘技などの運動は避けるべきである．
- 身体活動量の管理には，歩数計（万歩計）を使用するのが便利である．活動量の上限は特にないが，翌日に疲労の残らない程度の活動量に留めるのが望ましい．

食事・水分摂取

- CKD患者の生活指導において，食事療法は運動指導と同様に重要な役割を果たす．CKD

患者の食事療法には専門的な知識が必要であるため，その詳細は成書や最新のガイドラインを参照されたい．

- 食塩の摂取量が多いと，高血圧や浮腫の原因となり，腎臓や心臓へ過負荷をかけてしまうため，すべてのCKDステージにおいて食塩量を3g/日以上6g/日未満にすることが勧められている．加工食品，漬物，佃煮には，食塩が多く含まれている．麺類の汁は必ず残すようにし，味噌汁は薄味にして摂取量に気をつける．また，素材の味や風味を生かした調理を行い，酢，柑橘類，香辛料を上手に利用するのも減塩のコツである．
- CKDのステージG1～G2においては，高血圧であれば食塩6g/日未満，および肥満の是正（BMI 25kg/m² 未満）を指導する．腎機能低下を助長するような暴飲暴食や蛋白質の過剰摂取は控えるべきである．
- CKDのステージG3以降では，食塩6g/日未満，肥満の是正に加えて蛋白質制限が有益である．蛋白質制限食の目安は，ステージG3aでは0.8～1.0g/kg体重/日，ステージG3b～G5では0.6～0.8g/kg体重/日，血液透析患者や腹膜透析患者では0.9～1.2g/kg体重/日である．摂取エネルギーが不足すると，蛋白異化亢進のリスクが高くなるため，医師や管理栄養士の指導の下で実施すべきである．
- CKDのステージG3b以降で高カリウム血症がある場合や血液透析患者では，カリウムの摂取を制限すべきである．腹膜透析患者では，カリウムの制限は緩やかでよい．カリウムを多く含む果物，豆・芋類，果汁・野菜ジュースの摂取量や調理方法をうまく調節するように指導する．食品中のカリウムは水に溶け出しやすいため，野菜を摂取する際には，水にさらしたり茹でこぼしたりすることでカリウムの摂取量を減らすことができる．
- カリウムと同様にリンの摂取制限も必要である．乳製品や小魚などのカルシウムの多い食品や加工食品の過剰摂取は避けるようにする．
- 飲酒は，エタノール量で男性20～30m*l*/日以下，女性10～20m*l*/日以下が適正量であり，飲みすぎには注意する．
- 適度に水分を摂取し，脱水による腎機能の低下を防ぐ．特に夏や運動時，発熱や下痢・嘔吐があるときは多めに摂取する．一方，血液透析患者は尿の排泄がないことで水分の過剰摂取が心不全の出現や増悪，さらに透析困難症の原因となるため，体重とドライウエイトの推移に注意が必要である．血液透析間の体重増加量は，自分の体重の4～6%以内を目標とする．

内服

- CKDを改善する特効薬はないが，薬物療法を運動療法や食事療法などと組み合わせることでCKDの進行を緩やかにすることができる．
- CKD患者では薬物の吸収，分解，および排泄が健常者とは異なるため，薬の量や服用方法の調節が必要になることがある．勝手な自己判断で内服調整をせずに，決められた用法・用量を必ず守るようにする．
- 市販薬の服用や健康食品の摂取により，副作用が発現したり，すでに内服している薬に期待される効果が得られなかったりする場合があるため，医師や薬剤師への相談を勧める．
- CKDのステージG4以降における鎮痛薬の使用は，薬剤により蓄積性や腎毒性があるため，

慎重に行われるべきである．

感染管理

- 手洗いやうがい，予防接種を行うことで，感染症を予防する．特に，腎移植患者や透析患者は易感染性の状態にあり，感染は心不全とともに主な死因となるため，十分な注意が必要である．
- 血液透析患者では，シャントの感染や閉塞，出血に十分注意し，シャント周囲を清潔に保つ．
- 腹膜透析患者では，腹膜炎やカテーテル出口部・トンネル感染の予防のために，カテーテルケアを十分行う．また，入浴やシャワー，水泳の際には，カテーテルの挿入部位が濡れないようにカバーする必要がある．
- 腎移植患者では，免疫抑制剤やステロイド薬の内服に伴う易感染性や骨関節への影響に注意する．

その他

- 過労を避け規則正しい生活を送るために，十分な睡眠や休息をとるようにする．

[表4-10] 腎疾患を有する成人患者に対する生活指導区分

指導区分	通勤・通学	勤務内容	家事	学生生活	家庭・余暇活動
A：安静（入院・自宅）	不可	勤務不可（要休養）	家事不可	不可	不可
B：高度制限	30分程度（短時間）（できれば車）	軽作業 勤務時間制限 残業，出張，夜勤不可（勤務内容による）	軽い家事（3時間程度）買い物（30分程度）	教室の学習授業のみ 体育は制限 部活動は制限 ごく軽い運動は可	散歩 ラジオ体操程度（3～4METs以下）
C：中等度制限	1時間程度	一般事務 一般手作業や機械操作では深夜，時間外勤務，出張は避ける	専業主婦 育児も可	通常の学生生活 軽い体育は可 文化的な部活動は可	早足散歩 自転車（4～5METs以下）
D：軽度制限	2時間程度	肉体労働は制限 それ以外は普通勤務 残業，出張可	通常の家事 軽いパート勤務	通常の学生生活 一般の体育は可 体育系部活動は制限	軽いジョギング 卓球，テニス（5～6METs以下）
E：普通生活	制限なし	普通勤務 制限なし	通常の家事 パート勤務	通常の学生生活 制限なし	水泳，登山，スキー，エアロビクス

（「腎疾患患者の生活指導に関する小委員会」ならびに「腎疾患患者の食事療法に関する小委員会」合同委員会，1997）[60]

- 体重，血圧，脈拍，および体温を一定の時間に自己測定することを指導する．CKD の管理を医療者に依存せずに患者自身で体調管理を行うことは，治療を円滑そして効果的に行ううえで極めて重要である．
- 喫煙は腎機能に悪影響を及ぼすだけでなく，心血管疾患などのさまざまな疾患のリスクとなるため，CKD のステージや腎代替療法の種類を問わず禁煙すべきである．
- 日常の生活指導には，日本腎臓学会による「腎疾患患者の生活指導・食事療法に関するガイドライン」（1997 年）が参考になる[60]．患者の腎疾患の病態や病期に合わせて**表 4-10**に沿って A～E の 5 段階で活動制限を指示するが，実際には主治医へ確認したうえで最新の知見を基にして指導することが望ましい．

（忽那俊樹，松永篤彦）

文献

1) 坂井建雄，河原克雅：カラー図解 人体の正常構造と機能 V 腎・泌尿器，第 2 版，日本医事新報社，2012.
2) 日本腎臓学会（編）：CKD 診療ガイド 2012，東京医学社，2012.
3) Matsuo S et al：Revised equations for estimated GFR from serum creatinine in Japan. *Am J Kidney Dis* 53（6）：982-992, 2009.
4) Bellomo R et al：Acute renal failure-definition, outcome measures, animal models, fluid therapy and information technology needs：the Second International Consensus Conference of the Acute Dialysis Quality Initiative（ADQI）Group. *Crit Care* 8（4）：R204-R212, 2004.
5) Mehta RL et al：Acute Kidney Injury Network：report of an initiative to improve outcomes in acute kidney injury. *Crit Care* 11（2）：R31, 2007.
6) Kidney Disease Improving Global Outcomes（KDIGO）Acute Kidney Injury Work Group：KDIGO clinical practice guideline for acute kidney injury. *Kidney Int*（Suppl 2）：1-138, 2012.
7) Coca SG et al：Chronic kidney disease after acute kidney injury：a systematic review and meta-analysis. *Kidney Int* 81（5）：442-448, 2012.
8) Levey AS et al：Definition and classification of chronic kidney disease：a position statement from Kidney Disease：Improving Global Outcomes（KDIGO）. *Kidney Int* 67（6）：2089-2100, 2005.
9) National Kidney Foundation：K/DOQI clinical practice guidelines for chronic kidney disease：evaluation, classification, and stratification. *Am J Kidney Dis* 39（2 Suppl 1）：S1-S266, 2002.
10) Jetté M et al：Effects of an exercise programme in a patient undergoing hemodialysis treatment. *J Sports Med Phys Fitness* 17（2）：181-186, 1977.
11) Schatell D et al：Life Options Patient Opinion Study identifies keys to a long life for dialysis patients. *Nephrol News Issues* 13（4）：24-26, 1999.
12) 上月正博（編）：腎臓リハビリテーション，医歯薬出版，2012.
13) Johansen KL：Exercise in the end-stage renal disease population. *J Am Soc Nephrol* 18（6）：1845-1854, 2007.
14) Mills KT et al：A systematic analysis of worldwide population-based data on the global burden of chronic kidney disease in 2010. *Kidney Int* 88（5）：950-957, 2015.
15) Imai E et al：Prevalence of chronic kidney disease in the Japanese general population. *Clin Exp Nephrol* 13（6）：621-630, 2009.
16) Yamagata K et al：Risk factors for chronic kidney disease in a community-based population：a 10-year follow-up study. *Kidney Int* 71（2）：159-166, 2007.
17) 菅野 学・他：運動療法に影響を与える因子とその評価．臨床リハ 9（8）：764-772, 2000.
18) 政金生人・他：わが国の慢性透析療法の現況（2013 年 12 月 31 日現在）．透析会誌 48（1）：1-32, 2015.
19) 日本移植学会・日本臨床腎移植学会：腎移植臨床登録集計報告（2014）2013 年実施症例の集計報告と追跡調査結果．移植 49（2-3）：240-260, 2014.
20) Johansen KL, Painter P：Exercise in individuals with CKD. *Am J Kidney Dis* 59（1）：126-134, 2012.
21) Painter P：Physical functioning in end-stage renal disease patients：update 2005. *Hemodial Int* 9（3）：218-235, 2005.
22) Roshanravan B et al：A prospective study of frailty in nephrology-referred patients with CKD. *Am J Kidney Dis* 60（6）：912-921, 2012.

23) Roshanravan B et al：Association between physical performance and all-cause mortality in CKD. *J Am Soc Nephrol* **24**（5）：822-830，2013.
24) Kutner NG et al：Gait speed and mortality, hospitalization, and functional status change among hemodialysis patients：A US Renal Data System Special Study. *Am J Kidney Dis* **66**（2）：297-304，2015.
25) Matsuzawa R et al：Relationship between lower extremity muscle strength and all-cause mortality in Japanese patients undergoing dialysis. *Phys Ther* **94**（7）：947-956，2014.
26) Kurella Tamura M et al：Functional status of elderly adults before and after initiation of dialysis. *N Engl J Med* **361**（16）：1539-1547，2009.
27) Jassal SV et al：Functional dependence and mortality in the international Dialysis Outcomes and Practice Patterns Study（DOPPS）. *Am J Kidney Dis* **67**（2）：283-292，2016.
28) Fuiano G et al：Can young adult patients with proteinuric IgA nephropathy perform physical exercise？ *Am J Kidney Dis* **44**（2）：257-263，2004.
29) Taverner D et al：Effects of exercise on renal function in patients with moderate impairment of renal function compared to normal men. *Nephron* **57**（3）：288-292，1991.
30) Baria F et al：Randomized controlled trial to evaluate the impact of aerobic exercise on visceral fat in overweight chronic kidney disease patients. *Nephrol Dial Transplant* **29**（4）：857-864，2014.
31) Greenwood SA et al：Effect of exercise training on estimated GFR, vascular health, and cardiorespiratory fitness in patients with CKD：a pilot randomized controlled trial. *Am J Kidney Dis* **65**（3）：425-434，2015.
32) Howden E et al：Exercise training in CKD：efficacy, adherence, and safety. *Am J Kidney Dis* **65**（4）：583-591，2015.
33) Leehey DJ et al：Aerobic exercise in obese diabetic patients with chronic kidney disease：a randomized and controlled pilot study. *Cardiovasc Diabetol* **8**：62，2009.
34) Heiwe S et al：Exercise training for adults with chronic kidney disease. *Cochrane Database Syst Rev* **10**：CD003236，2011.
35) Heiwe S et al：Exercise training in adults with CKD：a systematic review and meta-analysis. *Am J Kidney Dis* **64**（3）：383-393，2014.
36) Segura-Orti E et al：Exercise in end-stage renal disease. *Semin Dial* **23**（4）：422-430，2010.
37) Sheng K et al：Intradialytic exercise in hemodialysis patients：a systematic review and meta-analysis. *Am J Nephrol* **40**（5）：478-490，2014.
38) Smart N, Steele M：Exercise training in haemodialysis patients：a systematic review and meta-analysis. *Nephrology*（Carlton）**16**（7）：626-632，2011.
39) Robinson-Cohen C et al：Physical activity and change in estimated GFR among persons with CKD. *J Am Soc Nephrol* **25**（2）：399-406，2014.
40) Beddhu S et al：Physical activity and mortality in chronic kidney disease（NHANES III）. *Clin J Am Soc Nephrol* **4**（12）：1901-1906，2009.
41) Beddhu S et al：Light-intensity physical activities and mortality in the United States general population and CKD subpopulation. *Clin J Am Soc Nephrol* **10**（7）：1145-1153，2015.
42) Johansen KL et al：Association of physical activity with survival among ambulatory patients on dialysis：the Comprehensive Dialysis Study. *Clin J Am Soc Nephrol* **8**（2）：248-253，2013.
43) Lopes AA et al：Associations of self-reported physical activity types and levels with quality of life, depression symptoms, and mortality in hemodialysis patients：the DOPPS. *Clin J Am Soc Nephrol* **9**(10)：1702-1712，2014.
44) O'Hare AM et al：Decreased survival among sedentary patients undergoing dialysis：results from the dialysis morbidity and mortality study wave 2. *Am J Kidney Dis* **41**（2）：447-454，2003.
45) Stack AG et al：Association of physical activity with mortality in the US dialysis population. *Am J Kidney Dis* **45**（4）：690-701，2005.
46) Tentori F et al：Physical exercise among participants in the Dialysis Outcomes and Practice Patterns Study（DOPPS）：correlates and associated outcomes. *Nephrol Dial Transplant* **25**（9）：3050-3062，2010.
47) Matsuzawa R et al：Habitual physical activity measured by accelerometer and survival in maintenance hemodialysis patients. *Clin J Am Soc Nephrol* **7**（12）：2010-2016，2012.
48) 日本腎臓学会（編）：エビデンスに基づくCKD診療ガイドライン2009，東京医学社，2009.
49) 日本腎臓学会（編）：エビデンスに基づくCKD診療ガイドライン2013，東京医学社，2013.
50) K/DOQI Workgroup：K/DOQI clinical practice guidelines for cardiovascular disease in dialysis patients. *Am J Kidney Dis* **45**（4 Suppl 3）：S1-S153，2005.
51) 忽那俊樹，松永篤彦：透析患者に対するリハビリテーションの実際．地域リハ **10**（7）：479-484，2015.

52) American College of Sports Medicine：ACSM's Guidelines for Exercise Testing and Prescription, Eighth edition, Lippincott Williams & Wilkins, Philadelphia, 2009.
53) American College of Sports Medicine（日本体力医学会体力科学編集委員会監訳）：運動処方の指針 運動負荷試験と運動プログラム，原著第8版，南江堂，2011.
54) Smart NA et al：Exercise & Sports Science Australia（ESSA）position statement on exercise and chronic kidney disease. *J Sci Med Sport* 16（5）：406-411, 2013.
55) 忽那俊樹：末期腎不全. 図解理学療法技術ガイド，第4版（石川 齊・他編），文光堂，2014, pp1021-1026.
56) Kutsuna T et al：Physical activity is necessary to prevent deterioration of the walking ability of patients undergoing maintenance hemodialysis. *Ther Apher Dial* 14（2）：193-200, 2010.
57) Kutsuna T et al：Development of a novel questionnaire evaluating disability in activities of daily living in the upper extremities of patients undergoing maintenance hemodialysis. *Ther Apher Dial* 15（2）：185-194, 2011.
58) 小澤哲也・他：維持血液透析患者に対する自覚的困難さに注目した移動動作評価表の信頼性と妥当性の検討. 理学療法学 37（1）：9-16, 2010.
59) 松永篤彦：透析患者への理学療法の関わり. 理学療法 29（10）：1100-1105, 2012.
60) 「腎疾患患者の生活指導に関する小委員会」ならびに「腎疾患患者の食事療法に関する小委員会」合同委員会：腎疾患患者の生活指導・食事療法に関するガイドライン. 日腎会誌 39（1）：1-37, 1997.

column　腎臓に及ぼす運動療法の影響はとても複雑

保存期慢性腎臓病（CKD）患者では，運動は蛋白尿や腎機能障害を悪化させるという懸念から，以前は推奨されなかった．しかし，運動による蛋白尿の増加は一過性（1～2時間）で，長期的に増加することはない．運動時に糸球体濾過量（GFR）は一時的に低下するが，長期的には腎機能に悪影響はない．むしろ現在では，運動耐容能やQOLの向上，糖・脂質代謝の改善，心血管疾患の予防，腎機能低下の抑制などのメリットをもたらす可能性があり，活動を過度に制限すべきではないことが指摘されている．最近は，保存期CKD患者が運動療法を行うと，①総死亡率が低下すること，②透析や腎移植などの腎不全代替療法移行を抑制する，すなわち透析移行を防止（先延ばし）できること，が明らかになった．

腎臓リハビリテーション（腎臓リハ）は，腎疾患や透析医療に基づく身体的・精神的影響を軽減させ，症状を調整し，生命予後を改善し，心理社会的ならびに職業的な状況を改善することを目的として，運動療法，食事療法と水分管理，薬物療法，教育，精神・心理的サポートなどを行う，長期にわたる包括的なプログラムである．腎臓リハの中核的役割を担う運動療法は，透析患者でも運動耐容能改善，Protein Energy Wasting改善，蛋白異化抑制，QOL改善などをもたらす．

腎臓リハのいっそうの普及・発展を目的として，筆者らは「日本腎臓リハビリテーション学会」を2011年に立ち上げた．2016年度の診療報酬改定により，「糖尿病透析予防指導管理料　腎不全期患者指導加算」が収載され，事実上，腎臓リハへの診療報酬が認められた．今後，腎臓リハへの読者の積極的な参加を期待する．

（上月）

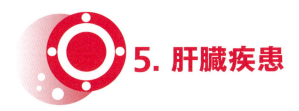

5. 肝臓疾患

1　肝臓の構造と肝機能

肝臓の構造

　肝臓は成人で重さ約 1,200 〜 1,400g の人体最大の臓器である．肝臓は無数の肝小葉とこれを取り囲む結合組織（グリソン鞘）からなる．肝臓を構成する細胞の大部分は肝細胞であり，ほかには Kupffer 細胞，星状細胞，内皮細胞，血管，胆管細胞，支持組織が存在する．小葉は肝細胞の集まりで，その中心部には中心静脈がある．門脈と肝動脈から流入した血液は小葉内の毛細血管に入った後，中心静脈に注ぎ，さらに肝静脈，下大静脈を通って肝臓から出ていく．

　肝細胞でつくられる胆汁は肝細胞の隙間の毛細胆管を血流とは逆の方向へ流れてグリソン鞘内の小葉間胆管に入る．小葉間胆管から肝内胆管，左右肝管，総胆管に流れ，胆汁は肝臓外へ出る．

　肝臓は固有肝動脈（栄養血管）で栄養されており，また門脈（機能血管）によって運ばれてくる栄養を受け取る．肝臓を流れる血液のうち 1/5 は固有肝動脈からのもの，4/5 は門脈からのものである[1]．

肝臓の機能

　肝臓は，代謝中枢機能をもち，また消化吸収に重要な胆汁分泌や生体に不要な物質を排泄する胆汁色素代謝・解毒など，身体のホメオスタシスや健康を維持するための多くの重要な役割を果たしている [図 5-1]．

1 糖質代謝
　腸管から吸収されたグルコースの約 70% とフルクトースの約 40% が肝に取り込まれる．一部はグリコーゲンに，一部は解糖によってピルビン酸，アセチル CoA となり，脂肪の合成，クエン酸回路による ATP の産生，アミノ酸の合成などに利用される．運動時や空腹時にはアミノ酸，乳酸，グリセロールなどが末梢から肝臓へ多く送られ，肝臓はグルコースに変換して再び末梢に送る（糖新生）．

2 脂質代謝
　肝臓は解糖によってできたアセチル CoA を重合して脂肪酸，ケトン体，コレステロールを合成する．脂肪酸はグリセロール-3-リン酸と重合して中性脂肪となり，コレステロール，リン脂質，肝臓で合成されるアポ蛋白とともにリポ蛋白を形成して血中に放出される．

3 蛋白質・アミノ酸代謝
　肝臓は血清蛋白質であるアルブミンやセルロプラスミンなどを合成・分泌する．フィブリノーゲンやプロトロンビンなどの血液凝固因子も合成される．肝臓において，筋組織から放出されるアミノ酸が脱アミノ化され，グルコースに変換されて再び末梢へ送られる．このような脱ア

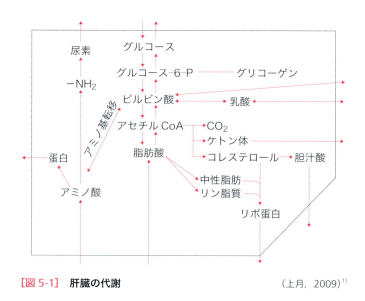

[図 5-1] 肝臓の代謝　　　　　　　　　　　　　　　　　　　　　（上月，2009）[1]

ミノ化による糖新生とは逆に，アミノ基転移によるアミノ酸の合成も肝臓において行われる．その調節は摂食状況や栄養状態などによる．

4 尿素回路

摂取された蛋白質は，最終的には肝臓において脱アミノ化されてアンモニアを生じる．肝臓においてアンモニアの95％は尿素となり，血中に放出され腎臓から排泄される．

5 胆汁色素代謝

老廃赤血球，ミオグロビン，チトクローム類などからつくられるビリルビンが，肝臓でグルクロン酸抱合，硫酸抱合，グリシン抱合を受け，水溶性となって胆汁に分泌される．

胆汁中に出たビリルビンは腸管に至り，細菌の作用によってウロビリノーゲンとなり，糞便中に排泄される．ウロビリノーゲンの一部は腸で吸収されて肝臓に戻り，再度グルクロン酸に抱合されてビリルビンとなり腸に排出される（腸肝循環）．血中に入ったウロビリノーゲンの一部は腎臓に流れ尿に排出され，抱合型ビリルビンは腎臓に流れウロビリノーゲンとして尿中に排出される．

6 胆汁の生成

肝実質細胞で生成された胆汁は胆汁酸を含んでおり，食物の消化と吸収に重要な働きをなす．胆汁酸は肝臓においてコレステロールから生成され，タウリンやリシンなどとの抱合体として胆汁中に分泌される．

7 解毒

水溶性毒物は腎臓から排泄され，肝臓では脂溶性毒物を，酸化，還元，加水分解，抱合の4種の反応によって水溶性に変えて体外に排泄する．

肝臓機能障害

肝臓機能障害の基礎疾患として，ウイルス性肝炎（B型肝炎，C型肝炎など），自己免疫性肝炎，原発性胆汁性肝硬変，アルコール性肝障害，非アルコール性脂肪性肝疾患（nonalcoholic fatty liver disease；NAFLD），薬剤性肝疾患などがある．

[表 5-1] Child-Pugh 分類

	1点	2点	3点
肝性脳症	なし	軽度（Ⅰ・Ⅱ）	昏睡（Ⅲ以上）
腹水	なし	軽度	中程度以上
血清アルブミン値	3.5g/dL 超	2.8〜3.5g/dL	2.8g/dL 未満
プロトロンビン時間	70%超	40〜70%	40%未満
血清総ビリルビン値	2.0mg/dL 未満	2.0〜3.0mg/dL	3.0mg/dL 超

（厚生労働省）[2]

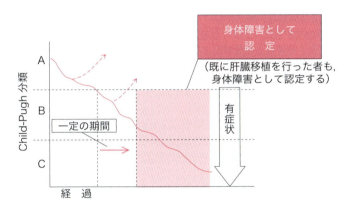

[図 5-2] 肝臓機能障害の身体障害認定の考え方

[表 5-2] 肝臓機能障害の認定基準

1級	肝臓の機能の障害により日常生活活動がほとんど不可能なもの
2級	肝臓の機能の障害により日常生活活動が極度に制限されるもの
3級	肝臓の機能の障害により日常生活活動が著しく制限されるもの（社会での日常生活活動が著しく制限されるものを除く）
4級	肝臓の機能の障害により社会での日常生活活動が著しく制限されるもの

（厚生労働省）[2]

　肝臓機能障害患者では，脱力感，搔痒感，筋肉痛，体重減少，腹水による腹部の膨満感，浮腫，消化管の静脈瘤の破綻による吐・下血，肝性脳症による意識障害・昏睡，食思不振・悪心・嘔吐などがみられる．このような症状により日常生活活動（ADL）が制限される．肝臓機能障害患者では ADL や運動耐容能の低下を認め，運動耐容能と寿命は相関関係にある．

　肝臓機能障害が重症化すると，治療による症状の改善が見込めず回復困難になる．肝臓機能障害の身体障害認定基準は，肝臓機能障害の重症度分類として国際的に認知されている Child-Pugh 分類 [表 5-1] による評価を基本として，補完的な肝機能の検査数値，病状に影響する病歴，ADL に関する症状を総合的に勘案する [図 5-2][2]．すなわち Child-Pugh 分類のスコア 7 点以上の状態に一定期間あって，回復困難なものが相当する．

　障害等級は，1〜4級とする [表 5-2][2]．身体障害認定要領に関して，表 5-3 に障害程度の認定についての注意事項を示した．

　身体障害者福祉法における身体障害は，原則として障害となった原因を問わないこととしており，肝臓機能障害についても同様の取り扱いとする．しかし，肝臓機能障害には薬剤やアル

[表 5-3]　肝臓機能障害の障害程度の認定について

ア　等級表 1 級に該当する障害は，次のいずれにも該当するものをいう．
　（ア）Child–Pugh 分類の合計点数が 7 点以上であって，肝性脳症，腹水，血清アルブミン値，プロトロンビン時間，血清総ビリルビン値の項目のうち肝性脳症又は腹水の項目を含む 3 項目以上が 2 点以上の状態が，90 日以上の間隔をおいた検査において連続して 2 回以上続くもの．
　（イ）次の項目（a〜j）のうち，5 項目以上が認められるもの．
　　　　a　血清総ビリルビン値が 5.0mg/dL 以上
　　　　b　血中アンモニア濃度が 150mg/dL 以上
　　　　c　血小板数が 50,000/mm³ 以下
　　　　d　原発性肝がん治療の既往
　　　　e　特発性細菌性腹膜炎治療の既往
　　　　f　胃食道静脈瘤治療の既往
　　　　g　現在の B 型肝炎又は C 型肝炎ウイルスの持続的感染
　　　　h　1 日 1 時間以上の安静臥床を必要とするほどの強い倦怠感及び易疲労感が月 7 日以上ある
　　　　i　1 日に 2 回以上の嘔吐あるいは 30 分以上の嘔気が月に 7 日以上ある
　　　　j　有痛性筋けいれんが 1 日に 1 回以上ある
イ　等級表 2 級に該当する障害は，次のいずれにも該当するものをいう．
　（ア）Child–Pugh 分類の合計点数が 7 点以上であって，肝性脳症，腹水，血清アルブミン値，プロトロンビン時間，血清総ビリルビン値の項目のうち肝性脳症又は腹水の項目を含む 3 項目以上が 2 点以上の状態が，90 日以上の間隔をおいた検査において連続して 2 回以上続くもの．
　（イ）ア（イ）の項目（a〜j）のうち，a から g までの 1 つを含む 3 項目以上が認められるもの．
ウ　等級表 3 級に該当する障害は，次のいずれにも該当するものをいう．
　（ア）Child–Pugh 分類の合計点数が 7 点以上の状態が，90 日以上の間隔をおいた検査において連続して 2 回以上続くもの．
　（イ）ア（イ）の項目（a〜j）のうち，a から g までの 1 つを含む 3 項目以上が認められるもの．
エ　等級表 4 級に該当する障害は，次のいずれにも該当するものをいう．
　（ア）Child–Pugh 分類の合計点数が 7 点以上の状態が，90 日以上の間隔をおいた検査において連続して 2 回以上続くもの．
　（イ）ア（イ）の項目（a〜j）のうち，1 項目以上が認められるもの．
オ　肝臓移植を行った者については，抗免疫療法を要しなくなるまでは，障害の除去（軽減）状態が固定したわけではないので，抗免疫療法を必要とする期間中は，当該療法を実施しないと仮定して，1 級に該当するものとする．

（厚生労働省）[2]

---

column　1 日の安静で 2 歳年をとる！

　トイレと食事以外は寝たままで過ごすと，丸 1 日で 1％ の筋肉量・筋力が低下する．丸 1 日完全に安静にしていると，2％ の筋肉量・筋力が低下してしまう．ヒトは 30 歳を過ぎると，毎年平均 1％ ずつ筋肉量や筋力が低下するので，たった 1 日の安静で 1〜2 歳も老化してしまうことになる[1]．
　足を骨折し 2 週間ほど安静にするだけで，筋力が低下し，立ち上がるとフラフラして急に歳をとったような感じがする．2 週間の安静では脚の筋力は 15〜30 歳も老化するわけだから当然だ．これが 30 歳の人なら 60 歳相当の体力になったで済むが，70 歳の人は 100 歳の体力まで低下するのだから，自立が怪しくなるはずである．すなわち，あまり体力がない高齢者や障害者は，寝たきり状態にならないためにも，入院中にこまめな運動やリハが必要なのである．「入院のときは歩けたのに，退院のときは寝たきりだった」という例をつくらないように極力努力すべきである． （上月）

文献　1）上月正博：「安静」が危ない！ 1 日で 2 歳も老化する！，さくら舎，2015．

コールなどの物質を継続的に摂取することにより生じ，その摂取を止めれば改善が見込まれる場合もある．特にアルコールに起因するものについては生活習慣に依存するものであり，アルコールによる影響を除いた状況において認定するため，診断時において 6 カ月以上アルコールを摂取していないことを条件とする．

　2016（平成 28）年 4 月 1 日に，身体障害認定基準等の一部改正が行われ，肝臓機能障害の対象を Child-Pugh 分類 C（10〜15 点）の者に加えて，分類 B（7〜9 点）に該当する者に拡大した．ただし，初めて肝臓機能障害の認定を行う者で，分類 B の状態である場合は，1 年以上 5 年以内の期間内に再認定を実施することが必要である．等級表 1〜4 級に該当するには，Child-Pugh 分類の合計点数が 7 点以上であって，肝性脳症，腹水，血清アルブミン値，プロトロンビン時間，血清総ビリルビン値の項目のうち，肝性脳症または腹水の項目を含む 3 項目以上が 2 点以上の状態が，90 日以上の間隔をおいた検査において連続して 2 回以上続くものでなくてはならない．Child-Pugh 分類のスコアの測定については，肝機能障害の改善のための内科的な治療を行っている状態で行う．そのうえで等級表 1 級，2 級に該当する障害は，血液検査項目（血清アルブミン値，プロトロンビン時間，血清総ビリルビン値）のうち 1 項目以上が 3 点の状態が，90 日以上の間隔をおいた検査において連続して 2 回以上続き，（イ）の項目（a〜j）（補完的な肝機能診断 a，b，c，症状に影響する病歴 d，e，f，日常生活活動に関係する症状 g，h，i）のうち，等級表 1 級では a から g までの 1 つを含む 5 項目以上が認められるもの，等級表 2 級では，a から g までの 1 つを含む 3 項目以上が認められるものをいう．

　一方，等級表 3 級，4 級に該当する障害は，a〜j のうち，a〜g までの 1 つを含むそれぞれ 3 項目以上，1 項目以上が認められるもので，Child-Pugh 分類の合計スコアが 7 点以上の状態が 90 日以上の間隔をおいた検査において連続して 2 回以上続いていればよい．すなわち，肝性脳症，腹水，血清アルブミン値，プロトロンビン時間，血清総ビリルビン値の項目のうち，肝性脳症または腹水の項目を含む 3 項目以上が 2 点以上の状態が，90 日以上の間隔をおいた検査において連続して 2 回以上続くものである必要はない．

　さらに，肝臓移植を行った者については，抗免疫療法を要しなくなるまでは，障害の除去（軽減）状態が固定したわけではないので，抗免疫療法を必要とする期間中は，当該療法を実施しないと仮定して，1 級に該当するものとする．

2　肝臓リハビリテーションの定義と効果

肝臓リハビリテーションの定義

　肝臓機能障害患者においては，運動により肝血流量が一過性に減少することから，急性や慢性にかかわらず肝臓機能障害が認められるとされ，これまで安静が治療の一つと考えられてきた[1]．そのため，肝臓疾患そのものに対する運動療法の効果に関する基礎的，臨床的な研究もこれまであまり行われてこなかった．しかし，運動負荷により肝血流自体は減少するが，高度の運動負荷でない限り，肝血流からの代償的酸素取り込みの増加により肝障害をきたすほどの酸素欠乏は生じない可能性が示唆される．

　最近の高齢化や運動不足者の増加を背景に過度の安静によるディコンディショニングの問題，

QOLの低下，運動耐容能の低下と死亡率増加の関係などが報告され[3]．最近では，必要以上の安静を解除し，積極的に運動を図ろうとする考えに変化してきている．

肝臓機能障害患者においても，運動療法は必要であり，食事療法，薬物療法，教育などとともに行われるべきである．すなわち，肝臓リハは他の内部障害リハと同様，包括的リハとして運動療法，教育，食事療法，精神的ケアなどを行う新たなリハ領域であると考えられる[4]．肝臓リハの定義としては現在のところ確立されたものはないが，他の内部障害リハの定義を参考に以下のように定義したい．

「肝臓リハは，肝臓疾患に基づく身体的・精神的影響を軽減させ，症状を調整し，生命予後を改善し，心理社会的ならびに職業的な状況を改善することを目的として，運動療法，栄養療法，薬物療法，教育，精神・心理的サポートなどを行う，長期にわたる包括的なプログラムである」

さらに他障害に対するリハ目的の患者に肝疾患を併せ持つ重複障害例も少なくなく，肝障害時における運動療法，食事療法，および日常生活指導に関する知識は非常に要求されている．

肝臓リハビリテーションの効果

現時点では急性肝炎や肝硬変への運動療法が肝機能改善に有効であるとのエビデンスはない．しかし，非代償期肝硬変や急性肝炎の極期以外の病態では運動療法が肝障害を増悪させたとするエビデンスもない．一方，食事・運動療法といった生活習慣への介入により，NAFLD患者の血清トランスアミナーゼ値や超音波，MRIにより測定された肝脂肪化が改善することが多数報告されており，NAFLDに対する運動療法の効果は広く受け入れられている．また，組織学的に証明された非アルコール性脂肪性肝炎（non-alcoholic steatohepatitis；NASH）患者に対して，低カロリー食摂取，有酸素運動を指導し，体重減少に伴い肝臓の組織所見が改善することがランダム化試験により示された[5, 6]．また，食事療法を行わず運動療法単独でNAFLDに介入を行い，体重減少を伴わなくても肝脂肪化が改善することが示されている[7, 8]．

肝硬変患者の運動耐容能は健常者に比して低く，肝硬変の重症度と逆相関している．肝硬変患者におけるサルコペニアは栄養代謝障害と身体活動量の低下に起因しており［図5-3］[9]．肝硬変患者の生命予後にも関係する［図5-4］[10]．アミノ酸の補給と運動と必須アミノ酸の補給がサルコペニアの予防や改善に有用である．すなわち，肝炎や肝硬変の治療においても必要以上の安静を解除し，社会復帰に向けて少しずつ安全に運動の再開を図ろうとする考えに変化してきている．

このように，肝臓機能障害患者のリハは，生活機能やQOLの改善のみならず，

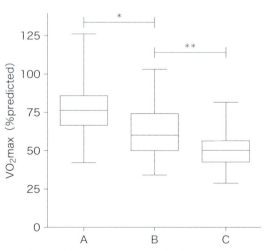

class A, *n*-40, 75.6%; class B, *n*-36, 62.6%; class C, *n*-59, 50.5%. $*p<0.01$; $**p<0.001$.

［図5-3］ Child-Pugh分類からみた肝硬変患者の最大酸素摂取量

(Dharancy et al, 2008)[9]

治療や生命予後改善としての意味合いも期待され，その病態の特殊性を理解したリハメニューの作成など今後の一層の発展が期待される．

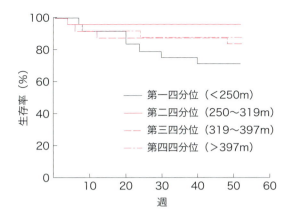

[図 5-4] 肝硬変患者の運動耐容能別 Kaplan-Meier 生存曲線
6分間歩行距離（m）で4分割して，群ごとの生存曲線を示した．250m未満群は，250m以上群に比較して有意に生命予後が悪化していた（$p < 0.05$）． (Alameri et al, 2007)[10]

3　疾患別運動療法の実際

NAFLD・NASH
1 病態と合併症

脂肪性肝疾患（fatty liver disease）とは，肝細胞に主に中性脂肪が沈着して肝障害をきたす疾患の総称である [図 5-5][11]．画像診断では，20％以上の肝細胞に脂肪滴が沈着した場合に脂肪肝と診断できる．脂肪性肝疾患の病因は，過剰飲酒，肥満や糖尿病などのインスリン抵抗性内分泌疾患（主にインスリン抵抗性が関与する病態），極度の低栄養，薬物などがあげられ，大きくアルコール性脂肪性肝疾患と非アルコール性脂肪性肝疾患（NAFLD）に分類される [図 5-5][11]．純アルコールで男性30g/日，女性20g/日以上の飲酒量でアルコール性肝障害を発症し得るので，NAFLDの飲酒量はそれ未満となる．NAFLDは，肥満，糖尿病，脂質異

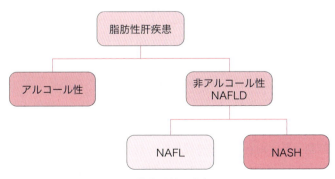

NAFLD：非アルコール性脂肪性肝疾患
NAFL　：非アルコール性脂肪肝
NASH　：非アルコール性脂肪性肝炎

[図 5-5] 脂肪性肝疾患の分類　　　　　　　　　　（日本肝臓学会，2015）[11]

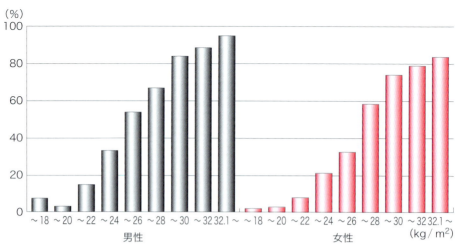

[図 5-6] BMI 別の NAFLD 合併頻度　　　　　　　　　　　（日本肝臓学会，2015）[11]

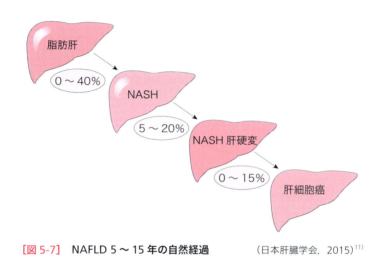

[図 5-7] NAFLD 5～15 年の自然経過　　　　　　　（日本肝臓学会，2015）[11]

常症，高血圧を合併することが多く，また，これらの疾患や心血管イベントの独立した発症リスクでもある [図 5-6][11]．

一方，非アルコール性脂肪性肝炎（NASH）は 10 年の経過で約 5～20％が肝硬変へと進展し，時に肝細胞がんをも発症する進行性の疾患である [図 5-7][11]．

NAFLD の病態は多岐にわたるが，複数の因子が相互に関連しながら関与しているとされる．NAFLD の発症・進展機序として，Day らの two hit theory が広く受け入れられてきた[12]．Two hit theory は，肥満やインスリン抵抗性などによる肝臓への脂肪沈着（1st hit）をきたすことで非アルコール性脂肪肝（NAFL）となり，インスリン抵抗性，酸化ストレス，脂質過酸化，腸内細菌由来のエンドトキシン，炎症性サイトカイン，アディポカイン，遺伝因子などが肝障害を進展させ，肝細胞に炎症細胞の浸潤や線維化が起こり（2nd hit），NASH に至るというものである．しかしながら，炎症が肝脂肪化に先行している場合もあり，two hit theory では NAFLD の病態を説明できない点が存在する．Tilg らは上記の多くの因子が，段階的にではなく並行して肝臓に作用し，NAFLD 発症・進展に関与しているという multiple parallel hits theory を提唱し[13]，この説が支持されている傾向である[14]．

[表 5-4] 日本消化器病学会編の「NAFLD/NASH 診療ガイドライン 2014」の運動療法の効果に関する記述

CQ4-1 体重減少は NAFLD/NASH に有効か？
食事や運動療法による体重減少は 3〜12 カ月の施行期間で NAFLD/NASH の肝機能および組織像を改善するため実施することを推奨する．
推奨の強さ（合意率）・エビデンスレベル：1（100％）・A

CQ4-3 運動療法は NAFLD/NASH に有効か？
運動による肝の組織学的変化は明らかになっていないが，運動療法単独でも NAFLD 患者の肝機能，肝脂肪化は改善するため実施することを提案する．
推奨の強さ（合意率）・エビデンスレベル：2（100％）・B

（日本消化器病学会，2014）[15]

2 運動療法の効果

日本消化器病学会編の「NAFLD/NASH 診療ガイドライン 2014」では，「運動療法は NAFLD/NASH に有効か？」という問いに対して，エビデンスレベル：2（100％）・B の評価を得ている [表 5-4][15]．

Promrat らは組織学的に証明された NASH 31 例を，48 週の食事＋運動療法施行群とコントロール群に無作為割付した結果，食事＋運動療法施行群では介入期間は 3〜12 カ月で 9.3％の体重減少と NAS スコア改善を提示している（線維化は改善せず）．一方，コントロール群では体重，NAS スコアともに有意な変化を認めなかった．層別化解析にて，7％以上の体重減少群では，肝脂肪化，炎症細胞浸潤 ballooning の程度，その結果として NAS スコアのすべてにおいて有意な改善を認めたのに対し，7％未満群ではこれらに有意な変化を認めなかった[5]．今後はより長期観察例による，肝線維化も含めた効果の検証が待たれる．

食事・運動療法といった生活習慣への介入により，NAFLD 患者の血清トランスアミラーゼ値や超音波，MRI により測定された肝脂肪化が改善することが多数報告されており，NAFLD に対する運動療法の効果は広く受け入れられている．また，組織学的に証明された NASH 患者に対して，低カロリー食摂取，有酸素運動を指導し，体重減少に伴い肝の組織所見が改善することがランダム化試験により示された[5, 6]．

また，食事療法を行わず運動療法単独で介入を行い，MRI を用いて肝脂肪化の変化を検討した報告がみられる．主に肥満を合併した NAFLD を対象に，30〜60 分，週 3〜4 回の有酸素運動を 4〜12 週間継続することで，体重減少を伴わなくても肝脂肪化が改善することが示されている[7, 8]．

[表 5-5] 具体的な運動の程度や頻度の目安

(1) （220 − 年齢）× 60〜70％＝目標心拍数
(2) 毎日 20 分以上の有酸素運動が最も勧められる．
(3) 脂肪燃焼効果は継続した 20 分程度の有酸素運動が必要といわれているが，最も重要な点は，無理のない運動療法を継続して行えるような方針を立てることである．
(4) 週 3 回程度で，1 日の運動も数回に分けて行っても効果がある程度期待できる．

（日本肝臓学会，2006）[16]

3 運動療法の実際

(1) 成人 NAFLD・NASH の治療

NAFLD・NASH の場合には運動療法は有効であることが知られている．ただ，そのメニューはいまだ定まっていない．したがって，現時点では一般の肥満や糖尿病への食事療法や運動療法に準ずるものに過ぎない．具体的な運動強度や頻度の目安としては，表 5-5 に示すとおりで

[表 5-6] 成人 NAFLD・NASH への食事療法と運動療法の効果

報告者 (報告年)	治療	n	期間	肝逸脱酵素	組織検査
Palmer (1990)	食事（600〜800kcal） フィットネス運動	39	16 カ月	改善	未施行
Ueno (1997)	食事（25kcal/kg×標準体重） 10,000 歩/日の歩行 20 分×2 回/日のジョギング	25	3 カ月	改善	改善 (脂肪肝)
Suzuki (2005)	食事（脂質制限） フィットネス運動 (20〜30 分×最低 2〜3 回/週)	348	12 カ月	改善	未施行
Huang (2005)	食事（糖質と脂質制限） 身体活動性増加 (目標心拍数の 70％に到達)	23	12 カ月	改善	改善 (脂肪肝， 炎症)
Baba (2006)	エアロビック運動 (45 分×最低 5 回/週)単独 もしくは 食事（25kcal/kg×標準体重）併用	69	3 カ月	運動療法単独 もしくは 食事療法併用 で改善	未施行

(上月, 2009)[1]

ある[16].

運動療法は内臓脂肪減少やインスリン抵抗性改善に有効であり，特に有酸素運動は筋・脂肪組織の代謝改善に役立ち，中性脂肪が低下，HDL コレステロール値が増加し，NAFLD の病態改善効果が期待できる．有酸素運動としてウォーキング，ジョギング，水中運動などがあげられ，運動の強さは自分の運動能力の 5 割程度にして，軽く汗ばむ程度にするようにする．短距離全力疾走，重量挙げ，腕立て伏せは無酸素運動であり，NAFLD 患者には勧められない．

成人 NAFLD・NASH 患者への食事療法と運動療法の報告に関して，表 5-6 にまとめた[1]．近年，週あたりの運動消費カロリーが同程度であっても，6METs 以上の高強度運動を実施することにより NASH の治療効果がより高いことが報告されており[17]，NAFLD に適切な運動療法メニューは一般の肥満や糖尿病へのメニューとは異なる可能性がある．今後は，NAFLD の代謝，肝機能，肝病理を長期的に改善できるより効果的な運動プロトコール（運動様式，強度，持続時間）に関するエビデンスの集積が待たれる．

(2) 小児 NAFLD・NASH の治療

小児においても NAFLD・NASH が肝硬変まで進展した症例が報告されている[18,19]．小児 NAFLD・NASH の治療の基本は，成人の治療と同様に生活習慣の改善にある．イタリアや中国の臨床研究では，食事療法に加え，中等度運動の実施で BMI，空腹時血糖値，インスリン，脂質，肝逸脱酵素値，肝超音波像が改善したことを報告している [表 5-7][1]．しかし，わが国の小児例では 5％以上の減量で肝逸脱酵素値が正常化することが多く，身長の増加がある場合は体重の維持や軽度増加でも同様の効果が得られることが多い[20]．

具体的な指導として，①炭水化物・脂質制限（アイスクリームやジュース類の制限），②有酸素運動による運動量の増加，③テレビやテレビゲーム時間の短縮，④体重の計測と記録，⑤同居家族全員を含めた生活習慣の改善などを一般的に行う．しかし，患者本人や両親には肥満に対する病識が乏しいことが多く，厳格な治療は受け入れられないケースが多い．また，過度

[表 5-7] 小児 NAFLD・NASH への食事療法と運動療法の効果

報告者 (報告年)	治療	n	期間	肝逸脱酵素	組織検査
Vajro (1994)	食事（1,200〜1,400kcal） エアロビック運動 (6時間/週)	9	30カ月	改善	改善 (脂肪肝, 炎症)
Franzese (1997)	食事（1,200〜1,400kcal） エアロビック運動 (6時間/週)	38	6カ月	改善	未施行
Nobili (2006)	食事（25〜30kcal×標準体重） 中等度運動 (30〜45分×最低3回/週)	84 (完了57)	12カ月	改善	介入前のみ施行
Wang (2008)	食事（1,300〜1,600kcal） エアロビック運動 (3時間/日×毎日)	19	1カ月	改善	未施行

(上月, 2009)[1]

な食事制限を行うと成長期に必要な栄養素まで欠乏する危険もある．外来型治療ではほとんどの患者が脱落し，また入院型であっても糖尿病食を取り入れた食事療法で標準体重まで減量しても退院後に NAFLD が再燃する症例が多く，小児科医のみの対応では困難であり，多職種による包括的な取り組みが必要であることが指摘されている[21]．

　筆者らは，肥満を有する小児 NAFLD 症例に対して，食事療法，運動療法や生活習慣是正教育をプログラムに加えた入院型包括的リハを実施し，1,900kcal という普通給食（すなわち非常に軽度の食事制限）であっても，適切な運動療法を加味することで肝逸脱酵素値の著明な改善効果を認めている[20]．

4 運動療法の注意点と日常の生活管理

- 運動療法は，食事療法，薬物療法，患者教育などともに包括的リハとして行う．
- 「NAFLD/NASH 診療ガイドライン 2014」[15] での治療フローチャートを図 5-8 に示す．また，日常生活の指導として，「NASH・NAFLD の診療ガイド 2015」での食事療法の基本を表 5-8 にまとめた[11]．
- NASH の肥満症例では食事療法と運動療法により減量を図り，効果不十分の場合は薬物療法・外科療法を考慮する．
- 脂質異常症，糖尿病，高血圧の治療薬のなかには NASH に対して有効性が示唆されているものがあり，これら生活習慣病を合併する場合には積極的に薬物療法を考慮する．
- NAFLD の多くは内臓脂肪蓄積とそれに伴うインスリン抵抗性が発症や病態の進展に関与している．肥満，糖尿病，脂質異常症，高血圧などのメタボリックシンドロームと関連する合併症を伴う場合には，まずその治療を行う．
- NAFLD では原則的に飲酒量は少なく，それを継続する．
- 飽和脂肪酸の摂取を抑える．
- 精製された糖類・果糖は控えめにし，穀類などから炭水化物を摂取することを勧める．

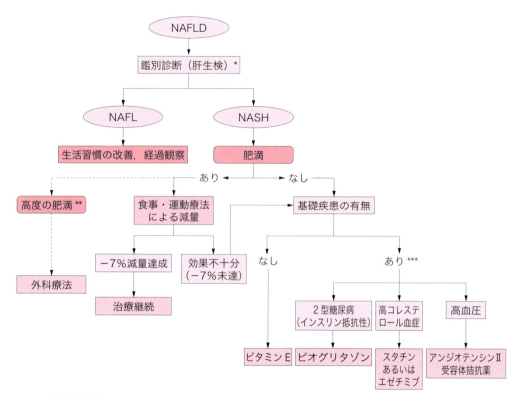

* ：肝生検を施行していない NAFLD は NASH の可能性を検討し治療する．
** ：(1) BMI ≧ 37 (2) BMI ≧ 32 で糖尿病を合併するもの，または糖尿病以外の肥満に起因する合併症を 2 つ以上有する場合．
*** ：基礎疾患それぞれに適応の薬剤にビタミン E を適宜追加する．
注 ：各段階において各々の基礎疾患に準じた治療を適宜追加する．

[図 5-8] NAFLD/NASH 治療フローチャート （日本消化器病学会，2014）[15]

肝硬変

1 病態と合併症

肝硬変とは慢性の肝障害が進行した結果，肝細胞が死滅・減少し，線維組織によって置換され，結果的に肝臓が硬く変化し，肝機能が減衰した状態を指す．肝組織は再生能力の非常に強い組織ではあるが，ある程度以上肝臓の線維化が進行すると，その変化は非可逆的となる．ウイルス性肝炎（B 型肝炎，C 型肝炎など），アルコール性肝障害，原発性胆汁性肝硬変，ヘモクロマトーシス，自己免疫性肝炎，NASH など，あらゆる慢性肝疾患が原因となり，あるいはこれらの疾患が進行した終末像である[4]．

代償期の肝硬変では線維化が高度に進行するまで無症状あるいは非特異的な脱力感，掻痒感，筋肉痛，体重減少などの症状が多い．病期が進行し非代償期に入ると合併症により多彩な症状を呈する．すなわち，食思不振，悪心・嘔吐，黄疸，腹水による腹部の膨満感，胸水，浮腫，下腿の点状出血を認める．肝性脳症を合併した場合，羽ばたき振戦を認め，意識障害や昏睡状態となることもあり，ADL は大きく制限される[4]．

[表 5-8] 食事療法の基本

1) 一般に，標準体重あたり 30kcal/kg・日程度の低カロリー食が処方される．超低エネルギー食の報告もみられるが，推奨できない
2) 炭水化物のエネルギー比率は 50 〜 60％が妥当であるが，病態に応じて増減を考慮する極端な炭水化物制限食の報告もみられるが，推奨できない
3) 脂質はエネルギー比率 20 〜 25％に制限する．

（日本肝臓学会，2015）[11]

また，門脈圧亢進症に伴い，食道静脈瘤，腹部の血管の怒張（メデューサの頭）や痔核を認めることがある．食道静脈瘤破裂による消化管出血（吐下血）のため死に至ることもある．男性ではインポテンツや性欲減退，女性化乳房，女性では月経不順を認めることがある．

　肝硬変の合併症として，肝肺症候群，肝腎症候群，cirrhotic cardiomyopathy があげられる．肝肺症候群は，肝疾患，低酸素血症（動脈血酸素分圧 $PaO_2 < 70mmHg$）あるいは肺胞気—動脈酸素分圧較差の上昇（$A-aDO_2 > 20mmHg$），肺内血管の拡張を三徴とし，著しく予後不良な症候群である．その原因は肺内の動脈—静脈シャントによる肺血管異常によるものである．症状としては他の低換気疾患と同様に，チアノーゼ，ばち指，息切れなどの症状を示す．さらに症状が進むと常に酸素吸入が必要となり，ADL は大きく制限され包括的呼吸リハが勧められる．

　肝腎症候群は，高度の肝硬変や劇症肝炎に伴って発症する急性腎前性腎不全で，肝硬変の患者の転帰を左右する重篤かつ急激に進行する病態である．腎臓の血管を拡張させる物質の減少，腎臓の血管を収縮させる物質の増加によって生じる腎血管抵抗の増大や腎糸球体血流量の低下が根底にあると考えられている．根本的には肝臓移植以外の有効な手段がないのが現状である．Cirrhotic cardiomyopathy は収縮性・拡張性機能障害，電気生理学的異常を有し，肝硬変由来の心不全を引き起こす．

2 運動療法の効果

　代償的肝硬変患者では身体活動量の低下がみられ[22]，カロリー摂取不足とあいまってサルコペニアにつながる【図 5-9】[23]．肝硬変患者の運動耐容能は健常者に比して低く，肝硬変の重症度と逆相関している[24-26]．肝硬変患者におけるアミノ酸の補給と運動療法がサルコペニアの予防や改善に有用である．体重当たり 30kcal/kg/日と 1 日 5,000 歩以上のウォーキングにより骨格筋量の減少を予防したり逆に増加させる【図 5-10】[27]．また，RCT で，多くはChild-Pugh 分類 A の肝硬変患者に 10g のロイシン投与に加えて最大心拍数の 60〜70%の強度でのトレッドミルまたはエルゴメータを 1 日 60 分間，12 週間行うことで，6 分間歩行距離が 365m から 445m に増加し，下肢周径や QOL の改善がみられたと報告している[28]．

3 運動療法の実際

　肝臓疾患患者は自覚症状に乏しく，ADL の制限がどの程度必要かを判断することが困難であり，自覚症状に加えて病状や検査値の推移もみながら運動を施行する必要がある．肝臓疾患患者のスポーツへの参加・禁止基準を **表 5-9** に示す[29]．

　代償期には特段の活動制限は不要であり，規則正しい生活を心がけ，便秘，過労を避けるよう指導する．安静は食後 30 分で十分であり，適切な有酸素運動（たとえば 1 回 30 分，週 3 回の散歩）を指導する．しかし，非代償期の場合には，ADL レベル以上の運動は禁

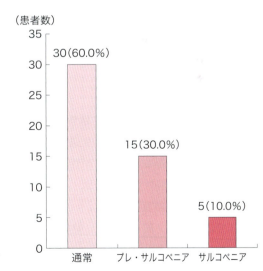

[図 5-9] 代償的肝硬変患者におけるサルコペニアの頻度
(Hayashi et al, 2013)[23]

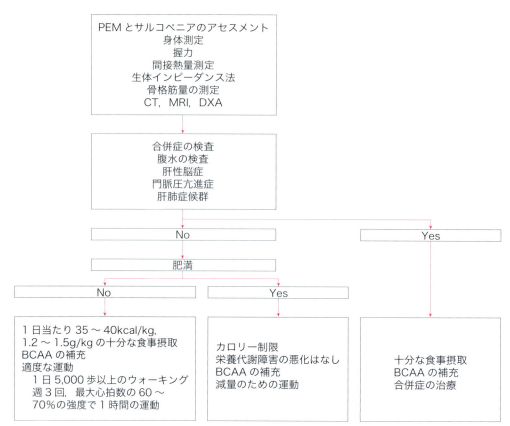

PEM: Protein-energy malrutrition, BCAA: Branched chain amino acid.

[図 5-10] 肝硬変患者のマネジメント具体案　　　　　　　　　　　　　　　　　　　　(Toshikuni et al, 2014)[27]

忌である．門脈圧亢進を伴う肝硬変患者では，運動負荷により門脈圧（肝静脈圧較差）が上昇するとの報告があり，破綻出血の危険性のある食道静脈瘤の患者では中等度以上の運動は避けるべきである．また，カロリー摂取が不十分なままで運動すると蛋白異化が進んで骨格筋が減少する．

腹水を伴う肝硬変症例では安静が基本とされているが，これは運動によりレニン-アルドステロン系と交感神経系が亢進し，糸球体濾過率，自由水クリアランス，ナトリウム排泄が著明に低下するためである．

4 運動療法の注意点と日常の生活管理

- 肝疾患患者を長期間にわたり過度の安静ないしは臥床させることで，筋の廃用萎縮，筋量の減少を引き起こし，これが骨格筋によるアンモニア処理能力を低下させ，高アンモニア血症を招き，肝性脳症を誘発する可能性も指摘されている．
- 肝硬変の管理の原則として，①過度の安静を指示しない，②適度の身体活動を継続する，③分枝鎖アミノ酸（BCAA）製剤を補給する，の3つに注意する．
- 進行した肝病変といえども，一概に安静を指示するのではなく，個々の症例ごとに病態を把握し，病態に応じた運動療法を実施し，筋肉量の維持や，生命予後およびQOLの改善につなげる．

[表 5-9] 肝臓疾患患者のスポーツ参加・禁止基準

非接触性スポーツ
1. 絶対的禁止基準
   1) 原因の如何にかかわらず，非治癒期急性肝炎・急性増悪期慢性肝炎・非代償期肝硬変，食道静脈瘤
   2) 眼球結膜の黄染（ただし体質性黄疸は除く）を認めた場合
   3) 次の①または/および②の検査値のいずれかを認めた場合（なお②に関しては，まれに各検査ともに真の肝臓機能障害に基づかない異常値を示す場合があり，2種類以上の検査の実施が望ましい）
      ① 血清 GPT 値 150mIU/ml 以上
      ② 血清アルブミン値：2.8g/dL 以下
        血清コリンエステラーゼ値：0.6 △ pH 以下
        血清ヘパプラスチンテスト値：60% 以下
        血清 LCAT 値：350U 以下
        血清ビリルビン値：2mg/dL 以上

2. 血液検査後に判断が必要な場合
   1) 原因の如何にかかわらず，肝障害・急性肝炎治癒期慢性肝炎・肝硬変
   2) 左記の 1. 2)，1. 3) であった者の許可条件：
      1～2週間の間隔で血液検査がともに左記 1. 3) で示した値より基準値に近い値である場合
      スポーツの継続は，① 自覚症状として倦怠・疲労感の出現や食欲低下がない，および ② 1～2カ月ごとの検査結果で悪化が認められない場合

接触性スポーツ
1. 禁止基準
   1) 非接触性スポーツの禁止項目に該当する場合
   2) HBs 抗原陽性の場合は，必ず HBV・DNA 値を測定し，HBV・DNA 陽性の場合は禁止し，専門機関にて治療を行う[1]
   3) HCV 抗原陽性の場合は HCV・RNA 値を測定する[2]

[1] HBV・DNA 陽性血液は，極めて感染力が強いため
[2] HCV・RNA 陽性血液は，感染力は HBV・DNA 陽性血液に比べ著しく弱いことから，接触性スポーツ参加に際しては現場で出血に対する処置を十分に行うこと

（日本臨床スポーツ医学会，2005）[29]

- 食事は 25～30kcal/kg（標準体重）/日，蛋白質 1.2～1.3g/kg（標準体重）/日，脂肪エネルギー比 20% を目安とする．食塩は 6g/日以下，鉄分は血清フェリチン値が基準値以上の場合には 7mg/日以下とする．管理栄養士による指導が望ましい．
- 腹水・浮腫などを呈する非代償期に安静を指示する．食塩は 5g/日以下，蛋白質は不耐症がある場合 0.5～0.7g/kg/日とし，肝不全用経腸栄養製剤を併用する．

肝移植

1 病態と合併症

　わが国では 1989 年より，血縁者，配偶者などが自分の肝臓の一部を提供する生体部分肝移植が行われている．「臓器移植に関する法律」の施行後，2013 年末までに 216 例の脳死肝移植が実施されている．脳死肝移植が開始された後もその数が少ないため，生体部分肝移植の症例数は年々増加している．

　適応は，進行性の肝疾患のため，末期状態にあり従来の治療方法では余命1年以内と推定される者である．ただし，先天性肝・胆道疾患，先天性代謝異常症などの場合には必ずしも余命1年にこだわらない．移植年齢は 70 歳までが望ましいとされている．具体的には次の疾患が移植の対象となる．

1) 劇症肝炎
2) 先天性肝・胆道疾患

3）先天性代謝異常症
4）Budd-Chiari 症候群
5）原発性胆汁性肝硬変症
6）原発性硬化性胆管炎
7）肝硬変（肝炎ウイルス性，二次性胆汁性，アルコール性，その他）
8）肝細胞癌（遠隔転移と肝血管内浸潤を認めないもので，径5cm 1個または径3cm 3個以内のもの）
9）肝移植の他に治療法のないすべての疾患

2013年末までの総移植数は7,474，ドナー別では，死体移植が219（脳死移植216，心停止移植3），生体移植が7,255である[30]．米国に比べて，わが国では生体肝移植の割合が多い．脳死肝移植数は2009年までは年間2〜13例にとどまっていたが，2010年に改正法が施行されて以後，年間40例と増加した．一方で生体肝移植は2005年をピークに若干の減少に転じ，ここ数年は年間400例前後で推移している【図 5-11，5-12】[30]．年間2,000人近くの方々が，肝移植の適応がありながら受けることができずに亡くなっている．脳死肝移植を希望して登録した人のうち，実際にわが国で脳死肝移植を受けることができた人は241名（12％）に過ぎない【図 5-13】[30]．

2013年末の集計では，国内で脳死肝移植を受けた95名の累積生存率は1年86％，3年81％，5年80％，10年73％である．一方，生体肝移植後の累積生存率は，1年84％，3年80％，5年77％，10年71％，15年68％であり，脳死移植と生体移植の差はない【図 5-14】[30]．

生体肝移植における小児と成人の肝移植成績の比較は，小児の累積生存率が，1年89％，3年87％，5年86％，10年84％であるのに対し，成人の累積生存率は，1年81％，3年75％，5年72％，10年65％であり，小児肝移植の成績が有意に良好である[30]．

---

column　仰臥位より座位にしたほうが本当に呼吸が楽になるのか？

　安静は廃用症候群につながるため，なるべく早期に安静を解除すべきである．障害を有する患者の安静解除はどのような手順で行っているだろうか．脳卒中患者，心不全患者，呼吸不全患者，廃用症候群患者など共通したリハの手順として，通常は仰臥位からなるべく受動座位，座位保持，受動立位，立位保持，歩行へもっていく．

　ところが，それがかえってよくない病態もある．たとえば，肝肺症候群である．肝肺症候群では仰臥位から座位や立位になったとたん極端な低酸素になることがある（orthodeoxia）．だからといって，寝ているだけでは廃用症候群につながるので，肝肺症候群患者の場合は，仰臥位のままROM拡大や筋力増強訓練を行う[1]．

　肝肺症候群は，①肝疾患，②肺内血管拡張（基礎に心肺疾患を伴わない），③動脈血低酸素血症を三徴とする症候群である．肝硬変患者の5〜32％に認められる．低酸素血症をきたす機序は，換気血流比不均等と拡散障害に大別される．症状は主として労作時呼吸困難である．換気血流比不均等は拡張した肺内血管による肺血流量の増加や門脈血が大循環に流入することによる循環血漿量の増加によって起こる．また，肺内動静脈シャント（right-to-left shunt）の形成も換気血流比不均等の原因である．一方，拡散障害は拡張した肺内血管により肺胞から赤血球までの距離が遠くなるため，酸素の拡散が障害されることが原因である．肝肺症候群患者のリハは内部障害リハのなかでも高度な技術やリスク管理を要求される領域である．常に病態を考え，患者に最もよいリハを考えることが重要である．（上月）

　文献　1）Kohzuki M et al : Rehabilitating patients with hepatopulmonary syndrome using living-related orthotopic liver transplant: a case report. *Arch Phys Med Rehabil* 81:1527-1530, 2000.

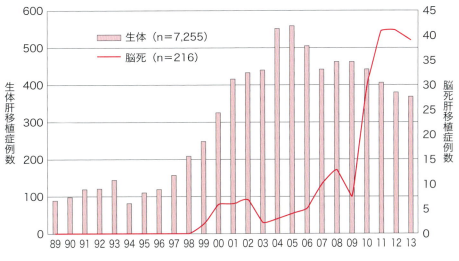

[図 5-11] わが国における肝移植数　　　　　　　　　　　　　　　　　　　　　　　　　（福嶌，2014）[30]

2 運動療法の効果

　肝硬変患者の運動耐容能は健常者に比して低く，肝硬変の重症度と逆相関しているのみならず，肝臓移植後の死亡率にも関係している[31, 32]．[図 5-15]．肝移植後患者では1回30分以上，週3回の運動を行っている群でQOLが高い．肝肺症候群では，肝移植後でも低酸素血症の改善が遅延することが多く，リハに難渋することが多い．筆者らは，本症候群の特徴を考慮し，仰臥位で上下肢の可動域訓練や運動を行い，肝移植後に安全かつ著明な改善をみた[33, 34]．

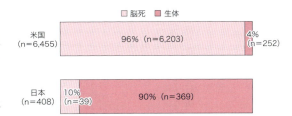

[図 5-12]　脳死肝移植と生体肝移植の割合：2013年の日米の症例数の比較　　　　　　　　　（福嶌，2014）[30]

3 運動療法の実際

　肝肺症候群は進行性で，診断後2年6カ月で41%が死の転帰をとる[35]．肝移植が肝肺症候群に対する唯一の根本的治療法である．肝臓移植をした場合，通常，移植後数日〜数十日で立位時の低酸素血症は改善し，立位足踏み訓練や歩行訓練が開始できる．ただし，肝移植後の肝肺症候群の改善はさまざまで，酸素化能が正常化するには年単位の時間を要することも少なくない．術後死亡率および移植後から低酸素血症の改善までの期間は，肝肺症候群の重症度が高く，術前低酸素血症が重篤であるほど延長する．

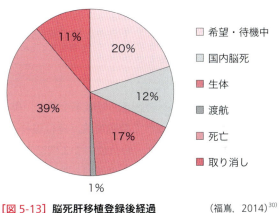

[図 5-13]　脳死肝移植登録後経過　　　　　　　　　（福嶌，2014）[30]

　肝肺症候群ではhypoxia（低酸素）やorthodeoxia（直立時の低酸素血症）を認め，酸素療法に対しての反応も悪いので，病態の特殊性を考慮したリハを行わなければならない．すなわ

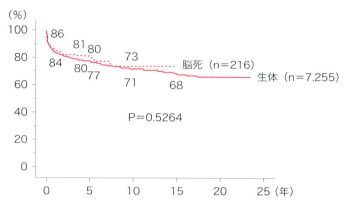

[図 5-14] わが国における肝移植後の患者生存率：生体肝移植 vs. 脳死肝移植

(福嶌, 2014)[30]

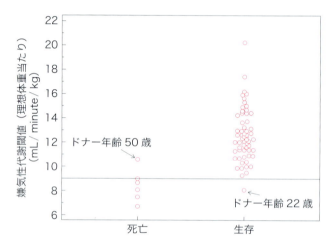

[図 5-15] 肝移植後 90 日死亡例と運動耐容能の関係
腹水による体重増加の影響を除くために［身長(m)］^{2} × 22 で算出した理想体重を用いている.

(Prentis et al, 2012)[31]

ち，脳卒中患者，心不全患者，呼吸不全患者，廃用症候群患者など共通したリハの手順として，通常は仰臥位からなるべく受動座位，座位保持，受動立位，立位保持，歩行へもっていくが，肝肺症候群患者の場合は，仰臥位のまま関節可動域拡大や筋力増強訓練を行う[33, 34].

(1) 低酸素血症に対するリスク管理とモニタリング

　パルスオキシメーターにより経皮的酸素飽和度，脈拍数をモニターする．息切れや自覚的運動強度（Borg 指数）も確認する．低酸素状態が長い患者の場合は，低酸素状態でも体動時呼吸困難などをあまり訴えないことが多いので，患者の自覚症状の有無のみで低酸素状態の有無を判断しないようにすることが重要である．

(2) Orthodeoxia に配慮した運動療法

　肝肺症候群では，orthodeoxia を認めることが少なくないので，通常の呼吸不全患者および廃用症候群に対するリハとは異なった対応が要求される[33, 34].

　①運動はまず仰臥位で行うのが安全である．肝肺症候群で認められる低酸素血症は 100% の純酸素吸入でもほとんど改善しないほど重篤であり，体動後の低酸素状態からの改善には

時間を要するので，運動療法の際にはSpO_2があまり下がり過ぎないうちに小休止をとる必要がある．

②スパイロメーターでの肺活量，一秒量などの肺機能データは正常である．SpO_2を測定しないとorthodeoxiaの存在がわからない．

③腹式呼吸や口すぼめ呼吸は低酸素血症の改善にはほとんど役立つことはない．

④長期間の安静臥床は換気血流不均衡を悪化させ，肝肺症候群患者におけるorthodeoxiaや心血管系のデコンデショニングを進行させる．すなわち，仰臥位で上下肢の関節可動域訓練や運動を行うことで，心肺のデコンデショニングや廃用症候群を避ける必要がある．

■4 運動療法の注意点と日常の生活管理

(1) 廃用症候群

長期臥床による廃用性萎縮によるさまざまな症状を合併することが多い．また，低栄養によるるい痩も多く，総腓骨神経麻痺の有無や，必要により装具の使用などの知識も要求されることが少なくない．

(2) 感染症，予防接種

レシピエントは術後の拒絶反応を軽くするため免疫抑制剤を投与される．そのため病原菌からの感染も受けやすい．特に免疫抑制剤の投与量が多い術後早期（約半年）は注意が必要である．この時期は感染予防として外出する時はマスクの着用，手洗い，うがいを忘れずに行う．

(3) 食事

術後は免疫抑制剤を内服することで普通では抵抗力があり感染しない病原菌に感染することもある．そのため，移植後は食事について以下のことに注意する．移植～3カ月までは，漬物や瓶入りの佃煮や佃煮海苔は避ける（ただし，一回分ずつパック詰めになった佃煮海苔は食べられる）．ケーキなどの生菓子，団子など賞味期限が2～3日程度の短い食品は避ける．

(4) 運動，外出

徐々に散歩を行う．退院後しばらくは人ごみを避ける．移植後6カ月は外出時にはマスクをつける．温泉，プール，海水浴は移植後1年経ってからが望ましい．

(5) 仕事・学校

移植肝機能に問題がない限り仕事や運動に制限はない．学校での運動制限については，鉄棒，水泳，マラソンなども含め，やっていけない理由はない．しかし厳密には仕事内容や運動量によって個々に対応する必要があり，医師に相談すべきである．

（上月正博）

文献

1) 上月正博（編著）：新編内部障害のリハビリテーション，医歯薬出版，2009．
2) 厚生労働省：身体障害認定等に係る担当者会議次第（平成21年9月17日）；http://www.wam.go.jp/wamappl/bb15GS60.nsf/0/1aaa40236b8c5436492576340028ce4a/$FILE/20090917_1shiryou_all.pdf
3) Wen CP, Wu X：Stressing harms of physical inactivity to promote exercise. *Lancet* 380（9838）：192-193，2012．
4) 上月正博：肝臓機能障害患者における障害とリハビリテーションの考え方．臨床リハ 20：312-321，2011．
5) Promrat K et al：Randomized controlled trial testing the effects of weight loss on nonalcoholic steatohepatitis. *Hepatology* 51：121-129，2010．

6) Vilar Gomez E et al : Clinical trial : a nutritional supplement Viusid, in combination with diet and exercise, in patients with nonalcoholic fatty liver disease. *Aliment Pharmacol Ther* 30 : 999-1009, 2009.
7) van der Heijden GJ et al : A 12-week aerobic exercise program reduces hepatic accumulation and insulin resistance in obese, hispanic adolescents. *Obesity* 18 : 384-390, 2010.
8) Johnson NA et al : Aerobic exercise training reduces hapatic and visceral lipids in obese individuals without weight loss. *Hepatology* 50 : 1105-1112, 2009.
9) Dharancy S et al : Impact of impaired aerobic capacity on liver transplant candidates. *Transplantation* 86 : 1077-1083, 2008.
10) Alameri HF et al : Six minutes walk test to assess functional capacity in chronic liver disease patients. *World J Gastroenterol* 13 : 3996-4001, 2007.
11) 日本肝臓学会（編）：NASH・NAFLDの診療ガイド2015，文光堂，2015.
12) Day CP, James OF : Steatohepatitis : A tale of two "hits"? *Gastroenterology* 114 : 842-845, 1998.
13) Tilg H et al : Evolution of inflammation in nonalcoholic fatty liver disease : the multiple parallel hits hypothesis. *Hepatology* 52 : 1836-1846, 2010.
14) 本多 靖・他：非アルコール性脂肪性肝疾患（NAFLD）．最新医 70：1528-1536，2015.
15) 日本消化器病学会（編）：NAFLD/NASH診療ガイドライン2014，南江堂，2014.
16) 日本肝臓学会（編）：NASH・NAFLDの診療ガイド2006，文光堂，2006.
17) Kistler KD et al ; NASH CRN Research Group : Physical activity recommendations exercise intensity, and histological severity of nonalcoholic fatty liver disease. *Am J Gastoenterol* 106 : 460-468, 2011.
18) Kinugasa A et al : Fatty liver and its fibrous changes found in simple obesity of children. *J Pediatr Gastroenterol Nutr* 3（3）: 408-414, 1984.
19) Rashid M, Roberts EA : Nonalcoholic steatohepatitis in children. *J Pediatr Gastroenterol Nutr* 30（1）: 48-53, 2000.
20) 伊藤 修・他：小児非アルコール性脂肪性肝疾患（NAFLD）への運動療法の効果．運動療物理療 20：82-87，2009.
21) 乾あやの・他：症例にみる管理のポイント 症例1：小児NASH例．臨床リハ 20：334-339，2011.
22) Hayashi F et al : Nutritional status in relation to lifestyle in patients withcompensated viral cirrhosis. *World J Gastroenterol* 18 : 5759-5770, 2012.
23) Hayashi F et al : Physical inactivity and insufficientdietary intake are associated with the frequency of sarcopeniain patients with compensated viral liver cirrhosis. *Hepatol Res* 43 : 1264-1275, 2013.
24) Terziyski K et al : Exerciseperformance and ventilatory efficiency in patientswith mild and moderate liver cirrhosis. *Clin Exp Pharmacol Physiol* 35 : 135-140, 2008.
25) Campillo B et al : Submaximal oxygenconsumption in liver cirrhosis. Evidence of severe functionalaerobic impairment. *J Hepatol* 10 : 163-167, 1990.
26) Epstein SK et al : Analysis of impaired exercisecapacity in patients with cirrhosis. *Dig Dis Sci* 43 : 1701-1707, 1998.
27) Toshikuni N et al : Nutrition and exercise in the management of liver cirrhosis. *World J Gastroenterol* 20 : 7286-7297, 2014.
28) Román E et al : Randomized pilot study : effects of an exercise programme and leucine supplementation in patients with cirrhosis. *Dig Dis Sci* 59 : 1966-1975, 2014.
29) 日本臨床スポーツ医学会：日本臨床スポーツ医学会学術委員会内科部会勧告．日臨スポーツ医会誌 13（suppl）：260-269，2005.
30) 福嶌教偉：我が国における臓器提供の現状と今後の課題．臓器移植ファクトブック2014 ; http://www.asas.or.jp/jst/pdf/factbook/factbook2014.pdf
31) Prentis JM et al : Submaximal cardiopulmonary exercise testing predicts 90-day survival after liver transplantation. *Liver Transpl* 18 : 152-159, 2012.
32) Bernal W et al : Aerobic capacity duringcardiopulmonary exercise testing and survival with andwithout liver transplantation for patients with chronic liverdisease. *Liver Transpl* 20 : 54-62, 2014.
33) 上月正博・他：生体肝移植を行った肝肺症候群患者に対するリハビリテーション．リハ医学 36：655-657，1999.
34) Kohzuki M et al : Rehabilitating patients with hepatopulmonary syndrome using living-related orthotopic liver transplant : a case report. *Arch Phys Med Rehabil* 81 : 1527-1530, 2000.
35) Zhang J, Fallon MB : Hepatopulmonary syndrome : update on pathogenesis and clinical features. *Nat Rev Gastroenterol Hepatol* 9（9）: 539-549, 2012.

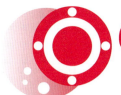

6. 排泄障害（直腸障害・膀胱障害）

尿漏れに対する骨盤底筋運動

　尿失禁は多くの女性が抱える悩みである．尿失禁には腹圧性尿失禁と切迫性尿失禁の2つのタイプがある．

　腹圧性尿失禁は，重い荷物をもったり，くしゃみや咳をしたりしたときに尿が漏れる症状である．女性患者の約7割がこの腹圧性といわれている．切迫性尿失禁は，トイレに行きたいと思うと我慢ができなくなり，尿が漏れてしまう症状である．外出先でも常にトイレが気になり，不便な思いをすることが多い．

　厚生労働省のガイドラインによれば，骨盤底筋運動は腹圧性尿失禁と切迫性尿失禁のある女性で有効とされている．特に腹圧性尿失禁に対する骨盤底筋トレーニングの効果は著しく70％の効果を示している．体操の基本は，肛門や膣周りの筋肉をゆっくり閉めることである．まず3秒間，慣れてきたら10秒間閉めたまま維持してみる．以下の体操を就寝前や朝起きたときなどに少しずつ行って，できれば各体操で10回ずつ，1日2～3回，最低3か月続ける[1]．

　骨盤底筋体操のポイントは以下のとおりである[2]．

①骨盤底筋をイメージしながら行う．
②リラックスするために，息を吸うことより吐くことを意識した呼吸を行う．
③お腹の力を抜いて楽にする．まず，人前でおならが出そうなときに肛門を締めて我慢する状態で締める，緩める動作を繰り返す．
④排尿している状態をイメージし，途中で尿を止める感じで尿道を強く締める，緩める動作を繰り返す．
⑤まず肛門を締め，締めたまま尿道を締め，緩める動作を繰り返す．
⑥締めるときに，肛門・尿道を吸い上げるような感じで，もち上げる．
⑦骨盤底筋の収縮は，「ぎゅっ」と速く強く締める方法と，「ぎゅ～っ」とゆっくり長く締める（5秒程度）方法の2つの方法を併用して行う．
⑧収縮のときには息をとめずに，呼吸を普通にしながら収縮する．
⑨1セットは10回前後，1日50回を目安とする．

　さらに，骨盤底筋の支持を補助する腹部の筋力の向上と，総合的身体機能を向上させるための運動プログラムを組み合わせて実施することも尿失禁を予防・改善する効果がある[2]．

　指導例を図6-1～6-7[1]に示す．

（上月正博）

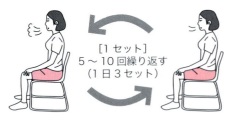

①5秒で息を吸いながら，おへそを前に出すように背すじを伸ばします．
②5秒で息を吐きながら，おしっこを止めるように力を入れ，おへそを元に戻します．
③5〜10回繰り返します．これが1セットです．
④可能なら1日3セット行います．

[図 6-1] 骨盤底筋体操

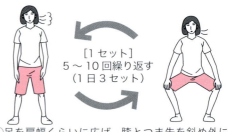

①足を肩幅くらいに広げ，膝とつま先を斜め外に向けて立ちます．
②上体を起こしたまま，5秒で息を吸いながら膝を曲げます．
③5秒で息を吐きながら，身体を上へもち上げます．同時に，おしっこを止めるように力を入れます．
④5〜10回繰り返します．これが1セットです．
⑤可能なら1日3セット行います．

[図 6-2] 下腹部筋，骨盤底筋，股関節筋の運動

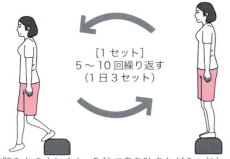

①踏み台の上に立ち，5秒で息を吐きながら，おしっこを止めるように力を入れます．
②力を入れたまま，踏み台からゆっくり片足を下ろし，また戻します．
③5〜10回繰り返します．これが1セットです．
④可能なら1日3セット行います．

[図 6-3] 日常動作での骨盤底筋の運動

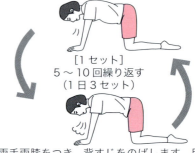

①両手両膝をつき，背すじをのばします．目は床をみるように．
②5秒で息を吸いながら，背中を丸めずに，おなかを大きくふくらませます．
③5秒で息を吐きながら，おなかをへこませ，おしっこを止めるように力を入れます．
④5〜10回繰り返します．これが1セットです．
⑤可能なら1日3セット行います．

[図 6-4] 腹部筋と骨盤底筋の運動

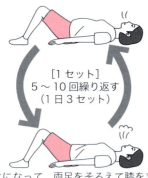

①仰向けになって，両足をそろえて膝を立てます．
②5秒で息を吸いながら，おなかを大きくふくらませます．
③5秒で息を吐きながら，おしっこを止めるように，肛門をきつく締めるように力を入れます．
④5〜10回繰り返します．これが1セットです．
⑤可能なら1日3セット行います．

[図 6-5] 腹式呼吸と骨盤底筋の運動

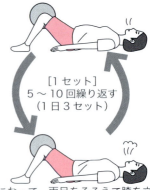

①仰向けになって，両足をそろえて膝を立てます．
②膝の間に丸めたタオル，またはボールをはさみます．
③5秒で息を吸いながら，おなかを大きくふくらませます．
④5秒で息を吐きながら，おしっこを止めるように力を入れ，膝にはさんでいるタオルまたはボールをつぶすようにします．
⑤5〜10回繰り返します．これが1セットです．
⑥可能なら1日3セット行います．

[図 6-6] 骨盤底筋と股関節内側の筋肉の運動

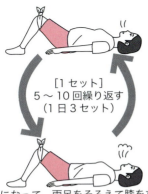

① 仰向けになって，両足をそろえて膝を立てます．
② 両膝をひもなどで巻いて，すこしきつめに縛ります．
③ 5秒で息を吸いながら，おなかを大きくふくらませます．
④ 5秒で息を吐きながら，おしっこを止めるように力を入れ，足を外側に向かって開くように力を入れます．
⑤ 5〜10回繰り返します．これが1セットです．
⑥ 可能なら1日3セット行います．

[図6-7] 骨盤底筋と股関節外側の筋肉の運動

文献
1) 上月正博：「安静」が危ない！ 1日で2歳も老化する！，さくら舎，2015．
2) 河合 恒，大渕修一：虚弱高齢者．実践的なQ＆Aによる エビデンスに基づく理学療法（内山 靖編），第2版，医歯薬出版，2015．

column

「らくらく運動療法」の勧め

　有酸素運動と無酸素運動では，体に与える影響が大きく異なる．有酸素運動の効果は，寿命の延長，持久力の向上，心・肺機能の向上，体脂肪の減少，肥満の解消，血圧の低下，耐糖能の改善，HDL-コレステロールの増加，血小板凝集能の低下，免疫機能の強化などである．一方，無酸素運動の効果は，筋の肥大，瞬発力の向上，反応時間の短縮などである．無酸素運動で寿命が延びることはない．無酸素運動で得られるのは，酸素負債能力であり，主にスポーツ選手に要求される能力である．

　高強度の運動をした後は，筋が火照り，筋肉痛が何日も続く．それは炎症を招いた結果である．一方，低〜中強度の運動をした後では，逆に炎症抑制効果が発揮される．同様に血管内皮拡張効果をもたらすのは，軽〜中強度の運動であり，高強度の運動では酸化ストレスが増加するため血管内皮拡張はもたらさない．「過ぎたるはなお及ばざるがごとし」という先人の格言が運動の場合にも活きているわけである．運動は無理のない強さの「自分にあった運動」である低〜中強度の運動，すなわち，「らくらく運動療法」がベストの運動なのである[1]．

（上月）

文献　1) 上月正博：リハビリ専門医が教える健康な人も病気の人も幸せと元気をよぶ「らくらく運動」，晩聲社，2014．

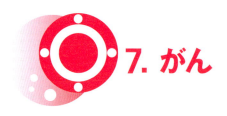

7. がん

1　がん患者の特徴

　がん患者では，がんの進行もしくは治療の過程でさまざまな機能障害が生じ，ADLに制限を生じQOLの低下をきたしてしまう．これらの問題に対して，症状の緩和や二次障害を予防し，機能や生活能力の維持・改善を目的としてリハを行うことは，質の高いがん医療を行ううえで必要不可欠である．がん自体に対する治療のみならず，症状緩和や心理・身体面のケアから療養支援，復職などの社会的な側面にもしっかり対応していく，"がんと共存する時代"の新しい医療のあり方が求められている[1]．

　Lehmannらは，がん患者の多くではセルフケアや移動などリハに関するさまざまな問題を抱えており，それはがんの種類によらず，脳・脊髄，乳腺，肺，頭頸部など含め，すべての種類のがん患者で生じていたことを報告した[図7-1][2]．がんリハの対象となる障害を表7-1に示す[3]．がんそのものによる障害と，その治療過程において起こり得る障害とに分けられる．

　がんリハは，予防的，回復的，維持的および緩和的リハの4つの段階に分けられ[図7-2][3, 4]，あらゆる病期において役割をもつ．がんサバイバーが500万人を超える時代を迎える今，がんの診断早期から終末期までさまざまな病期におけるがんの患者に対するリハのニーズはさらに高まっていくことが予想される．

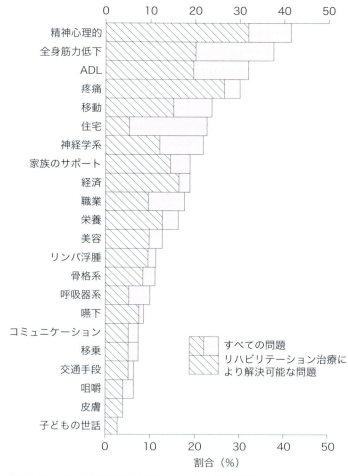

[図7-1]　がん患者のリハビリテーション上の問題点
(Lehmann et al, 1978)[2] を改変

表 7-1 リハビリテーションの対象となる障害

1. がんそのものによる障害
   1) がんの直接的影響
      骨転移
      脳腫瘍（脳転移）に伴う片麻痺，失語症など
      脊髄・脊椎腫瘍（脊髄・脊椎転移）に伴う四肢麻痺，対麻痺など
      腫瘍の直接浸潤による神経障害（腕神経叢麻痺，腰仙部神経叢麻痺，神経根症）
      疼痛
   2) がんの間接的影響（遠隔効果）
      がん性末梢神経炎（運動性・感覚性多発性末梢神経炎）
      悪性腫瘍随伴症候群（小脳性運動失調，筋炎に伴う筋力低下など）

2. 主に治療過程において起こり得る障害
   1) 全身性の機能低下，廃用症候群
      化学・放射線療法，造血幹細胞移植後
   2) 手術
      骨・軟部腫瘍術後（患肢温存術後，四肢切断術後）
      乳がん術後の肩関節拘縮
      乳がん・子宮がん手術（腋窩・骨盤内リンパ節郭清）後のリンパ浮腫
      頭頸部がん術後の摂食・嚥下障害，構音障害，発声障害
      頸部リンパ節郭清後の副神経麻痺（僧帽筋の筋力低下・萎縮，翼状肩甲）
      開胸・開腹術後（食道がんなど）の呼吸器合併症
   3) 化学療法
      四肢末梢神経障害（感覚障害による上肢巧緻性・バランス障害，腓骨神経麻痺など）
   4) 放射線療法
      横断性脊髄炎，腕神経叢麻痺，嚥下障害，開口障害など

(辻, 2011)[3]

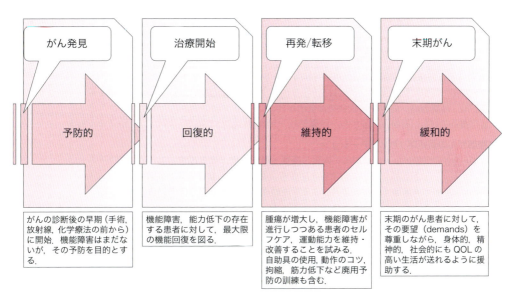

本図はがんのリハビリの流れを示すもので WHO の緩和ケア定義とは異なることに注意（2002 年の WHO の定義では緩和ケアは末期がんに限定されない）．

[図 7-2] がんのリハビリテーションの病期別の目的　　　(辻, 2011)[3] (Dietz, 1981)[4] を参考に作図

2　がん患者に対する運動療法の目的と効果

　2003年にAmerican Cancer Society（ACS）が，がん患者の栄養と身体活動に関するガイドラインを発表した（2006年に改訂）[5]．2010年にAmerican College of Sports Medicine（ACSM）から発表されたガイドライン[6]では，がんリハに関して，「がん治療中・後の運動を実施する際には特別のリスク管理を要するが，運動の実施は安全である．運動トレーニングは，乳がん・前立腺がん・血液がん患者において，体力・筋力・QOL，疲労の改善に有効である．レジスタンストレーニングは乳がん患者において，リンパ浮腫の合併の有無にかかわらず，安全に実施できる．他のがん患者への運動の効果は十分に明らかでなく，がんの種類・病期，運動の量や内容についてさらに研究が必要である」と総括している．

　一方，わが国では，日本リハビリテーション医学会がんのリハビリテーション策定委員会から「がんのリハビリテーションガイドライン」が2013年に出版された[7]．

リハビリテーションプロトコール

　リハのかかわり方は，がん自体による局所・全身の影響，治療の有害反応，臥床や悪液質に伴う身体障害に大きく左右される．治療のスケジュールを把握し，治療に伴う安静度や容態の変化をある程度予測しつつ，生命予後などの観点から，患者のニーズに合った，より具体的なプログラムを立てていく必要がある．

　表7-2に主な周術期リハプログラムの例を示した[8]．周術期リハの目的は，術前および術後早期からの介入により，術後の合併症を予防し，後遺症を最小限にして，スムーズな術後の回復を図ることである．リハチームは術前から積極的に介入することが望まれる．術前の患者

表7-2　原発巣別の周術期リハビリテーションプログラム例

■**周術期（手術前後の）呼吸リハビリテーション**
・食道がん：開胸・開腹手術症例では全例が対象．摂食・嚥下障害に対する対応も行う．
・肺がん・縦隔腫瘍：開胸手術症例では全例が対象．
・消化器系のがん（胃がん，肝がん，胆嚢がん，大腸がんなど）：開腹手術では高リスク例が対象．

■**頭頸部がんの周術期リハビリテーション**
・舌がんなどの口腔がん，咽頭がん：術後の摂食・嚥下障害，構音障害に対するアプローチ．
・喉頭がん：喉頭摘出術の症例に対する代用音声（電気喉頭，食道発声）訓練．
・頸部リンパ節郭清術後：副神経麻痺による肩運動障害（僧帽筋筋力低下）に対する対応．

■**乳がん・婦人科がんの周術期リハビリテーション**
・乳がん：術後の肩運動障害への対応，腋窩リンパ節郭清後のリンパ浮腫への対応．
・子宮がんなど婦人科がん：骨盤内リンパ節郭清後のリンパ浮腫への対応．

■**骨・軟部腫瘍の周術期リハビリテーション**
・患肢温存術・切断術施行：術前の杖歩行練習と術後のリハ．義足や義手の作成．
・骨転移（四肢長管骨，脊椎・骨盤など）：放射線照射中の安静臥床時は廃用症候群の予防．以後は安静度に応じた対応．長幹骨手術（人工関節，骨接合）後のリハ．

■**脳腫瘍の周術期リハビリテーション**
・原発性・転移性脳腫瘍：手術前後の失語症や空間失認など高次脳機能障害，運動麻痺や失調症などの運動障害，ADLや歩行能力について対応．必要あれば，術後の全脳照射・化学療法中も対応を継続．

（辻，2011）[8]

は手術とともに術後の障害の種類・程度，日常生活や社会復帰についても不安を抱いていることが多いので，術前にリハの立場から説明することによりその不安を取り除くことができる．

開胸・開腹術（肺がん，食道がん，胃がん，大腸がんなど）

リハの目的は，患者の不動化により生じる下側（荷重側）肺障害の発生を未然に防ぐこと，および開胸・開腹術の手術侵襲による術後の呼吸器合併症を予防し，肺胞換気を維持・改善し，早期離床を図ることである[9]．

術後の肺胞虚脱，無気肺の予防のための腹式呼吸や最大吸気持続法すなわちインセンティブ・スパイロメトリー（incentive spirometry；IS）を練習する．咳嗽（ハフィング）や胸郭伸長運動（ストレッチ）の指導も行う．術後早期には体位変換を繰り返し（ターニング），下側（荷重側）肺障害を予防する．また，自己排痰を促し，腹式呼吸を励行させ，ISを1〜2時間に1回行う．血行動態に問題がなければ，早期から端座位，立位，歩行へと早期離床を進める．

リンパ浮腫

がん治療後の続発性リンパ浮腫は，全リンパ浮腫患者の80％以上を占める．原因となる疾患は，乳がん，婦人科がんが多いため大多数は女性である．

浮腫出現時には，患肢の負担を避けるように生活指導し，就寝時には患肢を高めに保つようにする．むくんだ患肢はリンパ流の低下がみられ易感染性であるので急性炎症性変化（蜂窩織炎やリンパ管炎）に注意する．急性炎症性変化をきたした場合には患肢の安静・挙上・冷却を行い，必要に応じて抗生剤を投与する．

国際リンパ学会のコンセンサス文書[10]では，リンパ浮腫の保存的治療の中心は複合的理学療法（complex physical therapy；CPT）であると提言されている．CPTはスキンケア，圧迫療法，圧迫下での運動，用手的リンパドレナージを包括的に行うことにより，患肢にうっ滞した過剰なリンパ液の排液を行う治療法である．

放射線療法や化学療法中・後

放射線や化学療法中・後のがん患者では，体力（全身性の筋力や心肺機能）の低下が多くみられる．その原因としては，悪液質，すなわち腫瘍細胞や腫瘍に関連する炎症性サイトカイン

---

column　療法士に薬の知識は必要か？

もちろん，これからの療法士には薬の知識は必要である．主な理由を以下に4つ示す．
①リハはチーム医療である．チーム医療は異なる職種の人々がそれぞれ独立して固有の職業分野の役割を果たすマルチデシプリナリーなものよりも，仕事や技術を共有しながら取り組むトランスディスプリナリーのほうが効果が高い．これからのチーム医療はトランスディスプリナリーな形態で行われるべきである．
②多職種雇用では人件費が高騰し得るので，現実的にはすべての職種をそろえてリハを行える医療施設は少ない．つまり，少ないスタッフできちんと包括的リハを行うのに必要である．
③生活習慣病や内部障害を有する患者が増加しており，運動療法に際しての低血糖発作，狭心発作，血圧過上昇，不整脈，喘息発作などの出現の危険性にも備えておく必要がある．
④さまざまな場面で繰り返して指導すると患者の理解や記憶に役立つので，療法士も折に触れ指導すべきである．（上月）

による代謝の亢進，組織の異化亢進などによる消耗とともに，廃用，すなわち治療によるさまざまな有害事象や疼痛，睡眠障害や精神心理的要因により引き起こされる「がん関連倦怠感（cancer-related fatigue；CRF）」が身体活動を制限し二次的に体力低下が生じていることが多い．廃用と悪液質の両者があいまって，歩行や起居動作の能力が低下し，活動性が低下するという悪循環を生じてしまう．また，がん患者の体力低下は，早期がんであっても多くの例で認められることが報告されている[11]．

化学療法などのがん治療中・後の体力向上を目的とした運動療法（有酸素運動や抵抗運動）を定期的に行うことで，心肺系・筋骨格系機能の改善だけでなく，疲労感の減少・自信や自尊心の保持，ボディイメージの改善，QOL全体の向上といった精神心理面への効果も報告されている[7, 12]．

末期がん

緩和ケアにおけるリハの目的は，余命の長さにかかわらず，患者とその家族の希望・要望（demands）を十分に把握したうえで，その時期におけるできる限り可能な最高のADLを実現することである[3]．

生命予後が月単位と推定される場合には，潜在的な能力が生かされず，能力以下のADLとなっていることが多い．この時期には機能の回復は難しいが，リハの介入により，動作のコツや適切な補装具を利用し，疼痛や筋力低下をカバーする方法を指導するなどして，残存する能力をうまく活用してADL拡大を図り，自分で行える期間をできるだけ延ばすようにする．

一方，生命予後が週・日単位と推定される場合には，症状緩和や精神心理面のサポートが主体となる．すなわち，楽に休めるように，疼痛，呼吸困難感，疲労などの症状を緩和する．また，「治療がまだ続けられている」という心理支持的な援助もリハ介入の効果となることが多い．

3　リハビリテーションの注意点

中止基準

リハを進めるうえで，全身状態，がんの進行度，がん治療の経過について把握し，リスク管理を行う．表7-3はがん患者が安全にリハを行えるかどうかの目安である[13]．現実的には，

表7-3　がん患者におけるリハビリテーションの中止基準

1. 血液所見：ヘモグロビン 7.5g/dL 以下，血小板 50,000/μL 以下，白血球 3,000/μ 以下．
2. 骨皮質の 50％以上の浸潤，骨中心部に向かう骨びらん，大腿骨の 3cm 以上の病変などを有する長管骨の転移所見．
3. 有腔内臓，血管，脊髄の圧迫．
4. 疼痛，呼吸困難，運動制限を伴う胸膜，心嚢，腹膜，後腹膜への浸出液貯留．
5. 中枢神経系の機能低下，意識障害，頭蓋内圧亢進．
6. 低・高カリウム血症，低ナトリウム血症，低・高カルシウム血症．
7. 起立性低血圧，160/100mmHg 以上の高血圧．
8. 110/分以上の頻脈，心室性不整脈．

(Gerber et al，1998)[13]

これらの所見をすべて満たしていなくとも，必要な訓練は継続することが多いが，その場合には，リハ処方の際に運動負荷量や運動の種類の詳細な指示や注意事項を明記すると同時に，訓練時の全身状態の観察を注意深く行い，問題のあるときには躊躇せず訓練を中断する．

化学療法の有害反応

重篤な有害反応としては，腎機能障害，心機能障害，間質性肺炎がある．高頻度に生じる有害反応には，悪心・嘔吐，骨髄抑制（白血球減少，血小板減少，貧血），末梢神経障害（四肢末梢のしびれ），筋肉痛・関節痛がある．悪心・嘔吐は，抗がん剤投与後，数十分〜数時間以内に出現し，数日〜1週間で軽快するが，個体差も大きい．

末梢神経障害は，タキサン系薬剤（パクリタキセル；タキソール®，ドセタキセル；タキソテール®など）で頻度が多く，投与後2〜3週で手指や足底のしびれとして出現する．蓄積性で治療回数とともに増悪することが多いが，通常は治療終了後，数カ月〜数年で消失もしくは軽快する．筋肉痛・関節痛はタキサン系薬剤の投与により，数時間〜2日前後で出現し，数日で消失以内に消失する[1]．

放射線療法の有害反応

発生時期によって照射期間中もしくは照射直後に発生する急性反応と通常半年以降に出現する晩期反応に分けられる．

急性反応には，全身反応と局所反応がある．全身反応である放射線宿酔は照射後早期にみられる吐き気，食欲不振，倦怠感など二日酔い様の症状をいう．全脳や腹部の広い範囲を照射した場合に起きやすい．対症療法として制吐剤の投与や補液を行う．

一方，局所反応には，血管の透過性亢進による脳や気道などの浮腫，皮膚炎，口腔咽頭粘膜の障害，消化管障害，喉頭浮腫などがある[1]．

晩期反応には，神経系（脳壊死，脊髄障害，末梢神経障害），皮下硬結，リンパ浮腫，骨（大腿骨頭壊死，肋骨骨折），口腔・唾液腺（口腔内乾燥症，開口障害），咽頭・喉頭の障害（嚥下障害・嗄声）などがある[1]．

---

column

名セラピストと迷セラピストの分かれ目！

同じ病院に勤務しても，いつもまにか「名セラピスト」と「迷セラピスト」ができあがる．何がその分かれ目かを，独断と偏見であげてみる．

迷セラピストは，①「自分がいないと患者のリハがうまくいかずに機能がアップしにくい」と思う人，②流儀を重んじる人，③評価にことのほか時間をかける人，④経験年数や経験症例数を自慢する人，である．

一方，名セラピストはその逆で，①その人自身がいなくても患者のリハがうまくいき機能がアップするように患者の自主トレを増やしたり，若いセラピストにあらかじめリハの内容を指導・伝達し，代わりにやれる人を増やせる人，②流儀にこだわらず患者の性格や希望，環境に合わせて対応できる人，③評価はキーになるものに絞り，実質訓練時間を十分にとれる人，④経験症例のリハの質とアウトカム，症例発表経験を自慢する人，である．

実は，名医と迷医の条件の関係も全く同様だと筆者は考えている．

（上月）

骨髄抑制

化学療法中や放射線治療中は骨髄抑制を生じる可能性があるので，常に血液所見に注意を払う必要がある．白血球が減少すると易感染性が問題となる[1]．ヘモグロビン量が 10g/dL 未満に減少している場合には，運動時の貧血症状（心拍数・呼吸数増加，動悸，息切れ，めまい，耳鳴り，倦怠感，頭痛など）に留意する．血小板に関しては出血のリスクに注意する必要がある．血小板 30,000/μL 以上であれば運動の制限は必要ない．20,000〜30,000/μL ではセルフケア，低負荷での自動・他動関節可動域訓練，基本動作を主体とし，20,000/μL 未満では担当科医師からの許可の下，必要最低限の注意深い運動，歩行，ADL 動作に留める[14]．

血栓・塞栓症

進行したがん患者では凝固・線溶系の異常をきたしている場合があり，長期の安静臥床もあいまって血栓・塞栓症を生じるリスクが高い．下肢の深部静脈血栓や肺血栓塞栓症を生じる．深部静脈血栓が発見されれば，抗凝固療法を開始する．下肢のマッサージは禁忌となる[1]．

骨転移

脊椎，骨盤や大腿骨，上腕骨近位部に好発し，初発症状として罹患部位の疼痛を生じる．がん患者が四肢，体幹の痛みを訴えた場合には常に骨転移を念頭に置くことが肝要である．初期に病変をみつけ次第対処しないと，四肢長幹骨の病的骨折や脊髄圧迫症状による対麻痺や四肢麻痺，膀胱直腸障害が生じることも多い［図 7-3］[1]．

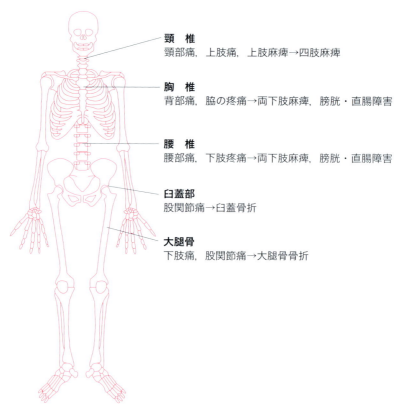

［図 7-3］　骨転移の好発部位とその症状　　　　　　　　　　　　　　（辻，2015）[1]

リハの内容は，骨転移の罹患部位と治療方法，原発巣の治療経過，全身状態によって大きく異なるが，リハの目的は，切迫骨折状態にある骨転移を早期に把握し，疼痛の軽減や病的骨折を避けるための基本動作・歩行訓練およびADL訓練を行うことが基本である．長幹骨や骨盤の病変であれば松葉杖や歩行器などによる免荷歩行を指導し，頸椎，上位胸椎病変には頸椎装具，下位胸椎から腰椎の病変には胸腰椎コルセットの装着を検討する．適切な対応をすれば歩行やADL向上の可能性の高い患者が安静臥床を強いられたり，病的骨折のリスクの高い患者や切迫骨折患者に免荷を指導せずそのまま放置したりすることは避けるべきである[1]．

胸水・腹水

がん性胸膜炎によって胸水が貯留している患者では，動作によってすぐに動脈血酸素飽和度が下がりやすいので，できるだけ少ないエネルギーで動作を遂行できるように指導する必要がある．またベッド上の体位を工夫したり，環境を整えたりすることも有効である．

四肢に浮腫がみられる患者で胸水や腹水が貯留している場合には，圧迫やドレナージによって胸水や腹水が増悪することがあり，注意が必要である．このような場合には，呼吸困難感や腹部膨満感といった自覚症状の悪化，動脈血酸素飽和度の低下などに注意しながら対処していく．特に，尿量が少ない場合には慎重な対応が求められる[1]．

（上月正博）

文献

1) 辻 哲也：悪性腫瘍（がん）のリハビリテーション．重複障害のリハビリテーション（上月正博編），三輪書店，2015．
2) Lehmann JF et al：Cancer rehabilitation：assessment of need, development, and evaluation of a model of care．*Arch Phys Med Rehabil* **59**：410-419, 1978．
3) 辻 哲也（編）：がんのリハビリテーションマニュアル，医学書院，2011, pp23-37, 254-266．
4) Dietz JH：Rehabilitation oncology．John Wiley & Sons, New York, USA, 1981．
5) Doyle C et al；2006 Nutrition, Physical Activity and Cancer Survivorship Advisory Committee；American Cancer Society：Nutrition and physical activity during and after cancer treatment：an American Cancer Society guide for informed choices．*CA Cancer J Clin* **56**：323-353, 2006．
6) Schmitz KH et al；American College of Sports Medicine：American College of Sports Medicine roundtable on exercise guidelines for cancer survivors．*Med Sci Sports Exerc* **42**：1409-1426, 2010．
7) 日本リハビリテーション医学会がんのリハビリテーション策定委員会（編）：がんのリハビリテーションガイドライン，金原出版，2013．
8) 辻 哲也：がんの周術期リハビリテーションの重要性．医事新報 **4563**：73-81, 2011．
10) International Society of Lymphology：The diagnosis and treatment of peripheral lymphedema．2009 Consensus Document of the International Society of Lymphology．*Lymphology* **42**：51-60, 2009．
11) Schwarz AL：Physical activity after a cancer diagnosis．*Cancer Invest* **22**：82-92, 2004．
12) Couneya KS et al：Randomized controlled trial of exercise training in postmenopausal breast survivors：cardiopulmonary and quality of life outcomes．*J Clin Oncol* **21**：1660-1668, 2003．
13) Gerber LH, Valgo M：Rehabilitation for patients with cancer diagnoses．In：Rehabilitation Medicine：Principles and Practice, 3rd ed, DeLisa JA et al（eds），Lippincott-Raven Publishers, Philadelphia, 1998, pp1293-1317．
14) Stubblefield MD, O'Dell MW：Cancer rehabilitation：Principles and Practice, Demos Medical Pub, 2009, pp401-402．

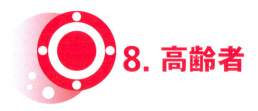

8. 高齢者

1 高齢者の特徴

　高齢者とその疾患には若年者と異なるいくつかの特徴がある[**表8-1**][1)]．まず，高齢者は一人で多くの疾患を有している．また，一つの症状や症候にいくつもの原因が関与していることがある．特に歩行障害，尿失禁，めまい，低栄養，手足のしびれ，せん妄などは高齢者に多発することから「老年症候群」とよばれ，自立した生活の障害要因となる症候群には複数の原因が関与していることが多い．

　一方，息切れや疼痛などの症状・兆候が非定型的であったり少なかったりするために，狭心症発作や心不全などに気づきにくく，疾患の発見が遅れる場合が少なくない．たとえば，急性心筋梗塞で典型的な胸痛を呈する割合は，50歳代以下75％，60歳代50％，70歳代26％，80歳代9％と加齢とともに急速に減少する一方[2)]，呼吸困難，ショック，何となく元気がない，食欲が低下したなどの非定型的な症状を呈する症例が著しく増加してくる．

　また，肝・腎機能障害の存在などのため，薬剤などの治療に対する反応が若年者とは異なる場合が少なくない．さらに，急性心筋梗塞で入院中に肺炎を起こし，それが死因になるなど，本来の疾患と直接関係のない合併症を起こしやすい．したがって，高齢者では一つの臓器だけでなく全身に常に目を配る必要がある．

　また，高齢者の疾患の発症や予後に，心理的要因や社会的要因がかかわることが多いこともよく知られた事実である．高齢者は，伴侶の死や，親友の死など深い悲しみや喪失感を伴うライフイベントに遭遇することが多い．これらをきっかけに，循環器疾患などを発症することもある．また，在宅生活が可能か否かなどは高齢者を取り巻く社会や環境面によって支配されることが稀でない．高齢者リハに携わるリハ医療スタッフはこれらの高齢者の特徴をよく理解したうえでリハに臨むことが重要である．

[表8-1] 高齢者とその疾患の特徴

1) 個人差が大きい．
2) 1人で多くの疾患を有する．
3) 疾患の病態が若年者と異なる．
4) 重篤な疾患があるのに明瞭な臨床症状を欠くことが多く，診断の遅れを招くことがある．
5) 認知機能低下（認知症），聴覚障害，視覚障害を合併していることが多く，問診，教育指導が困難なことが多い．
6) 侵襲的な検査を行い難い．
7) 1つの疾患の治療が他の疾患に影響を与えやすい．
8) 検査値の正常値が若年者と異なる．
9) 本来の疾患と直接関係のない合併症を起こしやすい．
10) 廃用症候群を合併しやすい．
11) 薬剤に対する反応が若年者と異なる．
12) 疾患の完全な治癒は望めないことが多く，いかに社会復帰させるかが問題となることが多い．
13) 治療にあたりQOLに対する配慮がより必要となる．
14) 疾患の発症・予後に医学の要素とともに，心理，社会（環境）の要素がかかわりやすい．

（上月，2011）[1)]

[表 8-2] 高齢者に対するリハビリテーションのポイント

1) 個人差が大きい．
   → ・高齢者に対しては一人ひとりテーラーメイドされた対応が求められる．
2) 1人で多くの疾患を有する．
   → ・運動負荷試験を厳密に行う．
   　・高強度運動よりも低〜中強度運動で，時間と頻度を漸増する．
3) 疾患の病態が若年者と異なる．
   → ・老年医学や臓器障害に対する十分な知識を備えておくとともに，問診の腕を磨く．
4) 重篤な疾患があるのに明瞭な臨床症状を欠くことが多く，診断の遅れを招くことがある．
   → ・自覚症状の有無を過信しない．
   　・血圧，脈拍数，酸素飽和度，血液生化学検査，尿検査，心電図などを頻回に測定する．
5) 認知機能低下（認知症），聴覚障害，視覚障害を合併していることが多く，問診，教育指導が困難なことが多い．
   → ・大きな声で，はっきり，ゆっくり，丁寧に，対応する．
   　・教材を工夫して「わかりやすさ」を徹底する．
   　・患者に加えて，家族に対しても教育を徹底する．
6) 侵襲的な検査を行い難い．
   → ・確定診断にどうしても必要か，どうしても確定しなければならないかを十分考え，インフォームドコンセントでもわかりやすく説明する．
7) 1つの疾患の治療が他の疾患に影響を与えやすい．
   → ・常に全身状態を考慮し，全人的医療を行う．
8) 検査値の正常値が若年者と異なる．
   → ・検査値に対する十分な知識を備えておく．
9) 本来の疾患と直接関係のない合併症を起こしやすい．
   → ・ウォームアップやクールダウンを長めにとる．
   　・運動強度の進行ステップには時間をかける．
10) 廃用症候群を合併しやすい．
    → ・加齢に伴う基礎体力の低下に対して早めにリハを開始し，継続する工夫をこらす．
11) 薬剤に対する反応が若年者と異なる．
    → ・体重，血圧，検査データ，薬剤の変更，脱水の有無などに気を配る．
12) 疾患の完全な治癒は望めないことが多く，いかに社会復帰させるかが問題となることが多い．
    → ・完璧なADL改善のために長期間の入院を強いるのではなく，入院によりある程度ADLの改善がみられた段階で，在宅でいかにリハを継続させるかのシステムづくりを行う．
13) 治療にあたりQOLに対する配慮がより必要となる．
    → ・インフォームドコンセントを十分行うことはもちろん，患者の現在の生活習慣とその生きがいなどを十分聴取し，さらに，正しいこととできることのギャップを常に念頭において，落とし所を考える．
14) 疾患の発症・予後に医学的な要素とともに，心理，社会（環境）の要素がかかわりやすい．
    → ・心身機能・構造（機能障害）のみならず，健康状態，個人因子，環境因子，活動（能力障害），参加（社会的不利）を考え，それぞれに対応策を練る．

（上月，2011）[1]

　高齢者のリハ，たとえば高齢循環器疾患患者に対するリハの効果や意義はすでに証明されており，若年者の場合と比較しても効果に遜色ないことが明らかにされている[3, 4]．高齢者に対するリハのポイントを表8-2に示した[1]．現在の医療ではインフォームドコンセントが重要であり，医療スタッフから患者へ医学的見地からの指示を一方的に設定し，患者がその指示に

従順でいるという「コンプライアンスの時代」から，患者自身が医療スタッフの勧めを十分納得して自分の意志で行動変容を行う「アドヒアランスの時代」に変化した[5]．アドヒアランスを高めるためには，医療スタッフからの高齢者に対する共感をもった説明，また高齢者自身の生きる希望を支える説明が必要である．医療の現場は多忙であるが，医療スタッフは多忙さからくる重圧やイライラを患者に決してぶつけてはいけない．

さらに，高齢循環器疾患患者では，その特徴を踏まえたリハが必要である．すなわち，多疾患，予備力低下を念頭に，運動負荷試験を厳密に行い，高強度運動よりも低〜中強度運動で，時間と頻度を漸増することが必要である．また，認知症や聴覚障害・視覚障害の合併対策として，教材に工夫をして「わかりやすさ」を徹底したり，患者に加えて，家族に教育を十分行うことが重要である．高齢者は症状・兆候が非定型的なので，患者の自覚症状の有無を過信せず，血圧，脈拍数，酸素飽和度，心電図などを頻回に測定することも必要である．

前述したように，患者の予後が社会や環境面によって支配されることが稀でないので，心身機能・構造（機能障害）のみならず，健康状態，個人因子，環境因子，活動（能力障害），参加（社会的不利）を考え，それぞれに対応策を練ることが必要である．

今後は高齢者のリハへの参加を強力に勧めるべきである．そのためには，全身状態やリスクの十分な把握を行い，重複障害など状況に応じた個別プログラムを作成することが重要である．また，高齢者が参加したくなるようなシステムづくりが必要である．筆者らは，12日間の入院型回復期心臓リハシステムを導入し，高齢者心臓リハ患者においても身体的，心理学的，QOLの改善効果を認めている[6]．また，メディックスクラブ仙台での維持期心臓リハに移行した患者でも長期にわたり運動耐容能の向上をみており[7,8]，このような活動も一つの解決策と期待される．

超高齢化と動脈硬化性疾患患者の増加を背景に，心臓機能障害などを有した内部障害者の増加がめざましい．そのなかでも，心臓機能障害に脳卒中片麻痺などの肢体不自由障害や，COPDなどの他の内部障害を合併した重複障害者数が5年間で77%と急増している[9]．このような重複障害の時代におけるリハでは，従来の臓器別リハのFITT（適切な頻度，強度，時間，

---

column　リハビリテーション科に入院したほうが廃用症候群になる？

リハの大きな役割の一つに廃用症候群の防止がある．ところが，リハ患者のなかにはリハ室での訓練のみがリハと誤解し，リハ室での訓練の時間以外はベッドで安静になっている人がいる．患者本人はリハをきちんとやったと満足しているようだが，回復期リハ病棟での2〜3時間のリハならともかく，一般リハ病棟で1日たった1時間程度リハを行っても，残りの23時間を寝ていては，得られる効果はたかが知れている．それどころか，入院前の身体活動量とあまり変わらないか，それより減ってしまう場合もあることに十分注意すべきである．

診療報酬点数がとれる時間のみをリハ時間と考えることは愚かである．この現象は，息切れしやすい呼吸障害患者や循環器障害患者，重度肥満患者や糖尿病患者など内部障害患者に多い．息切れが強ければ休みを挟んで行わなければならず，理学療法室や作業療法室でのリハの時間だけでは十分な運動時間はとれない．そのため理学療法室や作業療法室でのリハの時間には，安全面での配慮をしながら少し高強度の負荷を行う．一方，リハの時間以外は，病棟内で安全な軽度〜中強度の負荷で自主トレを行うというようなメニューづくりが必要である．平地歩行が可能な患者であれば歩数計を装着し，体力に応じた歩数を目標に毎日の歩数を記録してもらうなど，患者の運動時間の確保とアドヒアランスの向上に努めるべきである．

（上月）

タイプ）を見直さなくてはならない．たとえば，変形性膝関節症に慢性心不全を合併している場合，運動療法の中止基準は心不全のものに従い幾分マイルドな運動にとどめる必要があるなどである．このような重複障害の時代においては，リハスタッフは重複障害でのリハに臨機応変に対応する知識と経験を有する必要があるとともに，多くのリハ関連職種や他分野との連携がますます重要になってくる．リハはそもそも包括的に行われるべきものであるがそれはリハプログラムのみにとどまらず，チームメンバー，障害内容，治療期ステージ，ライフステージの面からも考慮されなければならない[10]．

2 サルコペニア

サルコペニアとは，加齢に伴って筋肉量や筋力が著しく減り，転倒から寝たきりに至る危険が高い状態のことをいう．年齢（老齢）以外の原因がないものを原発性，廃用・疾病・栄養が原因のものは二次性に分類している．

サルコペニアの定義は，①筋肉量の減少，②筋力の低下，③身体能力の低下のうち，①と，②か③のどちらかがある状態である．サルコペニアは，高齢者のふらつき，転倒・骨折，機能障害，要介護化，フレイルに密接に関連している [図8-1][11]．

具体的には，握力と歩行速度を測定する．基準値は，握力を両手で各3回測り，最高値が男性26kg未満，女性18kg未満，歩行速度が0.8m/秒以下．目安は，青信号で横断歩道を渡りきれるかどうかである．どちらか一方でも該当すると，サルコペニアが疑われる．確定診断は，エックス線を用いる特殊な検査法「DXA（二重エックス線吸収法）」で筋肉量を測定する．男性7.0（単位＝kg/m^2），女性5.4（同）の基準値未満なら，サルコペニアとされる．ただし，

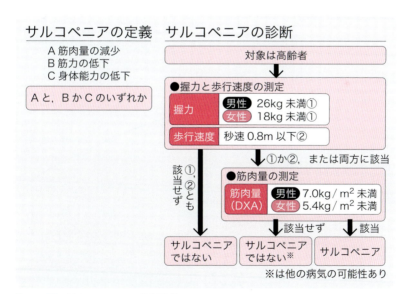

[図8-1] サルコペニアの診断基準
サルコペニアとは，加齢に伴い，筋肉量や筋力が著しく減少し，寝たきりに至る危険が高い状態のこと．新たに，アジア人を対象にした診断基準がまとめられた

(Chen et al, 2014)[11]

この筋肉量測定法は普及していないので，握力か歩行速度が基準値以下なら注意が必要と考えて，かかりつけ医などに相談するのが望ましい．筋肉量が基準値を超えているのに握力や歩行速度が基準値以下なら，他の病気（パーキンソン病や変形性膝関節症など）が影響している可能性もある．

加齢に伴う筋力低下はある程度仕方ないが，著しい低下は寝たきりなどの危険を高める．サルコペニアの予防・改善対策は適切な栄養と運動である．栄養は，良質な蛋白質・アミノ酸（ロイシンなどの必須アミノ酸），ビタミンD，カルシウムなどの摂取，運動は週2, 3回のレジスタンス運動の併用を勧めている．

3 フレイル

老年医学の分野を中心にし，これまでfrailtyに関してさまざまな研究がなされてきた．frailtyの日本語訳として「虚弱」「脆弱」などさまざまな日本語訳が使われてきたが，negativeな印象をもち，frailtyのもつ多面的な要素および身体的，精神・心理的，社会的特性を十分に表現できているとはいいがたかった．また，frailtyにはreversibilityといった側面も含まれ，frailな高齢者を早期に診断し，適切な介入をすることにより機能障害に陥らず，生活機能が維持できることが期待される [図8-2] [12]．日本老年医学会から2014年に統一した日本語訳として提唱された言葉が「フレイル」である [13]．

フレイルの定義は「高齢期に生理的予備能が低下することでストレスに対する脆弱性が亢進し，生活機能障害，要介護状態，死亡などの転帰に陥りやすい状態で，筋力の低下により動作の俊敏性が失われて転倒しやすくなるような身体的問題のみならず，認知機能障害やうつなどの精神・心理的問題，独居や経済的困窮などの社会的問題を含む概念」である．すなわちサルコペニアを含むより広義の高齢期機能減退状態を意味する．

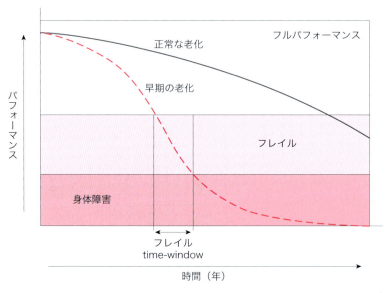

[図8-2] フレイルの概念　　　　　　　　　　　　　　　　　　　　　　(Singh et al, 2014) [12]

米国老年医学会が発表したフレイルの評価法によると,「年間に 4〜5kg または 5% 以上の体重減少」「疲れやすくなった」「握力の低下」「歩行スピードの低下」「身体の活動量の低下」の 5 項目のうち 3 つ以上該当することで認定されている [表 8-3].しかし,フレイルの定義,診断基準については世界的に多くの研究者たちによって議論が行われているにもかかわらず,コンセンサスが得られていないのが現状である.

[表 8-3] フレイルの定義

①体重減少:意図しない年間 4〜5kg または 5% 以上の体重減少

②疲れやすさの自覚:何をするのも面倒,何かをはじめることができない,と週に 3〜4 日以上感じる.

③活動量低下:1 週間の活動量が男性:383kcal 未満,女性:270kcal 未満.

④歩行速度の低下:標準より 20% 以上の低下.

⑤握力低下:標準より 20% 以上の低下.

3 つ以上該当でフレイル.1,2 つのみ該当でプレフレイル.

フレイルはサルコペニアと同様に,高齢者が認知症や転倒・疾病による機能障害に陥り介護が必要になる「直前の段階と正常との中間の」心身状態を示す新しい疾病概念である.一般的に高齢者の虚弱状態を加齢に伴って不可逆的に老い衰えた状態と理解されることも多いが,サルコペニアやフレイルは,しかるべき介入により再び健常な状態に戻る.したがって,サルコペニアやフレイルに陥った高齢者を早期に発見し,適切な介入をすることにより,生活機能の維持・向上を図ることが期待される.

4 高齢者に対する運動療法の目的と効果

転倒予防

運動療法により地域在住高齢者の転倒を 13[14]〜40%[15,16] 減少させることが可能である.運動療法の転倒防止効果は,特に転倒のリスクの高い人で高く,運動療法にはバランス訓練,歩行,筋力増強訓練を組み合わせたメニューにするのがよいとされている[17,18].

---

column 回復期リハビリテーションが本来目指すべきもの

2000 年の診療報酬改定で回復期リハビリテーション病棟入院料が創設され,毎日最低 2 単位以上の個別リハの実施が義務付けられ,さらに休日リハビリテーション加算,リハビリテーション充実加算,入院料 3 段階制などめまぐるしい変化が起きた.2013 年には 66,000 床を超え,人口 10 万人当たりの目標病床数 50 床を達成した.質的な玉石混交は残すものの,この制度で集中的リハを受けられる患者が増えたことは評価できる.

かつて,医学的見地からの指示を医療スタッフから患者へ一方的に設定し,患者がその指示に従順でいるという時代があった.患者が医療スタッフの指示に従うことをコンプライアンス(compliance)という.この場合は,すなわち患者が医療スタッフの指示を遵守するということになり,そこから離れた段階で十分自主的にリハを行ってくれるか心もとない.おそらく,アドヒアランス(adherence),すなわち患者が治療方法の決定過程に参加したうえで,その治療法を自ら実行していくことを目指すものをもう少しきちんと導入していくべきであると考える.

回復期リハ病棟の使命は,急性期病院から可能な限り早く受け入れ,集中的かつ総合的リハにより自宅復帰を推進し,介護保険における要介護者の増加を抑制することにある.回復期リハ病棟で集中的に多くのリハ単位を受けた患者が地域や在宅で機能が低下しないように,地域で患者が実行可能なメニューを充実させる取り組みをすべきではないかと考える.

(上月)

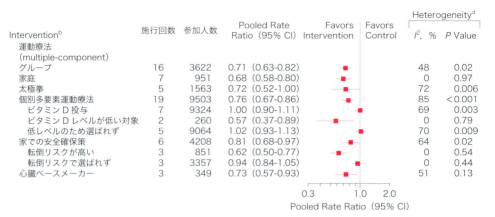

[図8-3] 地域在住高齢者に対する代表的転倒防止プログラムによる介入の効果

(Robertson et al, 2013)[19]

　図8-3に，さまざまな運動療法が転倒防止に有効であることを示したメタアナリシスの結果を示す[19]．参加者は無作為に，対照群とグループでの運動療法，あるいは家庭での運動療法に分けられ，バランス訓練，歩行，筋力増強訓練を組み合わせたメニューで介入がなされた．その結果，グループでの運動療法群（転倒比率, 0.71 [95% confidence interval〔CI〕, 0.63～0.82]），あるいは家庭での運動療法群（転倒比率, 0.68 [95% CI, 0.58～0.80]）では，対照群に比較し転倒が有意に少なかった[19]．また，太極拳（転倒比率, 0.72 [95% CI, 0.52～1.00]）や個別多要素運動療法（転倒比率, 0.76 [95% CI, 0.67～0.86]）も，対照群に比較し転倒が有意に少なかった[19]．

　ただ，個別多要素運動療法を行う際には，複雑な運動であるために，多職種の運動療法チームが必要で，さまざまな評価や治療，勧誘作業が必要であった．地域在住高齢者ではビタミンD投与は転倒防止には有効ではなかったが（転倒比率, 1.00 [95% CI, 0.90～1.11]），ビタミンDレベルが低い対象での2つの報告では，ビタミンD投与は有効であった（転倒比率, 0.57 [95% CI, 0.37～0.89]）．家での安全確保策も転倒防止には有効であったが（転倒比率, 0.81 [95% CI, 0.68～0.97]），転倒リスクの高い地域在住高齢者の家での安全確保策に作業療法士が介入した場合は，有効性がさらに向上した（転倒比率, 0.62 [95% CI, 0.50～0.77]）．頸動脈洞反射過敏の高齢者や失神の履歴のある高齢者に対して，心臓ペースメーカーの埋め込みは，対照群に比較し転倒が有意に少なかった（転倒比率, 0.73 [95% CI, 0.57～0.93]）[19]．

　米国老年医学会（American Geriatrics Society）および英国老年医学会（British Geriatrics Society）[17]，米国理学療法学会老人理学療法協会（Academy of Geriatric Physical Therapy of the American Physical Therapy Assocation）[18]，米国予防医療専門委員会（U.S. Preventive Services Task Force）[表8-4][20]，全米高齢者問題協議会（National Council on Aging），国立医療技術評価機構（National Institute for Health and Care Excellence）[21]で，転倒リスクのある人に対する対策のガイドライン，勧告，行動計画を発表している．また，疾病管理予防傷害センター（The Centers for Disease Control and Prevention [CDC] Injury Center）では，地域在住高齢者向けの有効性のある転倒予防大要（CDC Compendium of Effective Fall Interventions：What Works for Community-Dwelling Older Adults）のなかで，無作為化比較試験で確認された14の運動療法プログラムを提示しているので参考にされたい[22]．

[表 8-4]　地域在住高齢者に対する転倒防止に関するまとめ

地域在住高齢者に対する転倒防止（米国予防医療専門委員会の勧告）		
対象集団	転倒のリスクが高い65歳以上の地域在住者	65歳以上の地域在住者
勧告	転倒を防止するための運動や理学療法，かつ／またはビタミンDの補充からなる介入を提供 グレード：B	転倒を防止するために，特定されたリスクを包括的に管理して，詳細な多因子リスクアセスメントを実行しない グレード：C
リスクアセスメント	プライマリケアの臨床医は，転倒のリスクが高い高齢者を識別するために，次の要因を考慮する：転倒歴，移動時の問題，Timed Up and Go Testにおけるパフォーマンスの低下．	
介入	効果的な運動と理学療法には，集団，在宅での9時間未満や75時間以上などさまざまなレベルの理学療法戦略が含まれる ビタミンD補充の効果は，12か月までにみられる．それより短い期間の治療の有効性は不明である．推奨量は，1日当たり51～70歳までが600IU，70歳以上が800IUである． 総合的な多因子評価と管理は，転倒を起こす複数の危険因子の評価と提供する医療と社会的ケアを含む．事前の転倒，医学的併存症，および患者の価値観に基づいて，個々のケースでのサービスを有益性と有害性のバランスを考慮する必要がある．	
有害性と有益性のバランス	運動，理学療法，ビタミンDの補充が，高齢者の転倒防止に適度な効果をもたらす	特定リスクを包括的に管理することと多因子リスクの評価は，高齢者の転倒予防に小さいながらも利点がある
他の関連するUSPSTFの勧告	USPSTFは，骨粗鬆症のスクリーニングに関する勧告を行っている．これらの勧告はwww.uspreventiveservicestaskforce.orgで入手できる	

(Moyer et al，2012)[20]

フレイル高齢者・介護予防

　地域在住のフレイル高齢者に対する運動療法の有効性に関する研究結果は最近次々に発表されている．2013年にそれまでMEDLINE, the Cochrane Library, PEDro, and CINAHLのデータベースから，地域在住のフレイル高齢者に対する運動療法の移動能力，歩行能力，日常生活活動の障害に対する効果について発表された文献のメタアナリシスを紹介する[23]．その結果，運動療法群では対照群と比較して，通常歩行スピードが有意に増加し（mean difference［MD］= 0.07m/s；95% CI, 0.04～0.09），また，速歩スピードも増加した（MD = 0.08m/s；95% CI, 0.02～0.14）[図 8-4]．また，the Short Physical Performance Battery（SPPB）も改善した（MD = 2.18；95% CI, 1.56～2.80）[図 8-5][23]．しかし，身体機能スケール，Timed Up and Go Test（TUG）では有意な変化はなかった[図 8-5][23]．また，バランスに関しても，セミタンデムとベルグバランススコア（わずか1論文）以外は有意な変化を認めなかった[図 8-6][23]．また，椅子からの5回立ち上がりテストでは，平均2.35秒短縮し，有意な変化であった（95% CI, 0.35～4.35）ものの，移動能力をADLから検討したものでは，有効性は認められなかった[23]．一方，運動療法による有害事象，たとえば，骨折，腱鞘炎，筋肉痛，転倒，筋骨格系障害，腰痛は対照群と全く変わらず，運動療法により有害事象が増えることはなかった[23]．以上から，地域在住のフレイル高齢者に対して運動療法はある程度効果的ではあるが，より効果的な運動療法のFITTに関しては，まだ決めかねるというのが現状

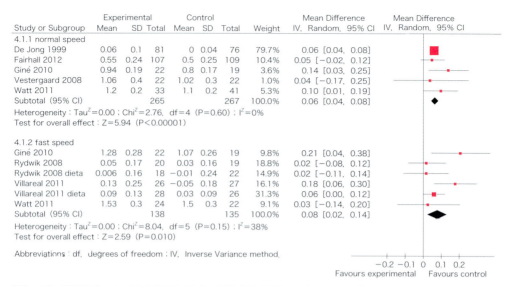

[図 8-4] 地域在住フレイル高齢者に対する運動療法が歩行スピードに及ぼす影響

(Giné-Garriga et al, 2014)[23]

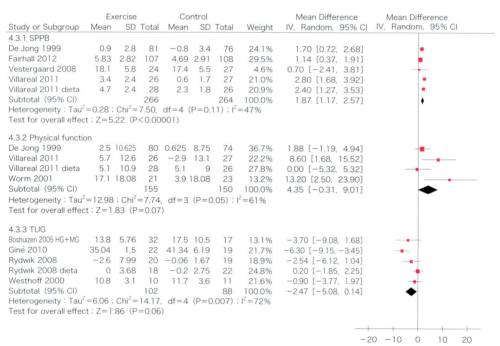

[図 8-5] 地域在住フレイル高齢者に対する運動療法がSPPB, physical function, TUGに及ぼす影響

(Giné-Garriga et al, 2013)[23]

である[23].

　今後さらなる研究結果が必要であるとはいえ，これまでの多くの報告では，地域在住のフレイル高齢者に対して運動療法は有効であり，有害事象も増えない安全なものであることから，このような対象には定期的な身体活動や運動療法を積極的に勧める必要がある[23]. ただ，地域在住の健常高齢者とは対応を違える必要があるだろう. すなわち，地域在住のフレイル高齢

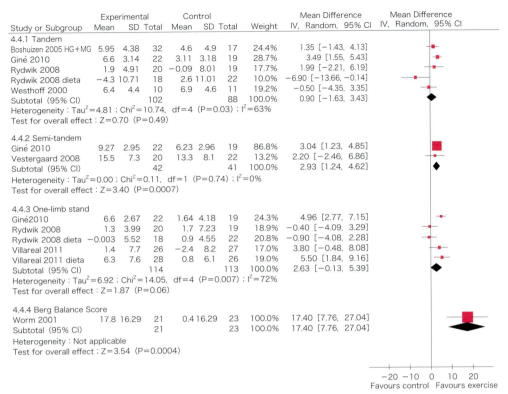

[図8-6] 地域在住フレイル高齢者に対する運動療法がバランス機能に及ぼす影響

(Giné-Garriga et al, 2013)[23]

者に対しては，健常高齢者より短時間で機能に応じた運動プログラムにすべきである．また，家庭での運動療法より地域の運動施設での運動プログラムのほうが有利な点もあるが，コスト，移動手段，利用者の嗜好などさまざまな欠点もあることも考えて，今後各人にふさわしい持続可能なプログラムを検討していく必要があろう．

認知症

18歳時のフィットネスレベルと42歳時の軽度認知障害（MCI）あるいは認知症が関係し，フィットネスレベルが高いほど認知症になりにくい[24]．すなわち，18歳時のフィットネスレベルが低いことは将来の認知障害の危険因子である．2011年の米国心臓協会（American Heart Association）のステートメントでは，身体活動は認知機能低下を予防することを結論付けている[25]．

これまでの研究結果から年齢に関係した因子がどのように認知に影響を及ぼすかの仮説を図8-7に示した[26]．加齢は，心血管疾患，血管障害，アルツハイマー病に関係し，これらは，脳血管機能や脳血流の低下，脳萎縮を招く．これらは臨床的に認知機能低下，神経変性，認知症の発症を招く．運動療法は認知機能を高めるが，これはさまざまな血管の生理機能を修飾することで生じると考えられる．たとえば，認知機能に影響を及ぼす因子を調整しても高齢女性のフィットネスと認知機能全体には正の相関があり，脳血流量はフィットネスと高い相関があることも示されており，脳血流が豊富なことが認知機能によい影響を及ぼしているものと考え

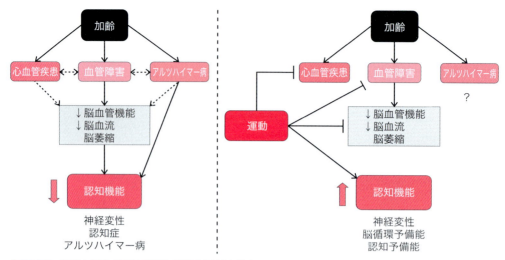

[図8-7] 加齢と運動が認知機能に影響を及ぼす機序
実線はすでに証明され，破線は仮説として想定されている
(Barnes, 2015)[26]

Study	SMD	CI	N
Arcoverde (2014)	0.84	−0.02-1.70	20
Bossers (2015) [1]	0.45	−0.01-0.92	73
Bossers (2015) [2]	0.07	−0.40-0.53	72
* Cheng (2014)	−0.34	−0.80-0.12	74
Christofoletti (2008)	0.06	−0.68-0.63	29
Cott (2002)	0.05	−0.48-0.58	55
Eggermont (2009a)	0.04	−0.46-0.53	61
Eggermont (2009b)	0.07	−0.32-0.46	97
Hokkanen (2008)	0.89	0.13-1.66	29
Holthoff (2015)	0.34	−0.38-1.06	30
Kemoun (2010)	0.89	0.15-1.63	31
Kwak (2008)	1.03	0.27-1.79	30
* Miu (2008)	−0.36	−0.91-0.19	52
Steinberg (2009)	0.26	−0.46-0.98	27
Stevens (2006)	0.98	0.38-1.59	45
* Venturelli (2011) †	3.00	1.75-4.25	21
Vreugdenhil (2012)	0.75	0.11-1.40	40
Winckel v.d. (2004)	1.03	0.18-1.88	25
Yáguez (2011)	0.84	−0.65-0.87	27
Overall random	0.42	0.23-0.62	691

SMD>0 favors intervention．SMD<0 favors controls．SMD=standardized mean difference．CI=95 % confidence interval．[1]=combined intervention group．[2]=aerobic intervention group．*=study removed from the analysis based on funnel plot inspection．†=Figure captures SMDs between −1 and 2．

[図8-8] 運動療法が認知症に対する認知機能に及ぼす効果
(Groot et al, 2016)[28]

られている[27]．

　Grootらは，18のランダム化比較対照試験の802名のデータをメタアナリシスして，運動療法が認知症患者の認知機能へ与える影響に関してまとめた[28]．運動療法介入後の2つの推定平均値の差を標準偏差の推定値で割ったstandardised mean difference (SMD) (標準化平均差) で表した．同一の連続変数を研究間で異なる尺度で測定している研究結果を統合するために使われる方法である．効果を標準化した値で表現すると単位がなくなるため，結果の統合が可能となる．標準化平均差をd指標とよぶこともある．

　その結果，運動療法群では対照群に比較して，有意に認知機能が高かった (SMD [95% CI] = 0.42 [0.23；0.62]，$p < 0.01$) [図8-8][28]．運動療法の認知機能への効果を認知症タイプ別に分析し，アルツハイマー型認知症 (SMD = 0.38 [0.09；0.66]，$p < 0.01$) でも，

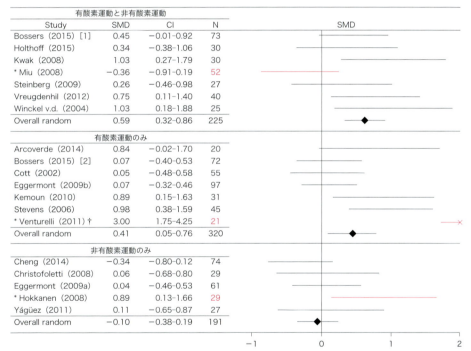

[図 8-9] 運動療法が認知症タイプ別にみた認知機能に及ぼす効果　　　　（Groot et al, 2016）[28]

[図 8-10] 運動療法タイプ別の認知症患者の認知機能に及ぼす効果　　　　（Groot et al, 2016）[28]

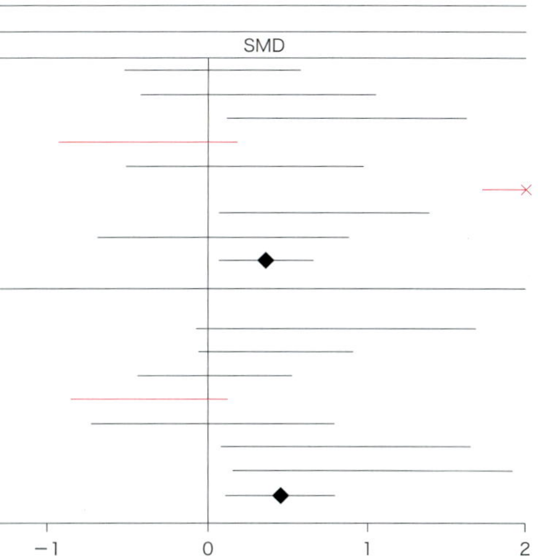

アルツハイマー型認知症にそれ以外の認知症を加えたもの（SMD = 0.47 [0.14 ; 0.80]，p < 0.01）でも有効であった [図 8-9] [28]．

また，運動療法の認知機能への効果を運動療法のタイプ別に分析し，有酸素運動に非有酸素運動を加えた場合（SMD = 0.59 [0.32 ; 0.86]，p < 0.01）でも，有酸素運動の場合（SMD = 0.41 [0.05 ; 0.76]，p < 0.05）でも有効であったが，非有酸素運動のみの場合（SMD =

[図 8-11] 運動療法頻度別の認知症患者の認知機能に及ぼす効果　　　(Groot et al, 2016)[28]

Study	SMD	CI	N
高頻度の運動療法			
*Cheng (2014)	−0.34	−0.80-0.12	74
Christofoletti (2008)	0.06	−0.68-0.80	29
Cott (2002)	0.05	−0.48-0.58	55
Eggermont (2009a)	0.04	−0.46-0.53	61
Eggermont (2009b)	0.07	−0.32-0.46	97
Kemoun (2010)	0.89	0.15-1.63	31
Vreugdenhil (2012)	0.75	0.11-1.40	40
Winckel v.d. (2004)	1.03	0.18-1.88	25
Overall random	0.33	0.03-0.63	337
低頻度の運動療法			
Arcoverde (2014)	0.84	−0.02-1.70	20
Bossers (2015) [1]	0.45	−0.01-0.92	73
*Bossers (2015) [2]	0.07	−0.40-0.53	72
Hokkanen (2008)	0.89	0.13-1.66	29
Holthoff (2015)	0.34	−0.38-1.06	30
Kwak (2008)	1.03	0.27-1.79	30
*Miu (2008)	−0.36	−0.91-0.19	52
Stevens (2006)	0.98	0.38-1.59	45
*Venturelli (2011) †	3.00	1.75-4.25	21
Yágüez (2011)	0.11	−0.65-0.87	40
Overall random	0.64	0.39-0.89	268

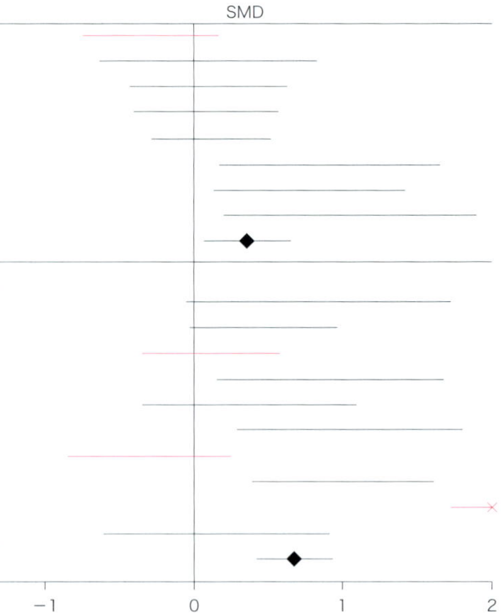

SMD＞0 favors intervention, SMD＜0 favors controls, SMD=standardized mean difference, CI=95 % confidence interval. [1]=combined intervention group, [2]=aerobic intervention group. *=study removed from the analysis based on funnel plot inspection. †=Figure captures SMDs between −1 and 2. High-frequency≧150 min of physical activity per week；Low-frequency＜150 min/week.

−0.10［−0.38；0.19］，p＝0.51）には有効でなかった[図8-10][28]．さらに，運動療法の認知機能への効果は，運動療法の頻度別に分析し，高頻度の場合（SMD＝0.33［0.03；0.63］，p＜0.05）でも，低頻度の場合（SMD＝0.64［0.39；0.89］，p＜0.01）でも有効であった[図8-11][28]．

メタアナリシスの結果のまとめとして，運動療法群では対照群に比較して，有意に認知機能が高く，これは認知症の病型，運動療法の頻度にはかかわらなかった．ただし，運動療法のタイプとしては有酸素運動を含む必要があった．このように，運動療法は低コストで認知機能を高める良好な治療法として考えられるべきものと示唆されている．

（上月正博）

文献

1) 上月正博：高齢者の特徴とリハビリテーションの重要性．臨床リハ **20**：57-64，2011．
2) 大内尉義，秋山弘子（編集代表）：新老年学，第3版，東京大学出版会，2009．
3) 野原隆司・他：循環器病の診断と治療に関するガイドライン（2011年度合同研究班報告）：心血管疾患におけるリハビリテーションに関するガイドライン（2012年改訂版），日本循環器学会ホームページ；http://www.j-circ.or.jp/guideline/pdf/JCS2012_nohara_h.pdf
4) 上月正博：高齢者の心臓リハビリテーションの特異性と注意点．心臓リハ **16**：31-34，2011．
5) 上月正博：リハビリテーション心理学・社会学に望むこと（総論）．臨床リハ **18**：438-442，2009．
6) 吉田俊子・他：高齢者における心臓リハビリテーション後の身体活動性と不安・抑うつ尺度との検討．心臓リハ **8**：93-96，2003．
7) 石田篤子・他：自己健康管理の定着化を目指したメディックスクラブ仙台での維持期心臓リハビリテーションの試み．心臓リハ **13**：165-168，2008．
8) 河村孝幸・他：日常生活における中等度以上の活動頻度および活動継続時間の特徴と運動耐容能の関係．心臓リハ **14**：119-122，2009．
9) 厚生労働省：平成18年度身体障害児・者実態調査結果．厚生労働省ホームページ；http://www.mhlw.go.jp/toukei/saikin/hw/shintai/06/dl/01.pdf

10) 上月正博：包括的リハビリテーションの意義と5つの側面．リハ医学 **47**：199-204，2010．
11) Chen LK et al：Sarcopenia in Asia：consensus report of the Asian Working Group for Sarcopenia. *J Am Med Dir Assoc* **15**（2）：95-101，2014．
12) Singh M et al：Importance of frailty in patients with cardiovascular disease. *Eur Heart J* **35**：1726-1731，2014．
13) 日本老年医学会：フレイルに関する日本老年医学会からのステートメント．日本老年医学会ホームページ；http://www.jpn-geriat-soc.or.jp/info/topics/pdf/20140513_01_01.pdf
14) Michael YL et al；U.S.Preventive Services Task Force：Primary care-relevant interventions to prevent falling in older adults：a systematic evidence review for the U.S. Preventive Services Task Force. *Ann Intern Med* **153**：815–825，2010．
15) Gillespie LD et al：Interventions for preventing falls in older people living in the community. *Cochrane Database Syst Rev* **9**：CD007146，2012．
16) Sherrington C et al：Effective exercise for the prevention of falls：a systematic review and meta-analysis. *J Am Geriatr Soc* **56**：2234–2243，2008．
17) Panel on Prevention of Falls in Older Persons. American Geriatrics Society and British Geriatrics Society：Summary of the Updated American Geriatrics Society/British Geriatrics Society clinical practice guideline for prevention of falls in older persons. *J Am Geriatr Soc* **59**：148–157，2011．
18) Avin KG et al；Academy of Geriatric Physical Therapy of the American Physical Therapy Association：Management of falls in community-dwelling older adults：Clinical Guidance Statement from the Academy of Geriatric Physical Therapy of the American Physical Therapy Association. *Phys Ther* **95**：815–834，2015．
19) Robertson MC, Gillespie LD：Fall prevention in community-dwelling older adults. *JAMA* **309**：1406-1407，2013．
20) Moyer VA；U.S.Preventive Services Task Force：Prevention of falls in community-dwelling older adults：U.S. Preventive Services Task Force Recommendation Statement. *Ann Intern Med* **157**：197–204，2012．
21) National Institute for Health and Care Excellence：Falls assessment and prevention of falls in older persons．NICE Clinical Guideline 161, June 2013；http://www.nice.org.uk/CG161
22) Centers for Disease Control and Prevention：A CDC Compendium of effective fall interventions：What works for community-dwelling older adults，3rd ed；http://www.cdc.gov/HomeandRecreationalSafety/Falls/compendium.html
23) Giné-Garriga M et al：Physical exercise interventions for improving performance-based measures of physical function in community-dwelling, frail older adults：a systematic review and meta-analysis. *Arch Phys Med Rehabil* **95**（4）：753-769，2014．
24) Nyberg J et al：Cardiovascular and cognitive fitness at age 18 and risk of early-onset dementia. *Brain* **137**：1514–1523，2014．
25) Gorelick PB et al：Vascular contributions to cognitive impairment and dementia：a statement for healthcare professionals from the American Heart Association/American Stroke Association. *Stroke* **42**：2672–2713，2011．
26) Barnes JN：Exercise, cognitive function, and aging. *Adv Physiol Educ* **39**：55-62，2015．
27) Brown AD et al：Effects of cardiorespiratory fitness and cerebral blood flow on cognitive outcomes in older women. *Neurobiol Aging* **31**：2047–2057，2010．
28) Groot C et al：The effect of physical activity on cognitive function in patients with dementia：A meta-analysis of randomized control trials. *Ageing Res Rev* **25**：13-23，2016．

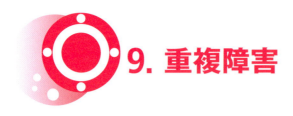

9. 重複障害

1 重複障害の定義

　厚生行政における重複障害は，視覚障害，聴覚または平衡機能障害，音声・言語または咀嚼機能障害，肢体不自由，内部障害，知的障害，精神障害，高次脳機能障害のうち2つ以上を併せもつ場合，あるいは，内部障害のなかの7つの機能障害である心臓機能障害，腎臓機能障害，肝臓機能障害，呼吸器機能障害，膀胱・直腸機能障害，小腸機能障害，ヒト免疫不全ウイルスによる免疫機能障害のうち2つ以上を併せもつ場合と定義する[1]．

　障害が重複する場合，各障害（単一障害）に関する支援ノウハウなどを足し合わせれば済むというわけではなく，重複する状態を総合的に捉えて対応する必要がある．医療・福祉のみならず行政もその対応の大きな側面を担うものである以上，行政の根拠となる法制度において，今後，より広い視野から重複障害を扱う必要があるといえる．重複障害の障害程度をどのように捉えるのが適正かなどを含め，今後の大きな課題である．

2 運動療法の効果

　これまでの各種リハガイドラインは，脳卒中，心筋梗塞，COPDのように単一疾患でのリハのエビデンスに限られ，重複障害に対してのリハのエビデンスに関してはこれまで十分に検討されてきていない．しかし，リアルワールド（実臨床）でのリハ患者は，単独疾患・単独障害の場合はむしろ少なく，多疾患・重複障害の場合が多いわけであり，ガイドラインでは示されていない状況下で，リハ計画を立て，それを実行していかねばならない状況下にある．今後は，重複障害リハのエビデンスを早急に確立し発展させなければならない．

　虚血性心疾患のために冠動脈バイパス術を行ったCKD透析患者がリハを行うことで，全死亡率，心死亡率ともに30%以上も低下した報告[2]や，保存期CKD患者が心筋梗塞になり，回復期心臓リハを行った結果，eGFRが改善したという報告[3,4]などもあり，重複障害のリハが有効である可能性は大いに期待できる．

　重複障害を有する患者では，安静・臥床が長くなり，身体活動は不活発になりがちであり，身体諸器官における廃用症候群を招くが，そのような不活発な生活習慣自体が疾患・障害発症の新たな危険因子となる[5]．すなわち，全身臓器の機能低下，能力低下やQOLの悪化，廃用症候群を合併し，肥満・インスリン抵抗性・糖尿病・脂質異常症・動脈硬化につながり，心血管系疾患などに罹患して寿命を短縮するという悪循環に陥りやすい．その悪循環を予防したり，断ち切るために，積極的にリハを行う必要がある[6]．

　一般的に，低体力者ほどリハ効果が大きく出やすく，特にリハがそれまできちんと行われて

[表 9-1] 重複障害者の特徴とリハビリテーションのポイント

1) 1つの疾患の治療が他の疾患に影響を与えやすい
- 臓器障害に関する十分な知識を身につけておく．
- 常に臓器連関や全身状態を考慮し，全人的医療を行う．
- 薬剤や食事メニューの変更，栄養状態や脱水の有無などに細心の注意を払う．

2) 疾患の病態が多様で個人差が大きい
- 一人ひとりテーラーメイドされた対応が求められる．
- 重篤な疾患があるのに明瞭な臨床症状を欠くことが多いので，自覚症状の有無を過信しない．
- 体重，血圧，脈拍数，酸素飽和度，心電図，血液生化学検査結果，尿検査結果などを参考にする．
- 運動負荷試験を厳密に行う．
- 高強度運動よりも低〜中強度運動で，時間と頻度を漸増する．
- 認知機能低下，聴覚障害，視覚障害合併例には，大きな声で，はっきり，ゆっくり，丁寧に対応し，教材を工夫をして「わかりやすさ」を徹底する．
- 患者に加えて，家族にも教育を徹底する．

3) 本来の疾患と直接関係のない合併症を起こしやすい
- ウォームアップやクールダウンを長めにとる．
- 運動強度の進行ステップには時間をかける．

4) 廃用症候群を合併しやすい
- 加齢に伴う基礎体力の低下に対して早めにリハを開始し，継続する工夫をこらす．

5) 疾患の完全な治癒は望めないことが多く，いかに自宅・社会復帰させるかが問題となることが多い
- 完璧なADL改善のために長期間入院を強いるのではなく，入院によりある程度ADLの改善がみられた段階で，在宅でいかにリハを継続させるかのシステムづくりを行う．

6) 疾患の発症・予後に医学の要素とともに，心理，社会（環境）の要素がかかわりやすい
- 心身機能・身体構造（機能障害）のみならず，健康状態，個人因子，環境因子，活動（能力低下）・参加（社会的不利）を考え，それぞれに対応策を練る．

7) 治療にあたりQOLに対する配慮がより必要となる
- インフォームドコンセントを十分行うことはもちろん，患者の現在の生活習慣とその生きがいなどを十分聴取し，さらに，正しいこととできることのギャップを常に念頭に置いて，落とし所を考える．
- 目標を"adding life to years"と"adding life to years and years to life"のどちらにするのかを考えた個別プログラムを作成・対処する．

(上月，2014)[7]

こなかった重複障害患者では，リハに取り組むことでその効果が大きく出る可能性が高い．心・肺・骨関節の障害を有する脳卒中患者のリハでは，きちんと心・肺・骨関節の障害に対するリハも同時に行うことで，脳卒中リハの効果に加えて心・肺・骨関節の障害に対する効果，すなわち，一石二鳥のリハ効果が期待できる．重複障害者の特徴とリハのポイントを表9-1に示す[7]．今後も，重複障害のリハではFITT（適切な頻度，強度，時間，タイプ）をきちんと規定して，さまざまな効果をエビデンスとして構築していく必要がある．

3 運動療法の問題点

いかなる臓器も単独では存在しえず，臓器は相互に影響を及ぼし合っている．これを臓器連関という．異なる臓器間で何らかのコミュニケーションが存在するが，たとえば慢性炎症もその一つである．

慢性炎症を惹起するものとして，運動不足，肥満，糖尿病，インスリン抵抗性などがある[7,8]．慢性炎症は心血管疾患や代謝疾患などの慢性疾患，がん，神経変性疾患などにつながる[8]．糖

尿病が慢性炎症を惹起することで，血管の炎症が生じ，血管障害となる（糖尿病性血管障害）．この糖尿病性血管障害は，細小血管障害と大血管障害に分けられ，前者には糖尿病性網膜症と糖尿病性腎症，後者には脳卒中，冠動脈疾患，および末梢動脈疾患がある．

最近は，超高齢化，喫煙，肥満，糖尿病や脂質異常症を有する患者の増加などに伴い，1人の患者が脳・心・肺・骨関節などの多臓器にわたる障害を有することは珍しくなくなっている．いったん臓器が傷害されると，臓器連関を通じて互いの臓器を傷つけあう負の連鎖を形成する．このような患者に対応するためには，脳・心・肺・骨関節などの各臓器の特異的問題に加え，臓器連関を理解することが，リハでも必要となってきている．

心不全，呼吸不全，関節疾患などの合併のために脳卒中リハを積極的に行えない症例や行ってもらえない症例も増加している．しかし，リハは内部障害や骨関節疾患でもその有効性が認められている．すなわち重複障害者にもリハは積極的に行われるべきであろう．問題なのは，臓器連関の存在のために，ある障害には有効なリハがほかの障害にも有効であったり，逆に有害であったりする点である．また，重複障害のリハの経験の乏しいリハスタッフでは，十分なリハを積極的に行ってもらえない点である．

4 運動療法の対策

従来の臓器別リハビリテーションのFITTを見直す

心臓機能障害などの内部障害は脳卒中の危険因子やリハ阻害因子として大きな影響を及ぼしている[9]．このような重複障害の時代におけるリハでは，従来の臓器別リハのFITTを見直さ

---

column　重複障害時代のリハ専門職に望むこと

重複障害リハに関してリハ関連職に望むことは以下の10点である[1]．

①重複障害リハの目的は，障害をもつ人の「全人的復権」だけにとどまらず，動脈硬化性疾患の発症・再発予防，生命予後の延長もあることを認識すること．

②疾患・障害は多様で個人差が大きいので，目標を"adding life to years"と"adding life to years and years to life"のどちらにするのかを考えた個別プログラムを作成・対処すること．

③臓器障害や臓器連関に関する十分な知識を有し，重複障害者の特徴とリハのポイントを学ぶ熱意を持続して有すること．

④熱意や誠実さを具体的に示すこと：患者・家族のもつ問題，考え，希望に対して共感をもって傾聴して対応すること．

⑤いかにわかりやすく伝えること：患者・家族が理解できる言葉で平易に説明し，理解が得られたか確認すること．

⑥エビデンスに基づいたメニューを作成し，施行し，その評価を行うこと．

⑦いかにあきらめずに継続できるように支援すること：患者・家族の希望に沿った，しかも独力でできるようになる内容で指導をすること．

⑧多職種のメンバーを尊重したチームワークを確立すること．

⑨重篤な疾患があるのに明瞭な臨床症状を欠くことが多いので，自覚症状の有無を過信せず，他職種の技術・知識もとりこんだトランスディスプリナリー・チームメンバーになること（例：心電図，臨床検査値，薬物など）．

⑩単に経験症例数を誇るのでなく，深く掘り下げた症例数とその内容を誇ること．

（上月）

文献　1）上月正博：高齢者の特徴とリハビリテーションの重要性．臨床リハ **20**: 57-64, 2011.

なくてはならない．各臓器に特異的な問題を考えるとともに，脳・心・肺・骨関節などの臓器連関を考慮することが必要である[9]．

たとえば，脳卒中片麻痺患者の歩行は，健常者と比べエネルギーの消費は大きく，同じ運動でも脳卒中発症前より心臓に対しても高負荷になることに注意する．脳卒中に慢性心不全を合併している場合には，運動療法の中止基準は心不全のものに従い，幾分軽度な運動にとどめるなど全身状態やリスクの十分な把握を行い，重複障害など状況に応じた個別プログラムを作成することが重要である．

リハビリテーションの目標を見直す

リハにおいては，"adding life to years（生活機能予後やQOLの改善）"を優先するべきである．脳卒中患者が，リハの結果，散歩も楽しめるようになったとすれば，"adding life to years"を達成していることになる．しかし，冠動脈疾患，心不全，透析患者などではリハをきちんと行うことで，"adding life to years"のみならず"adding years to life（生命予後の延長）"も達成できる．すなわち，症例によっては，"adding life to years"のみならず，"adding life to years and years to life（生活の質の改善と寿命の延長）"をリハの新しい目標にする[11]．

注意すべきは，"adding life to years"を達成するために必要な運動強度・時間と"adding life to years and years to life"を達成するために必要な運動強度・時間やリハの内容が異なる可能性である．たとえば，米国心臓病協会（AHA）では，脳梗塞の再発予防に対するガイドライン[12,13]の推奨する「中強度の運動を毎日少なくとも30分間」の運動量を，果たしてどれだけの割合の在宅脳卒中患者が行うか，または行えるかは疑問である．"adding life to years"という目標では必ずしもそこまでの運動量は必要としないであろう．そこまでの運動量を無理に脳卒中リハ患者に課すことで，患者のQOLをかえって損なう可能性もあるかもしれない．

---

column　在宅での生活変容を見据えたリハビリテーションが肝要！

患者の機能予後は，社会や環境面によっても大きく変わり得る．そこで，個々の患者の身体的，精神・心理的，社会的背景および本人の希望を十分に把握し，個々に治療目標を立て，包括的に診療に当たることが肝要である．パスに沿った型どおりのリハに固執せず，対象患者の特徴を踏まえたリハが必要である．教材に工夫をして「わかりやすさ」を徹底し，患者に加えて家族に教育を徹底することも忘れてはならない．

在宅では，①重複障害の患者の疾病や身体機能について総合的な評価ができること，②それに基づく医療計画を立てること，③他の医療機関，介護サービスとともに地域医療連携を構築すること，④患者の生活史，家庭環境などを考慮して，個別のQOLを尊重した医療ができること，⑤終末期に対応できること，などは重要なポイントである．

リハ職には自分がかかわることで患者を何とかしたいという思いが強すぎて，自分のペースを患者に押し付けてしまう人がいる．患者中心のリハ，在宅で患者がきちんとリハを継続できるかが最も重要な点である．すなわち，患者がなるべく早くリハ職離れできるようにするのが大切である．そのためには，やたら難しい手技のリハは避けるべきで，患者が自ら在宅で実行可能なものをみつけ，それを一人あるいは家族介護でできるように指導していく必要がある．患者の機能が落ちたらまた施設にきてリハを受ければよいというような安易な考え方は厳に慎むべきだろう．

（上月）

重複障害リハビリテーションの啓発を行う

　重複障害のリハを積極的に行えない症例や行ってもらえない症例が増加することを避けるために，リハスタッフは重複障害でのリハに臨機応変に対応する知識と経験を有する必要があるとともに，多くのリハ関連職種や他分野との連携がますます重要である[1]．

　重複障害リハに関しては，これまで，きちんとした定義や統計が存在していないこと，対応マニュアルやガイドラインが存在しないことから，行政・医療機関・教育機関ともに①重複障害への理解が少ない，②重複障害として割合が激増している内部障害への関心が低い，③障害のスクリーニングやリハ処方のためのに負荷試験やリハ料診療報酬が十分でない，④腎臓リハなど新しいリハ分野に関して診療報酬がついていない，⑤リハ講座を有している大学医学部の数が少ない，などの問題点がある．重複障害・超高齢社会の時代においては，リハは医療・介護・福祉の重点項目のはずであり，行政・教育機関が本腰を入れるよう，多方面に働きかける必要がある[1]．

5　機能障害と心不全

腎機能障害のある心不全

　「心腎連関」という言葉があるように，腎不全と心不全は共通の基盤で病態機序があり，互いに影響し合っている［図9-1］[16]．CKDの進行に伴って心血管疾患（CVD）の発症率は加速的に高まる．腎機能障害は，CVDの危険因子として重要である．

　末期腎不全に至るよりも心血管系の合併症で死亡する患者のほうが多い．腎不全患者の水分摂取量が多いと，体内の水分量が増え，心不全になりやすいし，透析患者の死因の第1位は

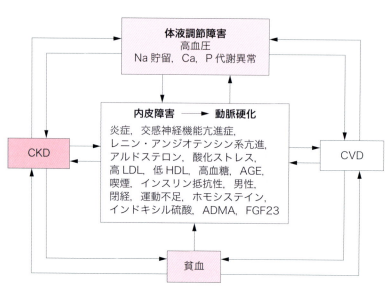

AGE：終末糖化産物，ADMA：非対称性ジメチルアルギニン，
FGF23：線維芽細胞増殖因子23

［図9-1］　**心腎連関：体液調節障害，内皮障害による動脈硬化，貧血が悪循環をきたす**

（日本腎臓学会，2012）[16]

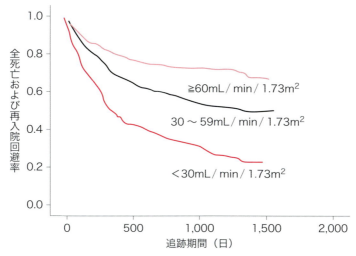

[図 9-2] 心不全患者の全死亡および再入院回避率と腎機能の関係
(Hamaguchi et al, 2009)[17]

心不全である．また，心不全患者の生命予後は腎機能で規定されている[図 9-2][17]．

最近の心臓リハの著しい進歩により，心不全患者に対する運動療法は，生命予後を改善をする「有効な治療」としての地位を確立した．すなわち，安定期にある慢性心不全に対して運動療法を実施することにより，運動耐容能が増加するのみならず，生存率改善，心不全入院減少，健康関連QOL改善，血管内皮依存性血管拡張反応改善，左室駆出率改善など，その効果はまさに全身に及んでいる．

心不全を伴う場合でも，安定期にあるコントロールされた心不全で，NYHA Ⅱ～Ⅲ度の症例であれば運動療法の適応となる．「安定期にある」とは，少なくとも過去1週間において心不全の自覚症状（呼吸困難，易疲労性など）および身体所見（浮腫，肺うっ血など）の増悪がないことを指す．「コントロールされた心不全」とは体液量が適正に管理されていることで，具体的には中等度以上の下肢浮腫がないこと，および中等度以上の肺うっ血がないことなどを指す[18]．高齢，左室駆出率低下は必ずしも禁忌でない[18]．

初回訓練時および強度再設定時には，症状や徴候の有無のみならず，血圧測定や心電図モニターによる安全確認が必要である．運動中は心疾患における運動療法に関するガイドラインに示されている運動負荷試験の禁忌と中止基準（第3章，p50参照）に準ずる[18]．詳細は筆者編集の成書「心臓リハビリテーション」に述べてあるので，参考にされたい[19]．

腎臓機能障害患者では合併症や重複障害を理由に安静を余儀なくされている場合も少なくなく，リハ専門職の積極的な参入が期待される．事実，虚血性心疾患のために冠動脈バイパス術を行ったCKD透析患者がリハを行うことで，全死亡率，心死亡率ともに30%以上も低下したとの報告[2]や，保存期CKD患者が心筋梗塞になり，回復期心臓リハを行った結果，eGFRが改善したというの報告（第1章，図1-2，p7参照）[4]もあり，重複障害リハの有効性が大いに期待できる．

運動機能障害のある心不全

前向き研究で年齢や性別などで補正した統計では，変形性関節症患者では，虚血性心疾患が

高齢男性で33%，高齢女性で45%の上昇を，心不全が高齢男性で25%，高齢女性で20%の上昇を認めた[20]．

整形外科疾患患者では移動動作に発症前より多くの酸素消費量を必要とする．上肢を用いてのクラッチ歩行を行うと，一定スピードの移動であれば，通常歩行に比べて，酸素摂取量や心拍数の大きな増加を伴い，心肺への負担が増える[21]．上肢を用いての杖やクラッチ歩行での酸素摂取量を下肢のみで行う酸素摂取量に合わせても，その時の心拍数が多く，その分，上肢を用いての杖やクラッチ歩行では心筋酸素消費量が増して心臓への負担増となる[22]．運動機能障害のある心不全の運動療法に関してのガイドラインはまだ出ていないが，心臓への負担をあまり増やさないように，歩行スピードを落とすなど慎重な対応が必要であろう．

脳血管障害のある心不全

脳卒中患者では心疾患の合併が多い[14,23]．わが国の検討でも，冠動脈病変患者における頸動脈病変合併率は約20%で，冠動脈病変重症度と頸動脈病変合併率が相関したと報告されている（1枝15%，2枝21%，3枝36%）[24]．冠動脈硬化と頸動脈硬化とは，ともに脂質異常症，喫煙，メタボリックシンドローム，感染症，CRP高値，炎症性サイトカイン高値などで関与している．

心臓機能障害などの内部障害は脳卒中の危険因子やリハ阻害因子として大きな影響を及ぼしている[9]．たとえば，脳卒中片麻痺患者の歩行は，健常者と比べエネルギーの消費は大きく，77～224%増しである[10]．同じ運動でも脳卒中発症前より心臓に対しても高負荷になることに注意する．このような場合は，歩行時のエネルギー消費は装具や杖の使用で少なくなるため，杖や装具を早期より使用しながら運動療法を行うことが望ましい．

脳血管疾患片麻痺患者では移動動作に発症前より多くの酸素消費量を必要とすることは前項で述べた[21]．すなわち，健常者にとっては軽い移動に相当するものでも，脳血管疾患片麻痺患者では，心肺への負荷が大きくなり，狭心症や心不全の症状が誘発されやすくなる危険があ

---

column　リハビリテーション栄養の重要性と違和感

リハ栄養という言葉が大流行している．リハ栄養とは，栄養状態も含めて国際生活機能分類（ICF）で評価を行ったうえで，障害者や高齢者の機能，活動・参加を最大限発揮できるような栄養管理を行うことである[1]．栄養管理はとても重要である．

ただ，筆者はこの言葉を少し奇異に感じる．リハはもともと包括的に行われるものである．すなわち，リハでは医学的な評価や適切な運動処方と運動療法・薬物療法・食事療法・患者教育・カウンセリングなどをセットにした包括的なプログラムに基づいて行われている（「包括的リハ」ともいう）．「リハ」になぜわざわざ「栄養」をつけなければならないのかがよくわからない．しかし，リハ栄養という言葉が大流行しているのにはなにか背景があるのだと思い調べてみたら，理学療法士や作業療法士は栄養に関する授業がほとんどないらしい．一方，栄養士は運動に関する授業がほとんどないらしい．そのような狭い知識の持ち主同士が「包括的リハ」のようなものが必要だと考えて連携を組んだというのが実態のようだ．それなら，薬物療法や患者教育，カウンセリングもぜひ忘れないでほしいものである．

もっとも，筆者をはじめ医師は何でも分かっているかといえば，運動療法や栄養，薬物療法の知識が十分でない人たちも少なくないことは認めざるを得ない．リハに関与するスタッフなら職種を問わず，「リハ＝包括的リハ」になるように皆手を取り合うべきものと思う．

（上月）

文献　1）若林秀隆：リハビリテーション栄養アセスメント．*MB Med Reha* **143**：9-13，2012．

る．心疾患の存在が，脳卒中リハの到達目標への阻害因子となるのである[表9-2]²⁵⁾．そのため，回復期リハの際には，運動負荷試験などにより，虚血性心疾患の存在のスクリーニングなどを行うことが重要である（第3章，表1-11，p51参照）．

脳卒中に慢性心不全を合併している場合には，運動療法の中止基準は心不全のものに従い幾分マイルドな運動にとどめるなど全身状態やリスクの十分な把握を行い，重複障害など状況に応じた個別プログラムを作成することが重要である．

脳卒中リハでは在宅生活や復職をゴールとしがちであるが，心臓リハのゴールは，単にそれだけではなく，心血管疾患の再発防止，生命予後の延長を含むものである．このことを考慮すれば，心疾患を有する脳卒中リハでは，在宅生活や復職をゴールとするのではなく，きちんと心臓リハ（特に回復期心臓リハ）にもしっかり取り組むことで，生命予後の延長も期待できる．

（上月正博）

[表9-2] 脳卒中患者のADL予後不良に関与する因子

高齢
併存症
　心血管疾患
　呼吸器疾患
　骨関節疾患・切断
　糖尿病
脳卒中の重症度
　筋力低下
　座位バランスの不良
　視空間認知障害
　認知症
　失禁
　日常生活活動スコア低値
リハビリテーション開始までの日数

(Brandstarter, 2005)²⁵⁾を改変

文献

1) 上月正博（編）：重複障害のリハビリテーション．三輪書店，2015.
2) Kutner NG et al：Cardiac rehabilitation and survival of dialysis patients after coronary bypass. *J Am Soc Nephrol* 17：1175-1180, 2006.
3) Toyama K et al：Exercise therapy correlated with improving renal function through modifying lipid metabolism in patients with cardiovascular disease and chronic kidney disease. *J Cardiol* 56：142-146, 2010.
4) Takaya Y et al：Impact of cardiac rehabilitation on renal function in patients with and without chronic kidney disease after acute myocardial infarction. *Circ J* 78：377-384, 2014.
5) 上月正博：脳血管障害．日本臨床増刊号 身体活動・運動と生活習慣病：運動生理学と最新の予防・治療 67（Suppl 2）：276-283, 2009.
6) 上月正博（編）：新編内部障害のリハビリテーション．医歯薬出版，2009.
7) 上月正博：総論：重複障害者の増加の実態とその注意点．心臓リハ 19：19-22, 2014.
8) Pedersen BK：The diseasome of physical inactivity-and the role of myokines in muscle-fat cross talk. *J Physiol* 587（Pt23）：5559-5568, 2009.
9) 上月正博：オーバービュー 脳卒中と重複障害：リハビリテーションにおける留意点．臨床リハ 23：116-123, 2014.
10) 里宇明元：運動障害者とフィットネス．現代リハビリテーション医学，第2版（千野直一編），金原出版，pp545-561, 2003.
11) Kohzuki M et al：A paradigm shift in rehabilitation medicine：from "adding life to years" to "adding life to years and years to life". *Asian J Human Services* 2：1-7, 2012.
12) Adams RJ et al：American Heart Association；American Stroke Association：Update to the AHA/ASA recommendations for the prevention of stroke in patients with stroke and transient ischemic attack. *Stroke* 39：1647-1652, 2008.
13) Sacco RL et al：Guidelines for prevention of stroke in patients with ischemic stroke or transient ischemic attack. *Stroke* 37：577-617, 2006.
14) Kohzuki M et al：Heart disease and hyperlipidemia in Japanese stroke patients. Proceedings of the 1st World Congress of the International Society of Physical and Rehabilitation Medicine, Monduzzi Editore, Bologna, 531-535, 2001.
15) 上月正博・他：シンポジウム：高齢者脳卒中の運動療法．臨運動療研究会誌 3：13-16, 2001.

16) 日本腎臓学会（編）：CKD 診療ガイド 2012，東京医学社，2012，p14.
17) Hamaguchi S et al；JCARE-CARD Investigators：Chronic kidney disease as an independent risk for long-term adverse outcomes in patients hospitalized with heart failure in Japan. Report from the Japanese Cardiac Registry of Heart Failure in Cardiology（JCARE-CARD）. *Circ J* 73：1442-1447, 2009.
18) 野原隆司；循環器病の診断と治療に関するガイドライン（2011 年度合同研究班報告）；心血管疾患におけるリハビリテーションに関するガイドライン（2012 年改訂版），日本循環器学会ホームページ；http://www.j-circ.or.jp/guideline/pdf/JCS2012_nohara_h.pdf
19) 上月正博（編）：心臓リハビリテーション，医歯薬出版，2013.
20) Rahman MM et al：Risk of cardiovascular disease in patients with osteoarthritis：a prospective longitudinal study. *Arthritis Care Res（Hoboken）* 65：1951-1958, 2013.
21) Fisher SV, Patterson RP：Energy cost of ambulation with crutches. *Arch Phys Med Rehabil* 62：250-256, 1981.
22) Patterson R, Fisher SV：Cardiovascular stress of ctutch walking. *Arch Phys Med Rehabil* 62：257-260, 1981.
23) Roth EJ：Heart disease in patients with stroke：incedence, impact, and implications for rehabilitation. Part 1：Clasification and prevalence. *Arch Phys Med Rehabil* 74：752-760, 1993.
24) Uehara T et al：Asymptomatic occlusive lesions of carotid and intracranial arteries in Japanese patients with ischemic heart disease. Evaluation by brain magnetic resonance angiography. *Stroke* 27：393-397, 1996.
25) Brandstarter ME：Stroke rehabilitation. In：Physical Medicine & Rehabilitation：Principles and Practice, 4th ed, DeLisa JA（ed），Lippincott Williams & Wilkins, Philadelphia, 2005, pp1655-1676.

---

column　脂肪や筋は内分泌器官である

　脂肪や筋はホルモンを分泌する内分泌器官でもある．脂肪から出てくるホルモンは，主に TNF-α など動脈硬化や炎症を引き起こす「悪いホルモン」だが，唯一の善玉ホルモンであるアディポネクチンという物質も分泌される．アディポネクチンは，糖尿病になりにくくしたり，傷害された血管内皮細胞を修復するなど動脈硬化を防ぐ作用がある．一方，筋から出るホルモンであるインターロイキン-10，-6 などは，脂肪を分解したり，TNF-α などの悪いホルモンに対抗し，動脈の炎症を抑える「良いホルモン」である．

　運動をすれば，内臓脂肪からの「悪いホルモン」が減り，骨格筋からの「良いホルモン」が増える．要するに，適切な運動や身体活動は，脂肪や筋からのホルモンの分泌状態を変え，炎症を改善し，ひいては動脈硬化やさまざまな病気を予防する．

（上月）

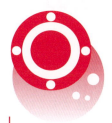

第5章

内部障害の運動療法における注意点

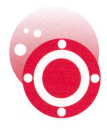

1. 運動療法での臨床症状の考え方と対処法

リハを実施する際にはさまざまなリスクを伴う．リハを実施するかしないか，リハを中止するか，再開するかに関しては，患者一人ひとりの医学的背景によって異なるが，患者のすべての医療情報をきちんと把握できない場面も想定される．ここでは，日本リハビリテーション医学会診療ガイドライン委員会でまとめた「リハビリテーション医療における安全管理・指針のためのガイドライン」[1]のリハ中止基準 **[表 1-1]** と，医療事故発生時の対応 **[表 1-2]**[1] について紹介し，さらに，遭遇しやすい代表的な臨床症状をあげ，その考え方と対処法を簡単に述べる．

1　呼吸困難[2]

1 定義・症状

患者が呼吸に伴い不快を感じることである．通常は，換気需要が換気能力を上回った場合に出現する．主観的感覚なので，基礎疾患の重症度や動脈血ガス値とは必ずしも相関しない．

表 1-1　リハビリテーションの中止基準

1. リハビリテーションを実施しない場合
① 安静時脈拍 40/分以下または 120/分以上
② 安静時収縮期血圧 70mmHg 以下または 200mmHg 以上
③ 安静時拡張期血圧 120mmHg 以上
④ 労作性狭心症の方
⑤ 心房細動のある方で著しい徐脈または頻脈がある場合
⑥ 心筋梗塞発症直後で循環動態が不良な場合
⑦ 著しい不整脈がある場合
⑧ 安静時胸痛がある場合
⑨ リハビリテーション実施前にすでに動悸・息切れ・胸痛のある場合
⑩ 座位でめまい，冷や汗，嘔気等がある場合
⑪ 安静時体温が 38 度以上
⑫ 安静時酸素飽和度（SpO$_2$）90% 以下

2. 途中でリハビリテーションを中止する場合
① 中等度以上の呼吸困難，めまい，嘔気，狭心痛，頭痛，強い疲労感等が出現した場合
② 脈拍が 140/分を超えた場合
③ 運動時収縮期血圧が 40mmHg 以上，または拡張期血圧が 20mmHg 以上上昇した場合
④ 頻呼吸（30 回/分以上），息切れが出現した場合
⑤ 運動により不整脈が増加した場合
⑥ 徐脈が出現した場合
⑦ 意識状態の悪化

3. いったんリハビリテーションを中止し，回復を待って再開
① 脈拍数が運動前の 30% を超えた場合．ただし，2 分間の安静で 10% 以下に戻らないときは以後のリハビリテーションを中止するか，またはきわめて軽労作のものに切り替える
② 脈拍が 120/分を超えた場合
③ 1 分間 10 回以上の期外収縮が出現した場合
④ 軽い動悸，息切れが出現した場合

4. その他の注意が必要な場合
① 血尿の出現
② 喀痰量が増加している場合
③ 体重増加している場合
④ 倦怠感がある場合
⑤ 食欲不振時・空腹時
⑥ 下肢の浮腫が増加している場合

（日本リハビリテーション医学会診療ガイドライン委員会，2006）[1]

表 1-2 医療事故発生時の対応

1. **初動体制の原則**
   ① 医療事故が発生した時には，医師・看護師等の連携のもとに救急処置や医療上の最善の処置を行う．同時に上司への報告を行う．
   ② 上司の指示・了解を得て，患者・家族への説明者を決める．説明者には状況に応じて主治医や当該診療科の上司があたる．説明者が決定したら，事故の関係者，現場にいた職員に周知する．
   ③ 説明は説明者1人で行わず，他に上司等が同席し，事故発生の事実経過を正確に説明する．憶測・推測での発言は行わない．
   ④ 説明者，説明内容，日時，説明を受けた人，同席者，患者側の質問等を記録する．
   ⑤ 家族が施設内にいない場合には関係職員が直ちに連絡する．連絡がつかなかった場合も診療録にその旨を記録すること．
   ⑥ 事故の関係職員を集めて事実経過の確認を行う．特に処置，検査，観察等の実施経過，時刻等は事実経過を確認し記録する．できる限り早期に実施することが大切．

2. **リハビリテーション部における急変時対応**
   (1) 人命に関わる状況の場合
   ① 周囲のスタッフの協力を求め，院内緊急コールを発信する．できる限り人数を集める．可能な救命処置を開始する．
   ② バイタルサインの監視を開始する
   ③ 医師・看護師へ引き継ぐ
   ④ 上司への報告
   ⑤ 発生時の状況等を記録する

   (2) 人命には関わらない状況の場合
   ① 周囲のスタッフの協力を求め，主治医またはリハビリテーション医と連絡をとり，状態を報告し，診察を要請する．
   ② バイタルサインの監視を開始する
   ③ 医師・看護師へ引き継ぐ．指示に従い病棟等への搬送を行う
   ④ 上司への報告
   ⑤ 発生時の状況等を記録する

   (3) 救命処置
   ① 呼名に反応するか確認．反応がある場合には患者の訴えの聴取，バイタルサインの測定，神経学的所見のチェック
   ② 反応がない場合は自発呼吸の有無を確認．ある場合にはバイタルサインを測定
   ③ 自発呼吸がなければ速やかに気道確保，呼吸回復すればそのままバイタルサインを測定
   ④ 自発呼吸が回復しなければ人工呼吸を開始
   ⑤ 脈拍の有無を頸動脈で確認．脈拍が触れれば人工呼吸を継続
   ⑥ 脈拍が触れない場合は心臓マッサージを開始
   ⑦ 人数が確保できれば，脈拍や血圧等バイタルサインの測定

(リハビリテーション医学会診療ガイドライン委員会，2006)[1]

2 原因疾患

強い運動や労作では生理的にも生じる．比較的軽い運動や労作，あるいは安静でみられる場合は，その原因は呼吸器疾患，循環器疾患が主体であるが，精神疾患の可能性もある．

呼吸器疾患では，COPD，気管支喘息，間質性肺炎，気胸，肺塞栓症，循環器疾患では心不全，虚血性心疾患などがある．まれに過換気症候群がある．突然の発症なら気胸，肺塞栓症，虚血性心疾患を疑う．急性の発症なら，COPD，気管支喘息，間質性肺炎，心不全それぞれの増悪や運動誘発性喘息を疑う．

3 対処法

運動を中止して医師をよぶ．迅速に，ABC（airway, breathing, circulation）を評価する．急性の出現は低酸素血症を伴うことが多いので，SpO_2 をチェックし，必要であれば酸素投与を行い，90％以上に保つ．酸素化の障害は，呼吸数，呼吸様式，パルスオキシメーターで測定した酸素飽和度，医師による動脈血ガス測定にて評価する．Borg指数，Fletcher-Hugh-Jones分類，MRC息切れスケールなどがあり，問診により当てはまるレベルを判定する．

運動誘発性喘息では運動開始後5～20分ごろより喘息発作が生じることが多い．大気の乾燥などが誘因になるが，喘息コントロールを良好にしていると起きにくい．II型呼吸不全にお

ける高 CO_2 血症の把握は，動脈血ガス測定が必要となる．高 CO_2 血症に対しての過量の酸素投与は禁忌だが，最低限の酸素化を保つための投与をためらってはならない．鑑別診断や対処法の詳細は内科書に譲る．

2 頻呼吸[2]

1 定義・症状

頻呼吸は呼吸数 20 回 / 分以上のことである．

2 原因疾患

その原因は低酸素血症や過換気症候群を疑う．興奮・発熱時や不安感が強い場合も認められ，器質的疾患との鑑別が必要になる．

3 対処法

運動療法中に頻呼吸が出現した場合は SpO_2 を測定し，低酸素血症であれば運動を中止する．SpO_2 が 90％以上を保っており，呼吸困難が強くない場合は運動強度を軽くする程度で経過をみる．低酸素血症によるチアノーゼの場合は次項を参考にされたい．

過換気症候群の場合は，発作性の過換気により，動脈血 CO_2 分圧の低下や呼吸性アルカローシスが惹起され，呼吸困難，四肢のしびれ，動悸などのさまざまな症状を合併することが多い．ペーパーバッグ再呼吸法が推奨されてきたが，最近は器質的原因による重篤な低換気の悪化につながる場合や，二酸化炭素そのものが患者の不安を助長する可能性もあり，最近は推奨されなくなった．

過換気症候群の患者のなかにうつ状態や不安状態などの精神障害を合併することを念頭に置き，診療に当たる必要がある．何度も発作を起こす場合は，精神科・心療内科の受診を勧める．鑑別診断や対処法の詳細は内科書に譲る．

---

column　365 日リハビリテーションの落とし穴

　回復期リハ病棟などでの休日リハビリテーション加算が認められるようになり，いわゆる 365 日リハを行っている施設が増えている．リハの回数に比例して機能が上昇するケースも少なくないので，集中的にリハを行うことの意義は高い．薬物療法，食事療法，点滴も通常毎日行っているわけで，リハだけ休みの日があるのはおかしいという考えもある．

　しかし，365 日リハには落とし穴がある．365 日リハはリハ職が関与する強制的なリハであり，リハ患者本人がしっかりしたアドヒアランスがなくてもリハ職が叱咤激励して行ってくれるという安心感がある．このリハ患者が在宅生活になった途端，リハはリハ患者自らが「在宅でもきちんと行うんだ，行えるんだ」という強い意思やリハ技術に自信や正確さをもつことが前提となる．機能が入院中だけあがっても，退院すればすぐ落ちるようなリハはマンパワーや医療費の無駄かもしれない．退院前からリハ患者自らがしっかりとした意欲を有して，正確かつ十分なリハを独力や周囲の支援で行えるようにすることが最も重要なことであり，必ずしも 365 日リハである必要はない．むしろ，週末に患者自らが行うリハのほうが退院後の機能維持に有効で，医療費も安くてすむ可能性もある．

　このように，なにがなんでも「足すリハ」より，リハ職の関与を「引くリハ」が，機能維持や医療費抑制のためにも今後向かうべき方向になるかもしれない．

(上月)

3 チアノーゼ[2)]

1 定義・症状
　皮膚や粘膜が青紫色に変色した状態である．口唇，頬部，爪床などでみられることが多い．毛細血管内の血液酸素飽和度が低下して，還元型ヘモグロビン濃度 5g/dL 以上のときに出現する．体内で酸素を供給するメカニズムの異常で認められる．手足の冷感があり，手足を温めると増強するのが中枢性チアノーゼ，消失するのが末梢性チアノーゼである．

2 原因疾患
　中枢性チアノーゼでは，先天性心疾患や重度の低心拍出量による心臓性の全身循環不全（肺うっ血），間質性肺炎やCOPDなどの肺性疾患，異常ヘモグロビン血症などがある．末梢性チアノーゼでは，炎症・血栓・動脈硬化による器質的動静脈閉塞や，情動ストレスによる動脈攣縮などがある．

3 対処法
　運動を中止し，医師に連絡する．迅速に，ABC（airway, breathing, circulation）を評価する．SpO_2をチェックし，必要であれば酸素投与を行い，90％以上に保つ．酸素化の障害は，呼吸数，呼吸様式，パルスオキシメーターで測定した酸素飽和度，医師による動脈血ガス測定にて評価する．鑑別診断や対処法の詳細は内科書に譲る．

4 脈拍異常[2)]

1 定義・症状
　脈拍とは心臓収縮を体表面の動脈から触知する拍動のことである．心臓の拍動すべてが末梢血管で感知されるわけではないため，毎分の脈拍数＝心拍数，ではない．心拍数は心電図で求める数値である．脈拍の異常と確診できるのは不整と左右差，および触知不能のある例である．外来診療でよく触知するのは両側の橈骨動脈と大腿動脈である．

2 原因疾患
　心臓血管系の器質的疾患が中心だが，ストレス，加齢によるものもある．脈の不整は，期外収縮，呼吸性不整脈，絶対性不整脈（脈拍が全く不整である）などがある．

3 対処法
　運動を中止する．不整，徐脈，頻脈を触知したら，自覚するか否かを聞いておく．心電図検査などが必須となるので，医師に連絡をとる．逆に安静時に期外収縮のような不整脈があっても，運動により改善するような特に処置を要しない不整脈もあるので，脈拍異常の病歴があれば，あらかじめ医師に対応策を相談しておくべきである．鑑別診断や対処法の詳細は内科書に譲る．

5 動悸[2]

1 定義・症状

心拍を不快に自覚する症候と定義される．必ずしも頻脈をきたしているわけではない．徐脈の場合も脈拍の鼓動を強く感じ，動悸を覚えることもある．

2 原因疾患

その原因は不整脈疾患に起因する不整脈性と，そうではない非不整脈性に分けられる [表 1-3][2]．動悸の原因疾患の頻度としては，不整脈，特に頻脈性不整脈に起因することが最も多い．そのなかでも，心房/心室期外収縮，心房細動，発作性上室性頻拍によることが多い．非不整脈性の心臓由来では，心不全，高血圧に起因することが多い．

3 対処法

運動を中止し，医師に相談する．脈拍，血圧，意識レベルをチェックする．心電図検査が必要となる．鑑別診断や対処法の詳細は内科書に譲る．

表 1-3 動悸の原因

1. **不整脈性**
   1) 頻脈性
      (i) 上室性：洞頻脈，心房期外収縮，心房細動，心房粗動，発作性上室性頻拍
      (ii) 心室性：心室期外収縮，心室頻拍，torsade de pointes
   2) 徐脈性
      洞不全症候群，房室ブロック
2. **非不整脈性**
   1) 心臓由来
      心不全，高血圧，虚血性心疾患，弁膜症，心筋症，心筋炎，心膜疾患，先天性心疾患
   2) 非心臓由来
      貧血，脱水，発熱，甲状腺機能亢進症，褐色細胞腫，低血糖，慢性呼吸器疾患，過換気症候群，薬物，飲酒，喫煙，サプリメント，コーヒー，心因性（ストレス，不安）

(金澤・他，2015)[2]

---

column 心機能低下や肺機能低下におびえるな！

急性心筋梗塞や心不全などの循環器疾患や COPD ではリハが患者の症状や予後を改善をする「有効な治療」としての地位を確立した．これらは治療の一つとして治療ガイドラインに採用されたり，診療報酬で認められるようになった．

心機能低下や肺機能低下自体は運動の絶対的禁忌ではない．運動耐容能は生命予後に大きく影響する．しかし，心不全患者の運動耐容能と左室駆出率との相関は低い．心不全患者の運動耐容能低下の主要な機序は左室駆出率低下ではなく，骨格筋の筋肉量減少や代謝異常，血管拡張能低下などの末梢因子である．また，COPD の肺機能重症度分類と生命予後との相関も低い．生命予後に大きく関係するのは，単なる肺機能重症度でなく，運動耐容能低下，重度の息切れ，栄養状態低下を肺機能重症度と総合的にとらえた Borg 指数である．

心機能や肺機能が低下した患者におびえずに，しっかりリハを行うことで，運動機能が改善し，息切れが軽減し，ADL が拡大し，さらに生命予後の延長や新たな疾患予防効果という素晴らしい効果を達成できるのである． (上月)

6　めまい[2]

1 定義・症状
めまいは，目が回るような感覚の総称である．めまいの感じ方は，「自分のからだが回っている」「自分のまわりの地球が回っている」「雲の上を歩くようにふわふわする」「谷底に引きずり込まれるように感じる」など，さまざまである．めまいは，からだのバランスを保つ機能に障害が起こると生じる．

2 原因疾患
めまいの原因は，末梢性めまい，中枢性めまい，その他のめまい，に分けられる．原因疾患は，末梢性めまいが良性発作性頭位めまい症，メニエール病，前庭神経炎，中枢性めまいは脳幹・小脳梗塞・出血，その他のめまいが心因性反応，起立性調節障害，自律神経失調症，頸椎症など，さまざまである．

3 対処法
運動を中止して安静かつ楽な体位にして，頭や体の位置の急激な変換を避ける．医師に連絡する．①バイタルサインを確かめる，②意識障害の有無を確かめる，③患者が話せる状態か否かを確かめる．緊急処置と，そのめまいが命にかかわるか否かをその場で判断する必要がある．鑑別診断や対処法の詳細は内科書に譲る．

7　胸痛[2]

1 定義・症状
胸部に感じる痛みの総称である．

2 原因疾患
さまざまな病態・疾患により生じる．なかでも急性冠症候群（急性心筋梗塞および不安定狭心症），急性大動脈解離，肺塞栓症，自然気胸などは放置した場合に致命的になり得る疾患である．他に，筋骨格系疾患（胸郭由来，帯状疱疹など），消化器系疾患（逆流性食道炎，胃・十二指腸潰瘍，胆石発作など）でも起きることがある．

3 対処法
運動を中止して医師をよぶ．心電図検査などで確定診断に至る．

迅速に，ABC（airway, breathing, circulation）を評価する．SpO_2 をチェックし，必要であれば酸素投与を行い，90%以上に保つ．酸素化の障害は，呼吸数，呼吸様式，パルスオキシメーターで測定した酸素飽和度，医師による動脈血ガス測定にて評価する．鑑別診断や対処法の詳細は内科書に譲る．

8 低血糖[2)]

1 定義・症状
通常は先に自律神経症状が，次に中枢神経症状が出現する．前者には空腹感，発汗，動悸，振戦，不安感，口唇乾燥などがあり，後者には頭痛，意識の混乱，計算力低下，集中力低下，眠気，錯乱，昏睡などがある．

2 原因疾患
最も頻度の高いのは糖尿病治療薬による低血糖である．高齢者の糖尿病患者では，低血糖を感知する閾値が低いので低血糖に気づきにくく，特に注意が必要である．

3 対処法
運動を中止して医師をよぶ．低血糖かどうかの診断のつかないときは，とりあえず甘いものを経口摂取させたり，重症の意識障害があるならブドウ糖注射を行う．運動は実生活のなかで実施可能な時間であればいつ行ってもよいが，食後1時間頃に行うと食後高血糖が改善されると考えられている．インスリンや経口血糖降下薬（特にスルホニル尿素薬）で治療を行っている場合には低血糖になりやすい時間に注意する必要がある．運動療法（リハ）のステートメントを表1-4[3)]に示す．

一般的に健常者では中等度の運動を行った場合，血液中のブドウ糖は骨格筋に取り込まれ利用されるが，肝臓での糖新生が増加するため血糖値はほとんど変化しない．2型糖尿病患者において同様の運動を行った場合，インスリンの低下が起こりにくいため肝臓での糖新生は増加しにくく，骨格筋への糖取り込みが増加するため，運動中の血糖値は低下する．また，運動終了後もインスリン感受性の亢進が1～2日間継続するため血糖値は低下する．そのためインスリンや経口血糖降下薬で治療中の患者において，運動中から運動翌日までの間に低血糖を生じるリスクが高まる．

インスリン療法にて運動中に低血糖がみられた場合は，運動前のインスリン量を調整する必

表 1-4 運動療法のステートメント

薬物治療中の糖尿病患者における運動療法
- インスリン治療をしている患者では血糖自己測定を行い，運動の時間や種類，量により，運動前や運動中に補食する，運動前後のインスリン量を減らす，などの調整が必要である（グレードB）．
- 経口血糖降下薬（特にスルホニル尿素薬）では投薬量を減らす必要がある場合もある（グレードB）．

糖尿病患者の運動療法における一般的な注意
- 両足をよく観察し，足に合った足底全体へのクッションのある靴を用いる（グレードB）．
- 血糖コントロールの悪いとき（特に1型糖尿病・2型糖尿病とも尿ケトン体陽性時）は運動を行わない（グレードB）．
- インスリンや経口血糖降下薬（特にスルホニル尿素薬）で治療を行っている患者において，運動中および運動当日～翌日に低血糖を起こすおそれがある．特にインスリン治療中の患者では，運動前の血糖値が100mg/dL未満の場合には吸収のよい炭水化物を1～2単位摂取することが望ましい（グレードB）．
- 運動の到達目標としては，頻度はできれば毎日，少なくとも週に3～5回，中等度の強度の有酸素運動を20～60分間行うことが一般的には勧められる（グレードA）．

注）グレードA：行うよう強く勧める　グレードB：行うよう勧める　グレードC：行うように勧めるだけの根拠が明確でない　グレードD：行わないよう勧める

（日本糖尿病学会，2013）[3)]

要があり，運動強度や運動時間により調整量は異なるが，1/2～2/3に減量することが一般的である．運動中に発汗，手のふるえ，顔面蒼白などの低血糖症状が疑われる症例では自己血糖測定を行い，実際に低血糖であった場合はブドウ糖摂取などの治療が必要となる．加えて，運動前後ならびに運動中の自己血糖測定や，ライフスタイルによっては持続血糖測定（continuous glucose monitoring；CGM）を行って，血糖の変化を把握する必要もあるであろう．もし夜間に運動を行うことがある場合には睡眠中に血糖が低下する夜間低血糖に注意しなければならない．就寝前に自己血糖測定を行い，100mg/dL未満の場合には補食が必要である．鑑別診断や対処法の詳細は内科書に譲る．

（上月正博）

文献
1) 日本リハビリテーション医学会診療ガイドライン委員会（編）：リハビリテーション医療における安全管理・指針のためのガイドライン，医歯薬出版，2006.
2) 金澤一郎，永井良三（編）：今日の診断指針，第7版，医学書院，2015.
3) 日本糖尿病学会（編）：科学的根拠に基づく糖尿病診療ガイドライン2013，南江堂，2013.

---

column　呼吸筋トレーニングは必須事項ではない！

　呼吸筋トレーニングをCOPD患者のリハの必須の構成要素としてルーチンに行うことを支持するエビデンスはない．ACCP/AACVPRガイドラインでは「呼吸筋トレーニングを呼吸リハの必須要素としてルーチン使用することを裏づける科学的エビデンスはない」とされている．COPD患者に吸気筋訓練を行ってはいけないというわけではないが，エビデンスの明らかなメニューである歩行にかかわる筋群，すなわち下肢を中心とした運動療法を十分行うことが肝要である．呼吸筋トレーニングに貴重なリハの時間の多くを費やしてしまい，くれぐれも運動療法の時間が不足するようなことがあってはならない．また，COPD患者に呼吸リハを続けるのであれば間欠的運動と持続的運動のどちらでも構わない．すなわち，息切れがひどくて運動療法を長時間行えないCOPD患者も少なくないので，間欠的運動で脱落せずに続けることがより重要である．

（上月）

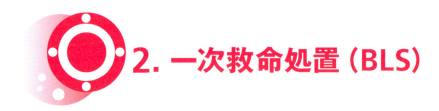

2. 一次救命処置（BLS）

1　一次救命処置

　一次救命処置（basic life support；BLS）とは，心肺停止状態の人に対して行う救命処置を指し，胸部の圧迫（胸骨圧迫）と人工呼吸で構成される心肺蘇生（cardiopulmonary resuscitation；CPR）と自動体外式除細動器（automated external defibrillator；AED）の使用が含まれる．

　一方，二次救命処置（advanced life support；ALS）は，BLS のみでは心拍が再開しない傷病者に対して，薬剤や医療機器を用いて心拍再開を目指す救命処置である．

　日本蘇生協議会（Japan Resuscitation Council；JRC）が作成した「JRC 蘇生ガイドライン 2015」（JRCG2015）[1] が，「さまざまな背景をもつ市民が，あらゆる年齢層の傷病者へ対応する場合を想定して作成された共通のアプローチ」とされている以上，BLS はすべての医療従事者が正確に修得すべき技術である．

2　救急車が到着するまで

　心臓が停止すると主要臓器への血液供給が止まってしまう．脳はほかの臓器に比べても特に酸素や ATP の消費量が多いので，わずかな血液途絶でも重大な脳障害を生じる可能性がある．CPR が行われないと，心停止から AED 到着が 1 分遅れるごとに生存率は 7〜10％減少し，逆に CPR が途切れなく行われると，生存率は半分以上となる［図 2-1］[2]．

　JRCG2015[1] に紹介されている「救命の連鎖」は，人の生命を脅かす緊急事態において必要とされる最も重要な行動を示している．「救命の連鎖」は，①心停止の予防，②心停止の早期認識と迅速な通報，③一次救命処置（CPR と AED），④二次救命処置（二次救命処置と心拍再開後の集中治療），の 4 要素によって構成されている［図 2-2］．

　救急車が到着して救急救命士や医師による高度な救命処置が行われるまでに行わなければならないことは，倒れている人をみかけたら心肺停止状態の疑い，大声で叫んで応援をよぶことから始まる．救急通報を速やかに行い，AED や救急隊が少しでも早く到着するように努めることが重要である．

3　心肺蘇生法（CPR）の実際

　BLS の原則は，JRCG2015 の「市民における BLS アルゴリズム」が参考になる［図 2-3］[1]．

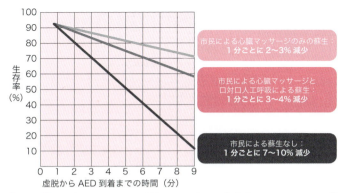

[図 2-1] 心停止から AED 到着までの時間と生存率（Nagao, 2009）[2]

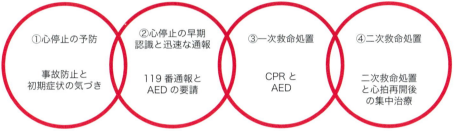

[図 2-2] 救命の連鎖

基本的な方法・手順

（1）ボックス 1～3　反応の確認と救急通報

　　（ア）周囲の安全を確認．
　　（イ）軽く肩をたたき，大声でよびかける．
　　（ウ）何らかの反応がなければ「反応なし」とみなす．
　　（エ）大声で叫んで，周囲の注意を喚起．
　　（オ）周囲の人に 119 番通報と AED の手配を依頼．

（2）ボックス 4　呼吸の確認と心停止の判断

　　（ア）倒れている人に反応がなく，呼吸がないか，異常な呼吸（死戦期呼吸）が認められ

---

column　狭心症

　日本人の死亡原因の第 2 位は心疾患である．そのなかでも最も多いのが狭心症と心筋梗塞に代表される虚血性心疾患で，動脈硬化が進む高齢者に多く発症するが，最近は若年患者も多い．

　つい先日も，アイドル歌手の物まねで有名となったお笑い芸人の方（44 歳）が，虚血性心不全のため亡くなった．前日には運動能力を競い合う仕事のロケ収録があり，競技後の休憩中に体調不良を訴えたが，休憩により症状が軽快したため，現場に戻って残りの収録を終えて帰宅．夕食後に路上で倒れているところを通行人に発見され，その後，一時的に蘇生したが，意識は回復することはなかった．胸痛の前駆症状や不整脈の既往，普段からの不摂生や不規則な生活など，われわれからみれば虚血性心疾患の典型例である．狭心症は若いから大丈夫，という考えは捨てるべきだし，William Osler の「人は血管から老いる」という名言のように，血管は 20 歳代から老化が始まるという．危険因子が重なれば，若い人でも狭心症になることをわれわれが知る機会となった悲報だった．

（高橋 哲）

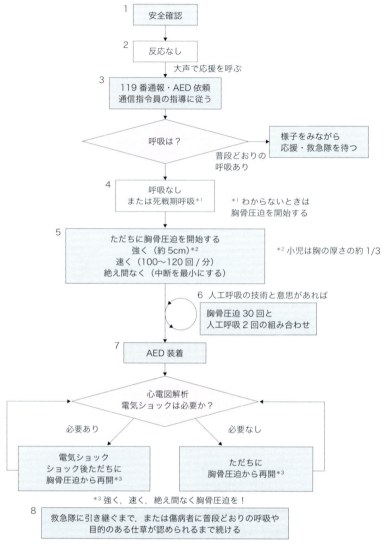

[図 2-3] 市民における BLS アルゴリズム　　　　（日本蘇生協議会，2016）[1]

る場合，あるいはその判断に自信がもてない場合，「普段どおりの正常な呼吸」がない限り，心停止の可能性，すなわち CPR の適応と判断し，直ちに胸骨圧迫を加える．
- （イ）専門家以外は死戦期呼吸の判断は難しいため，胸と腹部の動きを観察し，動きがなければ「呼吸なし」と判断する．
- （ウ）特別なトレーニングを受けていない人が呼吸の有無を確認する際に，気道確保を行う必要はない．
- （エ）呼吸の確認の 10 秒以上はかけない．
- （オ）呼吸の確認に迷ったらすぐに胸骨圧迫をする．呼吸が異常と感じた場合には心停止状態とみなして，すぐ胸骨圧迫をすることが重要である．

(3) ボックス 5　胸骨圧迫
- （ア）仰臥位に寝かせ，胸骨の下半分，胸の真ん中を 100〜120 回 / 分のテンポで圧迫する．
- （イ）成人に対する圧迫の深さは，5cm 以上 6cm を超えない深さとする．

（ウ）胸骨圧迫後には胸壁が完全に元に戻るように圧迫を解除する．
　　　（エ）救助人が複数いる場合は，胸骨圧迫の部位，テンポ，深さをフィードバックしあう．
　　　（オ）胸骨圧迫の中断は最小限にする．
　（4）ボックス6　胸骨圧迫と人工呼吸
　　　（ア）特別な訓練を受けていない場合は胸骨圧迫のみとする．
　　　（イ）人工呼吸ができる場合は，胸骨圧迫と人工呼吸を30：2の割合で行う．
　　　（ウ）頭部後屈顎先挙上法で，気道確保を行う．
　　　（エ）1回換気量は胸の上がりを確認できる程度とする．
　　　（オ）感染の危険性は低いが，可能であれば，感染防護具の使用を考慮する．
　（5）ボックス7　AED装着
　　　（ア）AEDが到着したら，速やかに装着する．
　　　（イ）右前胸部と左側胸部にパッドを装着する．
　　　（ウ）AEDによる解析が始まったら，患者に触れないようにする．
　　　（エ）AEDのメッセージに従う．
　　　（オ）電気ショックの後はすぐに胸骨圧迫を開始する．
　（6）ボックス8　CPRの継続
　　　（ア）CPRは患者の循環が十分に回復する，あるいは救急隊などに引き継ぐまで行われる．

ガイドラインの更新

　JRC蘇生ガイドラインは5年ごとに更新され，最新のものはJRC蘇生ガイドライン2015[1]である．主な変更は次の通りである．
　①胸を押す深さが5cm以上から「胸が約5cm沈むように圧迫するが，6cmを超えないようにする」と変更．
　②「1分間に100回以上のテンポ」から「100回から120回のテンポ」に変更．
　③以下の点が強調された．
　　（ア）「押したらしっかりと胸を元に戻す」
　　（イ）「胸骨圧迫の中断が10秒を超えないようにする」
　　（ウ）「呼吸の確認に迷ったらすぐに胸骨圧迫をする」

（高橋哲也）

文献
1) 日本蘇生協議会（監修）：JRC蘇生ガイドライン2015, 医学書院, 2016.
2) Nagao K : Chest compression-only cardiocerebral resuscitation. *Curr Opin Crit Care* 15（3）: 189-197, 2009.

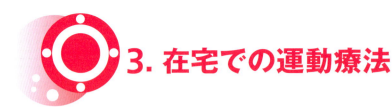

3. 在宅での運動療法

1　目的

図3-1は循環器疾患の病期とその病期に基づく心リハの目的および治療内容の概略図である[1]．急性期と回復期，さらにはそれ以降の維持期という病期を明確に区分する定義はないが[2]，内部障害患者に対する運動療法を在宅で実施する際の病期は，少なくとも回復期以降であり，一般には維持期において展開される．このため，在宅で実施する内部障害に対する運動療法の目的は，社会復帰もしくは在宅復帰した後の日常生活を維持・向上するとともに，合併症ならびに再発を予防することに他ならない．

図3-2は筆者らの施設において入院期心リハ（図3-1の急性期および前期回復期）を終了した患者の退院時と退院後1年の運動機能の変化を回復期以降に定期的な運動（療法）が実施されていた（運動習慣あり）群と退院後に運動習慣がない群とに分けて調査した結果である．運動習慣がある群は退院後も運動機能の改善を認めるが，運動習慣がない群は退院後の運動機

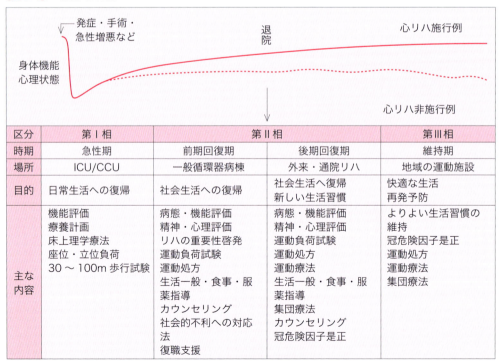

[図3-1]　時期区分定義

日本循環器学会．心血管疾患におけるリハビリテーションに関するガイドライン（2012年改訂版）http://www.j-circ.or.jp/guideline/pdf/JCS2012_nohara_h.pdf（2016年5月閲覧）

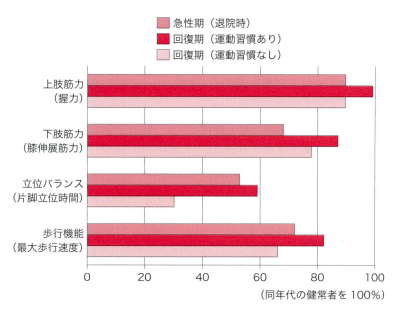

[図 3-2] 心疾患患者の退院後の運動機能

能は保たれておらず，日常生活の身体活動量を左右する歩行機能（最大歩行速度）においては同年代の健常者の約6割までに低下していたことが示されている．歩行速度や身体活動量と生命予後との関連性については後述するが，身体機能の低下はその後の生命予後の悪化につながることから，回復期もしくは維持期における在宅での運動療法の成否は内部障害患者の生命予後を左右するといっても過言ではない．

2　対象（適応条件）

　在宅での運動療法の適応の可否は，罹患している疾患そのものではなく，疾患の状態による．前項の「1　目的」で述べたように，在宅での運動療法が適応されるのは回復期以降であることから，対象となる患者が回復期ならびに維持期にあるという状況やその証拠を確認する必要

---

column　地域連携の重要性

　近年，病病連携，病診連携の重要性が叫ばれ，急性期治療ならびに特殊な診断や検査の役割を担う大規模病院とその地域の病院やクリニックとの連携が具体的に進められている．重要な点は，大規模病院が地域のクリニックでは対応できない治療や検査を単に引き受けるだけでなく，定期的な検査を実施してその最新データを地域施設へ連携し（地域連携パス），患者の疾病予防（増悪予防）を地域全体で担うことである．つまり，シームレスな疾病管理が求められている．ただし，この地域連携パスのなかに，運動療法に関する情報が含まれているだろうか？　近年，筋力の低下，歩行速度や身体活動量の低下，ならびに低栄養などの低下を一連のサイクル（フレイル）と捉えて，このフレイルがその後の生命予後の悪化にも大きくかかわることがわかっている．今こそ，身体機能評価の専門家である理学療法士が共通した評価方法を考案し，密接な地域連携を担うことが求められている．

（松永）

がある．回復期とは文字どおり，発病後の症状が回復に向かっている時期であり，維持期とは症状が回復した後に増悪もなく安定している時期をさす．それゆえ，回復期にある証拠として，治療サポート（たとえば投薬の種類と量）が減っても症状が悪化していないこと，また維持期では治療サポート内容（たとえば服薬内容）の変更がなく症状の変化もないことの確認が必要となる[2]．

さらに，在宅での運動療法が適応となる条件として，医療機関との連携が保たれていることが何よりも重要である．対象患者が内科外来などに定期的に受診している同施設のセラピストによる運動処方であれば問題ないが，他院もしくはデイサービスや訪問サービスなどにおける運動処方の場合は，医療機関との密接な情報共有と連携が必要となる．

3　情報収集と評価

診断名，現病歴，既往歴，併存症・合併症，現在の治療内容と治療指針（服薬など），および身体機能などの最新の医療情報を収集することはいうまでもない．前項の「2　対象（適応条件）」でも述べたが，現在患者が回復期もしくは維持期にあるという証拠を捉えておくことが何よりも重要である．図3-3は，「夜，楽に眠ることができる（1MET以下）」から「なわとびをしても平気である（8METs以上）」まで約1METごとの運動強度に対応した21項目の日常生活活動（ADL）について，息苦しさ，疲労感，動悸などの症状出現を評定するともに，症状なく楽にできる最高のADLレベルと，症状が出現する最低のADLレベルを特定する評価表（Specific Activity Scale，身体活動能力質問表）を示している[3]．特に，在宅では運動負荷試験などの客観的な評価は行えないが，この評価表を利用して，運動（活動）レベルと症状の出現などから運動耐容能や病態の変化（異変）を推測することができる．そして，治療内容（服薬など）の変更がなく，楽にできるADLが低下していないこと（向上していること）は，その患者が回復期や維持期にあることの証拠でもある．

また，身体機能の評価については，その成績を客観的に捉える評価方法であることが条件だが，できればADLなど能力障害を推測できる指標を採用することが望ましい．最近では，歩行速度がその後のイベント発生や生命予後を予測する独立した因子であることが数多く報告されている[4]．また，歩行速度（4m間の速度），立位バランス（タンデム立位時間）および筋力（椅子からの立ち上がり連続5回の所要時間）を組み合わせたテストバッテリー（the Short Physical Performance Battery）[5]が，特別な機器を使用せずに在宅という狭い場所でも測定でき，身体機能の変化を鋭敏に捉える評価法として，広く活用されている．

さらに高齢者の場合は，身体機能の評価に加えて，身体活動量，食欲，栄養状態などの変化を的確に捉えておく必要がある．Friedらは，高齢者は加齢に伴う食欲低下や低栄養状態が持続することで，体重減少，骨格筋筋量の低下（サルコペニア），さらには筋力低下を引き起こし，またこれらの筋肉量ならびに筋力低下は歩行速度や日常生活の身体活動量の低下を惹起することでエネルギー消費量を低下させ，食欲低下（低栄養）にいっそう拍車をかけるといった悪循環が形成されやすい状態（フレイル）にあることを指摘している[6]．特に，Friedらはこれらの現象を一つのサイクルと捉え，上述のリスク因子のうちの一つでも低下すると他の因子もそ

調査日	/ /	/ /	/ /	/ /	ステージ
質問項目	病前	退院直後	3カ月	6カ月	
◎あなたの症状は主にどれですか。	なし	なし	なし	なし	
	息苦しさ	息苦しさ	息苦しさ	息苦しさ	
	疲労感	疲労感	疲労感	疲労感	
	動悸	動悸	動悸	動悸	
	その他	その他	その他	その他	
1　夜，楽に眠れますか（1MET以下）	Y　N	Y　N	Y　N	Y　N	IV （～1MET）
2　横になっていると楽ですか（1MET以下）	Y　N	Y　N	Y　N	Y　N	
3　一人で食事や洗面ができますか（1.6METs）	Y　N	Y　N	Y　N	Y　N	III （2～4METs）
4　トイレは一人で楽にできますか（2METs）	Y　N	Y　N	Y　N	Y　N	
5　着替えが一人で楽にできますか（2METs）	Y　N	Y　N	Y　N	Y　N	
6　炊事や掃除ができますか（2～3METs）	Y　N	Y　N	Y　N	Y　N	
7　自分で布団を敷けますか（2～3METs）	Y　N	Y　N	Y　N	Y　N	
8　ぞうきんがけができますか（3～4METs）	Y　N	Y　N	Y　N	Y　N	
9　シャワーを浴びても平気ですか（3～4METs）	Y　N	Y　N	Y　N	Y　N	
10　ラジオ体操をしても平気ですか（3～4METs）	Y　N	Y　N	Y　N	Y　N	
11　健康な人と同じ速度で平地を100～200m歩いても平気ですか（3～4METs）	Y　N	Y　N	Y　N	Y　N	
12　庭いじり（軽い草むしりなど）をしても平気ですか（4METs）	Y　N	Y　N	Y　N	Y　N	
13　一人で風呂に入れますか（4～5METs）	Y　N	Y　N	Y　N	Y　N	
14　健康な人と同じ速度で2階まで昇っても平気ですか（5～6METs）	Y　N	Y　N	Y　N	Y　N	II （5～6METs）
15　軽い農作業（庭掘りなど）はできますか（5～7METs）	Y　N	Y　N	Y　N	Y　N	
16　平地を急いで200m歩いても平気ですか（6～7METs）	Y　N	Y　N	Y　N	Y　N	
17　雪かきはできますか（6～7METs）	Y　N	Y　N	Y　N	Y　N	
18　テニス（または卓球）をしても平気ですか（6～7METs）	Y　N	Y　N	Y　N	Y　N	
19　ジョギング（時速8km程度）を300～400mしても平気ですか（7～8METs）	Y　N	Y　N	Y　N	Y　N	I （7～8METs）
20　水泳をしても平気ですか（7～8METs以上）	Y　N	Y　N	Y　N	Y　N	
21　なわとびをしても平気ですか（8METs以上）	Y　N	Y　N	Y　N	Y　N	
症状なくできる最大レベルの番号					
症状が出現する最小レベルの番号					

[図 3-3] 身体活動能力質問表（Specific Activity Scale） 　　　　　　　　　　　　（神谷・他，2009）[3]

の影響を受けて低下し，疾病の罹患，イベント発生など容易に負の転帰に陥りやすいことを指摘している．つまり日頃から，身体機能，手段的ADL（IADL）や社会参加を含めた活動内容と活動量などを総合的に捉えておくことが[3]，患者の疾病管理につながる鍵となる．

4　運動療法・指導の実際（データに基づく指導）

　在宅での運動療法を処方ならびに指導する場合も，通常の外来と同様に疾病管理の一環として，明確な目的と目標を提示する必要がある．また，前項の「3　情報収集と評価」で述べたように身体機能評価，ADLおよび身体活動量を定期的に評価したうえで，データに基づいた運動処方と指導を展開すべきである[7]．ここでは，血液透析治療が導入されている末期腎不全患者を例に示す．

　筆者らは，わが国の血液透析患者に対する前向きコホート研究の結果から，1日の平均運動時間（歩行動作レベル以上の運動）が50分未満の不活動者はそれ以外の者と比べて，その後

の死亡率が高くなることから，運動療法の是非の決定，ならびに目標値の設定として，一日の平均運動時間50分以上の値を設けている．また，身体活動量が測定できない場合は，同様の調査から得られた膝伸展筋力（体重比）の4割以上の値を採用している[7]．具体的には，上記の目標値に達している者はそのまま定期的な評価のみで様子をみることとし，目標値を下回っている者に対してのみ低下の理由を精査することにしている．なお，目標値を下回る理由として症状の出現や増悪，さらには低栄養などが認められる場合は，当然のことながら治療を優先し，改善が得られなければ在宅での運動療法は適応とはならない．図3-4に，定期的な身体機能評価の結果から（図3-4左上），身体活動量の低下の主な理由が筋力低下と考えられた血液透析患者に対する運動処方内容と患者自身による自己チェックシートの例（図3-4左下）を示した．図3-4左下には自宅で可能なチューブを利用した筋力トレーニングの種類と実施回数，さらには運動実施中の自覚的運動強度（Borg指数）が示されており，外来時にセラピストが運動中の自覚的運動強度が13以内になるように運動処方内容を調整している．図3-4にあるように，患者（場合によっては家族）自身による自己チェックシートとそれに基づくフィードバック（効果の提示）といった行動療法的なアプローチを導入し，運動療法に対するアドヒアランス（遵守率）を高める必要がある．

5 効果と問題点（課題）

2009年に報告された対象総数2,331例〔ニューヨーク心臓協会（NYHA）による心臓機能分類Ⅱ・Ⅲ度の比率：99％，年齢中央値：59歳，左室駆出率中央値：25％，虚血性心疾患の比率：51％，β遮断薬投与率：95％〕による大規模前向き研究（HF-ACTION研究）では，監視型の運動療法（30分，3回/週，3カ月間の有酸素運動）と非監視型の運動療法（30〜40分，5回/週，3カ月間の在宅運動）を実施したところ，死亡/入院率が11％減少し，3カ月時点の最高酸素摂取量が4％（+0.6 ml/kg/min）および6分間歩行距離は平均で20m増大したことが示されている[8]．過去の前向き研究と比べて改善率（効果度）は小さいが，薬物療法が厳格に遵守（β遮断薬投与率：95％）された状況下で運動療法を併用し，非監視型（在宅運動療法）を採用した効果を明確にした点で意義のある効果である．ただし，このHF-ACTION研究のサブ解析では，対象者の在宅での運動療法のアドヒアランスは悪く，対象患者の身体活

---

column　内部障害とフレイル

フレイルとは「高齢期に生理的予備能が低下することでストレスに対する脆弱性が亢進し，生活機能障害，要介護状態，死亡などの転帰に陥りやすい状態で，筋力の低下により動作の俊敏性が失われて転倒しやすくなるような身体的問題のみならず，認知機能障害やうつなどの精神・心理的問題，独居や経済的困窮などの社会的問題を含む概念である」とされている（日本老年医学会からのステートメント，2014年5月13日）．内部障害を有する患者においても，人口の高齢化や併存疾患の多様化に伴ってフレイルを呈する患者は増えており，新たな社会問題となっている．近年では，CKD患者の多くがフレイルもしくはフレイルの予備軍であることが報告されており，リハに従事している医療者としては決して他人事といえない状況である．

（忽那，松永）

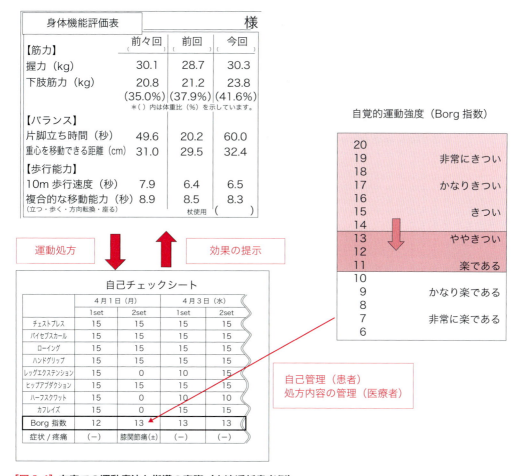

[図 3-4] 在宅での運動療法と指導の実際（血液透析患者例）

動量（実施強度×1週間の平均運動時間）を四分位に分けて検討したところ，身体活動量は生命予後（死亡率，入院率）に大きく関与していたことが示されている．このことから，運動に対するアドヒアランス，ならびに身体活動量を維持・改善させる長期的な介入が重要であることが指摘されている．

わが国では，残念ながら，前項4で示したような定期的な評価データに基づいた運動療法を在宅で実施した効果研究は極めて少なく，いまだ十分なエビデンスが得られていないのが現状である．身体機能ならびに身体活動量の変化がその後の生命予後を大きく左右するだけに，在宅での運動療法は疾病管理の一環として，さらには地域連携を含めたシステマティックな介入が必要とされ，今後の大きな課題となっている．

（松永篤彦）

文献
1) 野原隆司・他；循環器病の診断と治療に関するガイドライン（2011年度合同研究班報告）：心血管疾患におけるリハビリテーションに関するガイドライン（2012年改訂版），日本循環器学会ホームページ；http://www.jcirc.or.jp/guideline/pdf/JCS2012_nohara_h.pdf
2) 松永篤彦：病期からみた理学療法の展開．理療ジャーナル **44**：181-188, 2010.

3) 神谷健太郎・他：ADL 評価「理学療法のための患者評価」．循環器理学療法の理論と技術（増田 卓，松永 篤彦編），メジカルビュー社，2009，pp173-182．
4) Studenski S et al：Gait speed and survival in older adults. *JAMA* 305（1）：50-58，2011.
5) Guralnik JM et al：Lower-extremity function in persons over the age of 70 years as a predictor of subsequent disability. *N Engl J Med* 332（9）：556-561, 1995.
6) Fried LP et al：Cardiovascular Health Study Collaborative Research Group：Frailty in older adults：evidence for a phenotype. *J Gerontol A Biol Sci Med Sci* 56（3）：M146-156, 2001.
7) 松永篤彦：透析患者への理学療法の関わり．理学療法 29：1100-1105，2012．
8) O'Connor CM et al；HF-ACTION Investigators：Efficacy and safety of exercise training in patents with chronic heart failure：HF-ACTION randomized controlled trial. *JAMA* 301：1439-1450, 2009.

索 引

あ

アクティブサイクル呼吸法 — 118
握力 — 54
亜最大負荷 — 50
アデノシン三リン酸 — 14
アデノシン二リン酸 — 14
アドヒアランス — 228, 231
アミノ酸代謝 — 195
安静 — 29, 198
安静時代謝量 — 39
アンダーソン・土肥の基準 — 72
アンモニア — 173

い

息切れ — 41
一次救命処置 — 258
遺伝性不整脈疾患 — 86
医療事故 — 251
インスリン療法 — 148
インセンティブ・スパイロメトリー — 221
インターバルトレーニング — 129

う

ウィーニング — 121
ウエイトサイクリング — 156, 167
植込み型除細動器 — 61
ウォーキング — 144
ウォーミングアップ — 79
運動 — 30, 36, 39
運動開始時酸素摂取量時定数 — 52
運動機能障害 — 245
運動強度 — 36
運動制限因子 — 17, 20, 21
運動耐容能 — 40
運動負荷試験 — 46
運動負荷試験陽性基準 — 51
運動負荷法 — 31, 32
運動療法 — 6, 12, 65
　　——の効果 — 26, 28, 29
　　——の身体的効果 — 63
　　——の中止基準 — 112

え

エクササイズ — 163
エクササイズ量 — 164
エコノミークラス症候群 — 89
エネルギー消費 — 37
エネルギー消費量 — 36
エネルギー代謝率 — 36
エルゴメータ — 48

お

横隔膜呼吸 — 108

か

外呼吸 — 96
介護予防 — 233
咳嗽 — 117
咳嗽介助 — 116
解糖系 — 14
回復期酸素摂取量時定数 — 53
回復期リハビリテーション — 231
化学療法 — 221, 223
下気道 — 96
下肢筋力 — 54
ガス交換 — 100
活動代謝量 — 40
がん — 218
がんリハビリテーション — 219
がん関連倦怠感 — 222
肝移植 — 209
換気−循環−筋の連関 — 19
換気効率低下 — 21
換気障害 — 101
換気制限 — 20
肝硬変 — 206
間質性肺炎 — 128
肝腎症候群 — 207
感染管理 — 191
肝臓 — 195
　　——の構造 — 195
肝臓機能障害 — 196
　　——の認定基準 — 197
肝臓疾患 — 195
肝臓リハビリテーション — 199
冠動脈インターベンション — 70
肝肺症候群 — 207, 210, 211

き

気管 — 97, 98
気管支 — 97, 98
基礎代謝量 — 37
気道 — 97
急性呼吸不全 — 134
急性心筋梗塞 — 65
急性腎障害 — 174, 175
救命の連鎖 — 259
仰臥位 — 210
胸郭可動域運動 — 105
胸郭モビライゼーション — 105
狭心症 — 259
胸水 — 225
強制呼出手技 — 116
胸痛 — 255
筋 — 248
筋収縮 — 15
筋長−張力曲線 — 59
筋ビルドアップトレーニング — 81
筋量 — 23
筋力トレーニング — 113

く

区域気管支 — 99
口すぼめ呼吸 — 108
クレアチニン — 174

け

外科手術後 — 136
血液生化学検査 — 174
血液透析 — 179
血栓 — 224
血中尿素窒素 — 174
解毒 — 196
嫌気性代謝閾値 — 41, 52
健康づくりのための運動基準2006 — 163
献腎移植 — 180

こ

高強度負荷 — 111
高血圧 — 157
行動体力 — 17, 36
高尿酸血症 — 160
高齢者 — 46, 226
　　——の特徴 — 226
誤嚥性肺炎 — 132
コーディネーション能力 — 16
呼吸器 — 96
　　——の構造 — 96
呼吸器機能障害判定基準 — 102
呼吸器疾患 — 96
呼吸機能障害 — 101
呼吸筋ストレッチ体操 — 106, 107
呼吸筋トレーニング — 113, 257
呼吸筋疲労 — 22
呼吸困難 — 250
呼吸細気管支 — 100
呼吸性代償開始点 — 53
呼吸不全 — 101
呼吸理学療法 — 115
呼吸リハビリテーション — 27, 102, 139
骨格筋 — 25
骨髄抑制 — 224
骨転移 — 224
骨盤底筋運動 — 215
コンディショニング — 109
コンプライアンス — 228, 231

さ

座位 — 210
最高酸素摂取量 — 51, 52, 111
最大酸素摂取量 — 37, 40, 51, 52, 54
最大心拍数 — 37
在宅酸素療法 — 123
在宅での運動療法 — 262
細葉 — 99, 100
左室リモデリング — 65
サルコペニア — 23, 25, 207, 229
酸塩基平衡 — 172
酸化ストレス — 30
酸素搬送系 — 17, 18, 19

し

時期区分定義 — 262
糸球体濾過量 — 174
仕事率に対する$\dot{V}O_2$増加 — 53
脂質異常症 — 148
脂質代謝 — 195
シックデイ — 140

シックデイ・ルール	142
自動体外式除細動器	258
自発覚醒トライアル	121
自発呼吸トライアル	121
脂肪	248
脂肪性肝疾患	201
市民におけるBLSアルゴリズム	258, 260
シャトルウォーキングテスト	50
習慣化	156
修正Borg指数	42
修正排痰体位	117
循環器疾患	58
循環呼吸器系フィットネス	29
準備運動	79
上気道	96
小児NAFLD	204
小児NASH	204
小児高血圧	158
小児糖尿病	146
小児肥満症	156
静脈系	61
食事誘発性熱産生	40
食事療法	206
徐脈性不整脈	86
腎移植	180
腎機能障害	174, 244
心機能低下	254
心筋梗塞	65, 69
心筋の壁運動	65
心筋バイアビリティ	69
人工血管置換術	81
人工呼吸管理	119
心室期外収縮	87
心室性不整脈	86
心周期	60
心腎連関	244
心臓	58
——の機能	58
——の構造	58, 59
腎臓	171
——の働き	172
心臓外科術後	74
心臓再同期療法	61
腎臓疾患	171
心臓ペースメーカ	61
心臓リハビリテーション	62
——の効果	62
——の定義	62
心臓リハビリテーションプログラム	68
腎臓リハビリテーション	176, 194
身体活動	36
身体活動強度	36
身体活動能力質問表	265
身体障害者福祉法	175
心電図症候群	86
心肺運動負荷試験	48, 55, 185
心肺蘇生	258
深部静脈血栓症	89
心房細動	87, 88
診療報酬	9

す

推算GFR	174
睡眠時代謝量	40
ステントグラフト治療	81
ストレス管理	155
ストレングストレーニング	81
座ってできるCOPD体操	127

せ

生活活動	36, 38
生活管理	150
生活機能予後	6
生活機能予後やQOLの改善	31
生活指導	188
生活習慣	150
生活変容	243
成人NAFLD	203
成人NASH	203
成人高血圧	158
成人糖尿病	142
成人肥満症	154
生体腎移植	180
生命予後	6
生命予後の延長	31
摂食嚥下障害	132
切迫性尿失禁	215
セルフモニタリング	155
全身持久力トレーニング	111
漸増運動負荷試験	48

そ

塞栓症	224

た

体位排痰法	115, 116
体位変換	133
耐糖能障害	153
大動脈解離	82
体力	16, 36
胆汁色素代謝	196
蛋白質	173, 195

ち

チアノーゼ	253
地域連携	263
超高齢社会	10
重複障害	11, 240
——の定義	240
直線的漸増負荷試験	48
直腸障害	215
直立時の低酸素血症	211

て

低強度負荷	111
低血糖	256
低酸素	211
低酸素血症	212
定常運動負荷試験	48
低心拍出量症候群	74
デコンディショニング	23, 25
電解質	172
伝導障害	86
転倒予防	231

と

動悸	254
糖質代謝	195
等尺性運動	47
糖新生	173
透析	177, 178
等張性運動	47
動的肺過膨張	20
糖尿病	140
糖尿病神経障害	140
糖尿病腎症	140
糖尿病足病変	140
糖尿病網膜症	140
動脈系	61
動脈硬化性疾患	140
特発性間質性肺炎	128
特発性肺線維症	128
徒手胸郭伸張法	105
トレッドミル	48, 91

な

内呼吸	96
内部障害	2
——の疫学	2
——の定義	2
長崎大学呼吸器日常生活質問紙	43, 44

に

二酸化炭素換気当量	53
二次救命処置	258
二重積の屈曲点	52
入院リハビリテーションプログラム	84
乳酸系	14
乳酸性閾値	52
尿検査	173
尿酸塩沈着症	160
尿素回路	196
認知症	235

ね

ネフロン	171, 172

の

脳血管障害	246

は

肺移植	3
肺機能低下	254
肺区域	98, 99
排泄障害	215
肺塞栓症	89
排痰法	115
肺葉	98
廃用症候群	228
バケットハンドルモーション	22
パニックコントロール	109
ハフィング	116, 117
バランストレーニング	186, 188

ひ

- 非アルコール性脂肪性肝炎 — 200
- 非アルコール性脂肪性肝疾患 — 27, 196
- 肥満 — 37
- 肥満症 — 152
- 貧血 — 22
- 頻呼吸 — 252
- 頻脈性不整脈 — 86

ふ

- フィジカルフィットネス — 16
- フィットネス — 16
  - ——の評価 — 46
- 腹圧性尿失禁 — 215
- 複合的理学療法 — 221
- 腹水 — 225
- 腹膜透析 — 180
- 不整脈 — 66, 85
- フレイル — 229, 266, 230
  - ——の定義 — 231
- プレトレーニング — 80

へ

- ベルリン定義 — 134
- ベンチステップ運動 — 150, 151

ほ

- 防衛体力 — 36
- 防御作用 — 100
- 膀胱障害 — 215
- 放射線療法 — 221, 223
- ポジショニング — 133
- 保存期慢性腎臓病 — 178
- ホルモン — 173
- ポンプハンドルモーション — 22

ま

- マスター2階段試験 — 49
- 末期がん — 222
- 末期腎不全 — 176, 178
- 末梢動脈疾患 — 88
- 慢性腎臓病 — 174, 175
  - ——の重症度分類 — 176
- 慢性心不全 — 77
- 慢性閉塞性肺疾患 — 124

み

- 脈管 — 61
- 脈拍異常 — 253

む

- 無酸素運動 — 14

め

- メタボリックシンドローム — 162
- メッツ — 37
- メデューサの頭 — 207
- めまい — 255

も

- 毛細血管 — 61

ゆ

- 有酸素運動 — 14, 71, 72, 186
- 有酸素系 — 14

よ

- 予防医学 — 152
- 予防福祉 — 23

ら

- らくらく運動療法 — 217

り

- 理学療法士の専門性 — 167
- リスク管理 — 184
- リハビリテーション栄養 — 246
- リハビリテーションの中止基準 — 250
- 両心室ペーシング機能付埋込型除細動器 — 61
- リンパ浮腫 — 221

れ

- レイノー現象 — 75
- レジスタンス／エンデュランストレーニング — 81
- レジスタンストレーニング — 71, 73, 145, 186, 187

ろ

- 肋間筋ストレッチ — 106
- ロングフライト血栓症 — 89

数字

- 6MWT — 49
- 6分間歩行テスト — 49
- 365日リハビリテーション — 252

ギリシャ文字

- τ off — 53
- τ on — 52

記号類

- %FEV$_1$ — 49
- ⊿V̇O$_2$/⊿WR — 53

A

- ABCDEバンドル — 122
- ACBT — 118
- activity metabolic rate — 40
- acute kidney injury — 174
- acute respiratory distress syndrome — 134
- Adams-Stokes発作 — 85
- adding life to years — 31, 243
- adding life to years and years to life — 31, 243
- adding years to life — 31
- ADLトレーニング — 110
- ADP — 14
- advanced life support — 258
- AED — 258
- AKI — 174, 175
- ALS — 258
- AMR — 40
- anaerobic threshold — 41
- ARDS — 134
- AT — 41, 52
- ATP — 14
- ATP-PCr系 — 14
- automated external defibrillator — 258

B

- basal metabolism rate — 37
- basic life support — 258
- BLS — 258
- BMR — 37
- BODE index — 7
- Borg指数 — 41, 42
- BUN — 174

C

- cancer-related fatigue — 222
- cardiopulmonary resuscitation — 258
- Child-Pugh分類 — 197
- chronic kidney disease — 174
- cirrhotic cardiomyopathy — 207
- CKD — 174, 175
- complex physical therapy — 221
- COPD — 124
- CPR — 258
- CPT — 221
- CPX — 55
- Cr — 174
- creatinine — 174
- CRF — 222
- CRフィットネス — 29

D

- DeBakey分類 — 83
- diaphragmatic breathing — 108
- diet induced thermogenesis — 40
- DIT — 40
- DPBP — 52
- dyspnea index — 20
- dyspunea supiral — 125

E

- eGFR — 174
- end-stage kidney disease — 176
- ESKD — 176
- Ex — 163

F

- fatty liver disease — 201

FEV₁% — 49
Fletcher, Hugh-Jones (F-H-J) 分類 — 41
Fontaine 分類 — 89, 90
Forrester の分類 — 77
frailty — 230
Frank-Starling 機構 — 77

G
GFR — 174
glomerular filtration rate — 174
GOLD ガイドライン — 26

H
HDL — 148
heart failure with preserved ejection fraction — 78
heart failure with reduced ejection fraction — 78
HFpEF — 78
HFrEF — 78
high density lipoprotein — 148
home oxygen therapy — 123
HOT — 123
hypovolemia — 74
hypoxia — 211

I
ICU 関連筋力低下 — 120
ICU 関連せん妄 — 120
IGT — 153
IIPs — 128
impaired glucose tolerance — 153
incentive spirometry — 221
interstitial pneumonia — 128
IP — 128
IPF — 128
IS — 221

isometric exercise — 47
isotonic exercise — 47

L
LDL — 148
LOS — 74
low density lipoprotein — 148
LT — 52

M
Marfan 症候群 — 82
metabolic syndrome — 162
METs — 37
minimum $\dot{V}E/\dot{V}O_2$ — 53
MRC 息切れスケール — 42, 43
MS — 162
multiple parallel hits theory — 202

N
NAFLD — 27, 196, 200, 201
NASH — 200, 201
Nohria-Stevenson の分類 — 77
non-alcoholic steatohepatitis — 200
nonalcoholic fatty liver disease — 196
NRADL — 43, 44

O
orthodeoxia — 211, 212

P
PAD — 88
P-ADL — 43, 45
PCI — 70
peak $\dot{V}O_2$ — 50, 51, 52, 111
peripheral arterial disease — 88

physical activity — 36
pursed lip breathing — 108

Q
QOL の改善と寿命の延長 — 31

R
ramp 負荷 — 47, 48, 52, 53
RC point — 53
relative metabolic rate — 36
renal rehabilitation — 176
resting metabolic rate — 39
RMR — 36, 39
Rutherford 分類 — 89, 90

S
SAT — 121
SBT — 121
sleeping metabolic rate — 40
SMR — 40
Stanford 分類 — 83
ST 上昇型急性心筋梗塞 — 66

T
TASC II — 89
two hit theory — 202

V
$\dot{V}O_2$max — 40, 51, 52

W
weaning — 121

【編著者略歴】

上月 正博（こうづき まさひろ）

1981年	東北大学医学部卒業
1987〜1989年	メルボルン大学内科特別招聘研究員
1991年	東北大学医学部附属病院助手（第二内科，後に理学診療科）
1997年	東北大学医学部附属病院講師（理学診療科）
2000年〜	東北大学大学院医学系研究科障害科学専攻内部障害学分野教授
	東北大学病院内部障害リハビリテーション科長（兼務）
2002年〜	東北大学病院リハビリテーション部長（兼務）
2002〜2008年	東北大学大学院医学系研究科機能医科学講座主任教授（兼務）
2008〜2015年	東北大学大学院医学系研究科障害科学専攻長（兼務）
2010年	東北大学大学院医学系研究科先進統合腎臓科学教授（兼務）
	現在に至る

現在まで，Asian Society of Human Services 理事長，日本腎臓リハビリテーション学会理事長，日本リハビリテーション医学会副理事長，日本心臓リハビリテーション学会理事，日本運動療法学会理事，国立大学病院リハビリテーション部門代表者会議会長，東北大学医師会副会長，等を歴任

よくわかる
内部障害の運動療法　　　　ISBN978-4-263-21737-5

2016年11月25日　第1版第1刷発行
2019年 1月10日　第1版第2刷発行

編著者　上　月　正　博
発行者　白　石　泰　夫
発行所　医歯薬出版株式会社

〒113-8612　東京都文京区本駒込1-7-10
TEL．（03）5395-7628（編集）・7616（販売）
FAX．（03）5395-7609（編集）・8563（販売）
https://www.ishiyaku.co.jp/
郵便振替番号 00190-5-13816

乱丁，落丁の際はお取り替えいたします　　印刷・木元省美堂／製本・皆川製本所
Ⓒ Ishiyaku Publishers, Inc., 2016. Printed in Japan

本書の複製権・翻訳権・翻案権・上映権・譲渡権・貸与権・公衆送信権（送信可能化権を含む）・口述権は，医歯薬出版(株)が保有します．
本書を無断で複製する行為（コピー，スキャン，デジタルデータ化など）は，「私的使用のための複製」などの著作権法上の限られた例外を除き禁じられています．また私的使用に該当する場合であっても，請負業者等の第三者に依頼し上記の行為を行うことは違法となります．

JCOPY ＜出版者著作権管理機構 委託出版物＞
本書をコピーやスキャン等により複製される場合は，そのつど事前に出版者著作権管理機構（電話 03-3513-6969，FAX 03-3513-6979，e-mail：info@jcopy.or.jp）の許諾を得てください．

好評関連図書のご案内

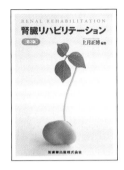

●腎臓リハの決定版をアップデートした待望の改訂版！

腎臓リハビリテーション 第2版

◆上月正博　編著
◆B5判　560頁　定価（本体 9,800円＋税）　ISBN978-4-263-26575-8

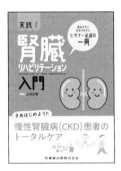

●読みやすく，わかりやすい！ビギナー必読の一冊！

実践！腎臓リハビリテーション入門

◆上月正博　編著
◆B5判　184頁　定価（本体 3,600円＋税）　ISBN978-4-263-21879-2

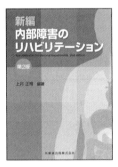

●すべての関連医療スタッフに役立つ内部障害リハの定本！

新編 内部障害のリハビリテーション 第2版

◆上月正博　編著
◆B5判　512頁　定価（本体 9,200円＋税）　ISBN978-4-263-21578-4

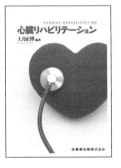

●基礎から臨床まで幅広く網羅した心臓リハの決定版！

心臓リハビリテーション

◆上月正博　編著
◆B5判　506頁　定価（本体 9,500円＋税）　ISBN978-4-263-21870-9

医歯薬出版株式会社　〒113-8612 東京都文京区本駒込1-7-10　TEL03-5395-7610　FAX03-5395-7611　https://www.ishiyaku.co.jp/